Roland Kachler

Unbewusste Paardynamiken verstehen und lösen

Tiefenpsychologisch-hypnosystemische Paartherapie

VANDENHOECK & RUPRECHT

Bibliografische Information der Deutschen Nationalbibliothek:
Die Deutsche Nationalbibliothek verzeichnet diese Publikation in der Deutschen Nationalbibliografie; detaillierte bibliografische Daten sind im Internet über https://dnb.de abrufbar.

Koninklijke Brill BV umfasst die Imprints Brill, Brill Nijhoff, Brill Schöningh, Brill Fink, Brill mentis, Brill Wageningen Academic, Vandenhoeck & Ruprecht, Böhlau und V&R unipress

Neuausgabe des Titels »Die Therapie des Paar-Unbewussten. Ein tiefenpsychologisch-hypnosystemischer Ansatz« (Klett-Cotta, 2015)

Umschlagabbildung: Octavian A Tudose/Pixabay

Satz: SchwabScantechnik, Göttingen
Druck und Bindung: CPI books, Leck
Printed in the EU

Vandenhoeck & Ruprecht Verlage | www.vandenhoeck-ruprecht-verlage.com
E-Mail: info@v-r.de

ISBN 978-3-525-40884-1 (print)
ISBN 978-3-647-40884-2 (digital) | ISBN 978-3-666-40884-7 (eLibrary)

Inhalt

Vorwort: Unbewusste Paardynamiken – Schlüssel für die Paartherapie

Paare suchen eine Paartherapie auf, um ihre Konflikte und Paarprobleme zu lösen. Diese reichen von alltäglichen Missverständnissen und Alltagskonflikten über sexuelle Probleme bis zur körperlichen Gewalt. Eine aufgedeckte Außenbeziehung oder unlösbare Entscheidungssituationen gefährden eine Partnerschaft extrem. Für all diese schwierigen Partnerschaftsthemen wünschen Paare verständlicherweise eine rasche und nachhaltige Lösung. Sie selbst haben dies oft schon über lange Zeit durch Diskussionen und Gespräche, aber auch mit Vorhaltungen, Rückzug und Schweigen versucht. Meist haben sie sich dabei noch tiefer in ihre Paarproblematik verstrickt.

Dabei erleben die Partner, dass eine Transformation ihrer Paarprobleme nicht auf der konkreten Ebene, also nicht über die Arbeit an den inhaltlichen Themen möglich ist. Diese Erfahrung zeigt, dass ein paartherapeutisches Arbeiten an konkreten Themen oder an der verbalen Kommunikation die tieferliegenden Probleme eines Paares nicht lösen kann. Sowohl die Paare als auch die Paartherapie muss verstehen, dass eine Paartherapie nur dann erfolgreich wird, wenn sie die unbewusste Ebene eines Paares berücksichtigt und bearbeitet. Partner finden sich über unbewusste Partnerwahlprozesse und verlieren sich über unbewusste Prozesse, die ein Paar in destruktive Sackgassen führen.

Dabei spüren beide von Beginn an, dass in einer Paarbeziehung Kräfte wirken, die sie selbst nicht in der Hand haben, nicht kontrollieren oder steuern können. So beginnt jede moderne Paarbeziehung mit einer wie immer erlebten Anziehungskraft, die die Partner ganz automatisch aufeinander ausüben. Sie fühlen sich vom anderen und seiner Person, seinem Aussehen und seiner Lebenssituation angezogen und darin mit ihm verbunden.

Genauso aber treiben unkontrollierbare Kräfte die Partner in Konflikte und Auseinandersetzungen, die nicht mit rationalen, diskursiven Methoden zu lösen sind. Und schließlich steuern destruktive Kräfte ein Paar in die Abwehr gegeneinander, also wieder auseinander, bis hin zu einer konkreten Trennung oder Scheidung.

Es sind also diese unbewussten Kräfte, die unbewusste Paardynamik, die ein Paar sowohl konstruktiv als auch destruktiv ausmachen und bestimmen. Die Paardynamik ist für das Paar über die Emotionen erlebbar, aber damit noch nicht verstanden oder bewusst gestaltet. Erst eine Paartherapie, die auch mit den unbewussten Paardynamiken arbeitet, macht diese bewusst und damit beeinflussbar. Insofern sind die unbewussten Paardynamiken der Schlüssel zu jedem Paar, aber besonders zu deren Paarproblemen, die eben aus dem unbewussten Zusammenspiel der individuellen Psychodynamiken der Partner entstehen.

Um nun wiederum die unbewusste Paardynamik oder Paarkollusion zu verstehen, brauchen wir ein übergeordnetes Konzept, in das wir die Paardynamiken einbetten. Es ist in diesem Ansatz der Paartherapie das Konzept des Paar-Unbewussten. Dabei greifen wir einerseits auf die Psychoanalyse und die Tiefenpsychologie zurück, hier insbesondere auf das Kollusionskonzept von Jürg Willi, andererseits beziehen wir systemische, hypnotherapeutische und hypnosystemische Konzepte mit ein. Dazu kommen neurowissenschaftliche Erkenntnisse über die unbewussten evolutionsbiologischen Motive und Bedürfnisse, die die Partner unbewusst in die Paarbeziehung einbringen.

Damit entsteht ein umfassendes Konzept des Paar-Unbewussten, das so in der Landschaft der Paartherapie immer noch neu ist und immer noch einzigartig dasteht. So kann Paartherapie auf einer umfassenden, insbesondere unbewussten Ebene die Paare anleiten, ihre Paarprobleme nicht nur zu lösen, sondern ihre unbewusste Paardynamik grundlegend konstruktiv zu transformieren. Die Lösung der konkreten Paarprobleme gelingt langfristig nur, wenn die unbewusste Paardynamik eines Paares sich verändert.

Für Sie als Leserin und Leser, als Paartherapeutin und Paartherapeut wartet nun eine spannende Reise in die Tiefen der Paardynamiken und des Paar-Unbewussten. Und dies nicht nur bei den Paaren in Ihrer Paartherapie, sondern – und das dürfte genauso spannend sein – für Ihre eigene Partnerschaft, sei sie vergangen oder ganz aktuell.

Roland Kachler

I Das Paar-Unbewusste – Die Basis der unbewussten Paardynamiken

I.1 Wo bleibt das Unbewusste in der Paartherapie? – Ein notwendiger Neuanfang

In der gegenwärtigen Praxis der Paartherapie kommen das Unbewusste eines Paares und das unbewusste Zusammenspiel, also die unbewusste Paardynamik beider Partner als Begriff und als theoretisches Konzept nicht oder kaum vor. In den kommunikationstheoretisch fundierten, bindungstheoretischen und verhaltenstherapeutischen Ansätzen wird explizit nur an der konkreten und sichtbaren Paarkommunikation oder den Austauschprozessen der Partner gearbeitet (Schindler et al., 2006). Der bindungstheoretische Ansatz (Greenberg u. Goldman, 2010) in der Paartherapie arbeitet wohl auch an den unbewussten Aspekten der Bindung eines Paares, ist aber zu sehr auf die Bindung als einziges Thema der unbewussten Paardynamik begrenzt.

Auch die verschiedenen systemischen Ansätze der Paartherapie bearbeiten die unbewusste Ebene zwischen dem Paar nicht explizit (Retzer, 2004; Hess, 2006). Die systemischen Fragetechniken sprechen ohnehin eher die kognitiv zugänglichen Strukturen eines Paares an.

Manche Methoden wie die Genogramm- oder Aufstellungsarbeit scheinen jedoch durchaus unbewusste Prozesse anzunehmen, die Glück oder Unglück eines Paares ausmachen oder erklären. Auch bei der Hypothesenbildung von systemischen Paartherapeuten scheinen implizit Hypothesen von unbewussten oder zumindest vorbewussten Prozessen zwischen den Partnern einzufließen. Arbeiten die systemischen Ansätze vielleicht doch unbewusst mit den unbewussten Prozessen eines Paares? Warum also nicht direkt mit und an den unbewussten Paarprozessen arbeiten?

Der im deutschsprachigen Raum einflussreiche integrative Ansatz von Hans Jellouschek (2005) greift immer wieder, jedoch unsystematisch, die unbewusste Ebene auf, wenn er unbewusste Themen der Paardynamik, wie zum Beispiel Autonomie versus Bindung, als Grund von Paarproblemen sichtbar macht.

Im Ansatz von Jürg Willi (1975) wurde das Unbewusste der beiden Partner in der Paartherapie explizit konzeptualisiert und in das Zentrum der Paartherapie gestellt. In seinem bekannten Buch »Die Zweierbeziehung« beschreibt der Untertitel »Analyse des unbewußten Zusammenspiels in Partnerwahl und Paarkonflikt. Das Kollusions-Konzept« genau das Programm dieses Ansatzes. Willi nennt als Grundlage jeder Paarbeziehung das »gemeinsame Unbewusste«, das sich aus den gemeinsamen unbewussten Grundannahmen der beiden Partner konstelliert. Doch auch bei Willi kommt der Begriff des Paar-Unbewussten nicht explizit vor. Zudem war sein Ansatz mit den Kategorien der oralen, anal-sadistischen, narzisstischen und phallischen Kollusion zunächst zu sehr an die psychoanalytische Trieb- und Entwicklungstheorie gebunden, so dass er als zu starr und begrenzt erschien, um die Vielfalt der unterschiedlichen Partnerschaften und deren Kollusion erfassen zu können. Das bleibende Verdienst dieses Ansatzes ist es, dass unbewusste Kollusionen und die daraus resultierende Aufspaltung in eine progressive und regressive Position der Partner als eigenständige Determinante einer Paarbeziehung und als Interventionsebene in die Paartherapie einbezogen werden.

Jürg Willi (2008) selbst hat seinen Ansatz der unbewussten Paarkollusion nicht wesentlich vertieft oder anhand neuerer neurowissenschaftlicher Erkenntnisse weiterentwickelt. Genau an dieser Stelle möchte ich mit meinem Ansatz einer tiefenpsychologisch fundierten, hypnosystemischen Paartherapie das Konzept des Paar-Unbewussten aufgreifen und durch Erkenntnisse aus den Neurowissenschaften anreichern. Dabei bleibe ich dem Pionier des Paar-Unbewussten, insbesondere seinem Konzept der Kollusion, verpflichtet.

I.2 Die Wiederentdeckung des Unbewussten in den Verhaltens- und Neurowissenschaften

Nachdem in den empirischen Sozial- und Verhaltenswissenschaften, insbesondere auch der Psychologie, unbewusste Prozesse über lange Zeit als wissenschaftlich obskur, nicht beweisbar oder als unbedeutend betrachtet wurden, hat die Wiederentdeckung des Unbewussten wissenschaftliche Anerkennung gefunden und derzeit geradezu Konjunktur (Berlin, 2011; Stein et al., 2006; Hassin et al., 2005; Norman, 2010).

In der Gedächtnisforschung wurden implizite Gedächtnissysteme wie das prozedurale Gedächtnis (Markowitsch, 2009; Cortina u. Liotti, 2007) und das emotionale Gedächtnis (Roth, 2003) beschrieben. In diesen Netzwerken werden erlernte, insbesondere motorische Fähigkeiten und emotionale Erfahrungen so abgespeichert, dass sie unbewusst und dennoch abrufbar bleiben. Wichtig war die Priming-Forschung von John Bargh, in der gezeigt wurde, dass subliminale Reize, welche vom Beobachter nicht wahrnehmbar sind, weil sie unter der Wahrnehmungsschwelle liegen, nachfolgende Wahrnehmungs- und Handlungsbereitschaften unbewusst vorbahnen (Bargh, 2006).

Es besteht in der Hirnforschung kein Zweifel mehr, dass ein Großteil von Verarbeitungsprozessen im Gehirn unbewusst abläuft (Roth, 2003, S. 225 ff.; Northoff, 2023). Die Zahl empirischer Belege ist in den letzten Jahren explosionsartig angewachsen, so dass immer deutlicher wird, wie unser Gehirn autonom und vom Bewusstsein unabhängig arbeitet und unser Denken, Fühlen und Handeln prägt. Gary Bruno Schmid (2010, S. 73) hält fest: »Nur ca. einhundertstel Prozent (0,01 Prozent) der Gesamtaktivität des Gehirns ist dem Menschen bewusst, während der große Rest (99,99 Prozent) der mentalen Informationsbearbeitung unbewusst abläuft.« Das Bewusstsein ist gegenüber den unbewussten Prozessen im Gehirn tatsächlich nur eine kleine schwimmende Insel auf dem Ozean des Unbewussten oder die berühmte Spitze des Eisbergs, die aus dem Meer des Unbewussten herausragt. Viele Grundannahmen der Psychoanalyse erhalten so ihre Bestätigung. Der Hirnforscher Gerhard Roth schreibt dazu: »Wir sehen, dass viele Kernbestandteile der Freud'schen Lehre mit den Erkenntnissen der Neurowissenschaften vereinbar sind« (Roth, 2003, S. 440). Karen Kaplan-Solms, Mark Solms und andere haben die Neurowissenschaften und Psychoanalyse zu einer Neuro-Psychoanalyse weiterentwickelt (Kaplan-Solms u. Solms, 2000; Solms u. Turnbull, 2004; Solms, 2013; Northoff, 2023). Das Unbewusste wurde also in den Neurowissenschaften nicht nur wiederentdeckt, sondern empirisch belegt und in seiner Funktion wenigstens in Ansätzen entschlüsselt. Es ist erstaunlich, dass diese Erkenntnisse noch wenig für das Verständnis der Paarbeziehung und für die Paartherapie genutzt wurden. Das soll hier geschehen, soweit dieses Wissen für das Verständnis des Paar-Unbewussten und für eine tiefenpsychologisch-hypnosystemische Paartherapie relevant ist. Es eröffnet für die Paarpsychologie und die Paartherapie neue Einsichten, die überraschend und aufregend sind, und trägt zur Ausarbeitung neuer, äußerst wirksamer Interventionsmethoden in der Paartherapie bei.

I.3 Die Entdeckung des relationalen Gehirns und relationalen Unbewussten

Noch beobachten die Hirnforschung und Neurowissenschaft das Gehirn als weitgehend isoliertes Organ und dessen Reaktionen in experimentellen Settings mit Einzelpersonen. Das ist nicht zuletzt den derzeit aktuellen Methoden der bildgebenden Verfahren geschuldet (Schiepek, 2011, S. 35 ff.). Das Gehirn und seine unbewussten Prozesse sind schon an sich für die wissenschaftliche Beschreibung außerordentlich komplex, so dass beispielsweise die Beschreibung zweier, in Interaktion befindlicher Gehirne und deren unbewusste Prozesse zum gegenwärtigen Zeitpunkt für den neurowissenschaftlichen Zugang nur bedingt möglich ist.

Dennoch wird immer deutlicher, dass das Gehirn gewissermaßen aus Kommunikation besteht. Bildlich gesprochen ist es einerseits ein Marktplatz, auf dem der Austausch und die Kommunikation mit vielen anderen Menschen organisiert und gelebt wird, andererseits ist das Gehirn wie ein riesiges Bürogebäude, in dem über neuronale Netzwerke die interne Kommunikation, also die Kommunikation des Gehirns mit sich selbst geschieht. Das Gehirn ist ein Beziehungsorgan, dessen Entwicklung und Funktion ohne den interaktionalen Kontext seiner externen Umwelt, insbesondere der Beziehungen zu anderen Menschen, aber auch mit sich selber als internalem Kontext nicht zu verstehen ist. Das einzelne Neuron kann ohne die Umwelt des Gehirns nicht existieren, ebenso wenig kann das Gehirn ohne seine interpersonale und kommunikative Umwelt überleben (Cozolino, 2007, S. 22; Fuchs, 2010). Daniel J. Siegel (2012) beschreibt diese Phänomene im Rahmen seines Forschungsansatzes einer interpersonalen Neurobiologie. Umgekehrt werden die menschlichen Beziehungen und ihre neuronalen Grundlagen im Gehirn von den Neurowissenschaften genauer beschrieben, so beispielsweise von Louis Cozolino in »Die Neurobiologie menschlicher Beziehungen« (2007). Insbesondere die Entdeckung der Spiegelneuronen hat das Verständnis der neuronalen Prozesse eines auch unbewussten Austausches zwischen zwei und mehreren Interaktionspartnern möglich gemacht. Interpersonale Phänomene wie die Einfühlung, das Mitgefühl, prosoziales Verhalten (Decety u. Ickes, 2011; Baron-Cohen et al., 2013) und nicht zuletzt die elterliche oder partnerschaftliche Liebe (Bartels u. Zeki, 2004) finden durch die Neurowissenschaften einleuchtende und weiterführende Erklärungen. Auch wenn die Liebe weiterhin ein Geheimnis bleibt und bleiben soll, so kann man sie doch als eine unendlich komplexe, weitgehend unbewusste Kommunikation zwischen zwei Gehirnen und als verbundene, gespiegelte unbewusste Interaktionen in diesen beiden Gehirnen verstehen.

Die Entwicklung und die Prägung des Gehirns in den ersten Lebensjahren ist extrem abhängig von der Eltern-Kind-Beziehung, wie die Säuglingsforschung, insbesondere Alan Schore (Schore, 2005; Schore u. Schore, 2008), gezeigt hat. Jedes Gehirn wird von Beginn an in seiner neuronalen Struktur in und durch die Beziehungen zu anderen Menschen geformt und es wird aufgrund seiner neuronalen Plastizität ein Leben lang in der Begegnung mit Menschen weiter gestaltet – und das geschieht für den Besitzer des Gehirns gänzlich unbewusst. In der Psychoanalyse gibt es durch Harry S. Sullivan schon eine längere Tradition, das Unbewusste nicht nur als individuellen Persönlichkeitsanteil in vertikaler, sondern auf horizontaler Ebene zwischen den Interaktionspartnern zu verorten (Conci, 2005). Diese interpersonale Perspektive ist auch von anderen neu entdeckt worden (Altmeyer u. Thomä, 2006; Bohleber, 2013). Zu der Wiederentdeckung des horizontalen Unbewussten passt eine Episode, wonach Martin Buber, der Theologe und Philosoph des Ich-Du-Dialogs, auf einem Kongress von amerikanischen Psychoanalytikern gefragt wurde, wo er das Unbewusste verorte. Darauf habe Buber geantwortet: »Zwischen den Menschen«.

Michael B. Buchholz und Günter Gödde sprechen von einem horizontalen oder resonanten Unbewussten (Buchholz u. Gödde, 2013). Über die unbewusste Resonanz der Gehirne zweier Menschen, psychoanalytisch auch als Übertragungs- und Gegenübertragungsprozesse zu verstehen, konstelliert sich ein aktuelles Beziehungsunbewusstes, das nun als Drittes im Zwischenraum der Interaktionspartner schwingt und das sozusagen die Melodik, Rhythmik und Atmosphäre eines gemeinsamen Konzertes bestimmt. Das Konzept der Resonanz wird in meinem tiefenpsychologisch fundierten hypnosystemischen Ansatz der Paartherapie eine wichtige Rolle spielen. Inzwischen hat auch der Philosoph Hartmut Rosa die Resonanz als zentrales Phänomen in sozialen und gesellschaftlichen Beziehungen herausgearbeitet (Rosa, 2019).

Auch die systemische Theorie lässt sich auf die Beziehung zwischen den Gehirnen und deren Unbewusstes anwenden. Der Austausch zweier Menschen bildet auch auf der unbewussten Ebene sofort Regeln, Muster und Strukturen, die den Beteiligten ebenfalls weitgehend unbewusst bleiben. Dies lässt sich mit den Eisenfeilspänen im magnetischen Feld vergleichen, bei dem sich einzelne Transaktionen zwischen zwei Menschen unbewusst auf das gemeinsame Unbewusste ausrichten. Systemisch gesprochen ergeben zwei interagierende Unbewusste die emergente Gestalt eines neuen Systems, eben eines Paar-Unbewussten. Das Gehirn und das Unbewusste können also nur als systemisches Gehirn und systemisches Unbewusstes verstanden werden (vgl. dazu auch Fuchs, 2010, S. 142 ff.).

Diese verschiedenen Ansätze eines relationalen Unbewussten, das sich im resonanten und spiegelnden Austausch zwischen Menschen ereignet, werden eine zentrale Rolle im Verständnis des Paar-Unbewussten und in der paartherapeutischen Arbeit spielen. So lässt sich die Liebe als eine das Unbewusste um- und ergreifende Resonanz zwischen zwei Menschen verstehen. Diese Resonanz wird als intensives Liebesgefühl und liebevolle Bindung erlebt, obwohl oder gerade weil sie in weiten Teilen den beiden Partnern unbewusst bleibt.

Das Paar-Unbewusste – Schimäre, Konstrukt oder »Realität«?

Betrachtet man die Paarbeziehung, so vermutet man eine unendliche Vielzahl komplexer unbewusster Austauschprozesse zwischen den Partnern und in den Partnern. Aufgrund der Gleichzeitigkeit, der Vielzahl und der Komplexität ist eine genaue Beschreibung dieser »Realität« nicht möglich. Deshalb braucht es wissenschaftliche Begriffe, um die stattfindenden unbewussten Prozesse und damit der unbewussten Paardynamik zusammenzufassen und zu beschreiben.

Der Begriff des Paar-Unbewussten ist ebenso wie der Begriff der unbewussten Paardynamik ein Konstrukt, das der wissenschaftlichen Beschreibung der unbewussten Paarprozesse dient. Insofern bilden diese Konstrukte nicht die überaus komplexen Interaktionsprozesse eins zu eins ab, sondern fassen sie zusammen und reduzieren damit ihre Komplexität. Die Begriffe der unbewussten Paardynamik und des Paar-Unbewussten werden vom Beobachter zu Beobachtungs-, Beschreibungs- und Analysezwecken so konstruiert, dass sie einerseits die komplexe Interaktionsrealität eines Paares angemessen beschreiben und andererseits für die Paartherapie anwendbar werden. Das Konstrukt des Paar-Unbewussten wird in diesem Ansatz in verschiedenen Facetten und Dimensionen differenziert beschrieben.

Natürlich liegt in einem Beschreibungskonstrukt auf einem hohen Abstraktionsniveau wie dem Paar-Unbewussten die große Gefahr, es zu verdinglichen und dem Begriff eine eigene Wirklichkeit zuzuschreiben. Gegen diese Gefahr der Verdinglichung und Ontologisierung eines Konstruktes hilft nur, es immer wieder differenziert zu beschreiben und im paartherapeutischen Prozess wieder zu konkretisieren und zu verflüssigen. Schließlich misst sich der Wert und die Bedeutung eines Konstrukts nicht zuletzt daran, wie hilfreich es für die Anwendung in der Paartherapie ist.

I.4 Paartherapie als Therapie mit und am Paar-Unbewussten – Eine tiefenpsychologisch fundierte hypnosystemische Paartherapie

Wenn es zutrifft, dass eine Paarbeziehung im Wesentlichen von unendlich vielen, komplex zwischen den Partnern verschränkten und gespiegelten unbewussten Prozessen bestimmt wird, dann kann die Paartherapie nur hilfreich und effektiv sein, wenn wir diese Prozesse miteinbeziehen. Veränderungsprozesse bei Paaren sind gar nicht möglich oder nachhaltig, ohne die unbewussten Prozesse einzubeziehen und nutzbar zu machen. Der hier dargestellte Ansatz berücksichtigt bewusst und systematisch das Unbewusste eines Paares, genauer gesagt, die unbewussten Prozesse zwischen den Gehirnen beider Partner. Zudem arbeitet er einerseits mit und andererseits an den unbewussten Paarprozessen, insbesondere den unbewussten Paardynamiken.

Dieser neue paartherapeutische Ansatz hat sich in meiner über 35-jährigen Erfahrung in der paartherapeutischen Arbeit allmählich entwickelt; ich habe ihn auf verschiedenen Kongressen vorgestellt und zustimmende Resonanz erhalten. Dabei greife ich neben den neuen neurowissenschaftlichen und entwicklungspsychologischen Erkenntnissen auf vier Traditionen des psychotherapeutischen und vor allem paartherapeutischen Arbeitens zurück.

- Das aus der *Psychoanalyse* heraus entwickelte Kollusionskonzept als unbewusstes Zusammenspiel der Partner von Jürg Willi bleibt eine wesentliche Grundlage der Paartherapie des Unbewussten (Willi, 1975; 2002; 2008) und bildet ein basales Fundament meiner tiefenpsychologisch verstandenen Paartherapie. Die bei Jürg Willi wichtige klassische psychoanalytische Entwicklungstheorie wird in meinem Ansatz durch die Erkenntnisse der jüngsten Säuglingsforschung, insbesondere der vorbewussten, präverbalen interaktionalen Prozesse zwischen Eltern und Säugling, korrigiert und erweitert (Trevarthen u. Aitken, 2001; Tronick, 2007; Schore, 2005; Schore u. Schore,

2008). Das psychoanalytische Triebkonzept wird von mir durch die aktuellen Erkenntnisse aus der Neurobiologie, insbesondere den Forschungen von Jaak Panksepp (1998), erweitert. Damit kann die unbewusste Kollusion eines Paares neu beschrieben und verstanden werden. Es bleibt ein wesentliches Ziel der Paartherapie, die unbewusste Kollusion, also die unbewusste Paardynamik, und damit das Paar-Unbewusste therapeutisch zu verändern.

- Das *systemische Denken* bleibt für die Paartherapie des Unbewussten ebenfalls unverzichtbar, wird aber hier angewandt auf die unbewussten Austauschprozesse, die unbewussten Regeln und Dynamiken eines Paares. Ich bezeichne dies als Systemtheorie des relationalen Paar-Unbewussten. Ebenso werden die klassischen Interventionsmethoden der Systemtheorie auf unbewusste Prozesse zwischen Partnern und auf das System des Paar-Unbewussten angewandt. Dabei geht es um zwei Zielrichtungen: Gerade über systemische Fragen lassen sich unbewusste Prozesse bewusst machen, um sie dann ganz bewusst zu verändern. Nonverbale systemische Methoden wie die Skulptur- und Aufstellungsarbeit zielen in meinem Ansatz der Paartherapie direkt auf die Veränderung der unbewussten Prozesse eines Paares ab.
- Ein direkter Zugang zum Unbewussten bietet aus meiner Sicht die *moderne Hypnotherapie nach Milton Erickson,* die hier auf die Paartherapie übertragen wird. Anregungen dazu verdanke ich Dirk Revenstorf (2008), bei dem ich schon als Student und später im Rahmen der Kongresse der Milton-Erickson-Gesellschaft als Paartherapeut in die Lehre gehen durfte. In der Hypnotherapie wird über die Induktion einer Trance der Zugang zu unbewussten, insbesondere imaginativen und körpernahen Prozessen ermöglicht. In der Paartherapie kann das Paar in eine gemeinsame, auf Veränderung angelegte Paartrance eingeladen werden, in der die unbewussten Prozesse zwischen den Partnern direkt zugänglich werden. An ihnen kann direkt, also ohne Bewusstwerdung, gearbeitet und zur Veränderung eingeladen werden.
- Gunter Schmidt hat die Hypnotherapie zu seinem *hypnosystemischen Ansatz* weiterentwickelt, indem er die Hypnotherapie systemisch verstanden hat (Schmidt, 2004; 2005). Der hypnosystemische Ansatz ist für meine hier vorgestellte Therapie des Paar-Unbewussten von zentraler Bedeutung. Die Kommunikation zweier Partner, aber auch deren Regeln, Muster, Tabus und Positionen, führen das Paar ständig in neue Erlebenszustände, die als eigenständige Trancezustände verstanden werden können. Die Partner sind in einer Paarbeziehung in ihrem Erleben so aufeinander bezogen, dass sie sich ständig wechselseitig auf der emotionalen und körpernahen Ebene

beeinflussen. Diese wechselseitige Fokussierung auf bestimmte Erlebensweisen wird vorwiegend durch unbewusste, insbesondere nonverbale Kommunikationen, durch die unbewussten Strukturen des Paares und die unbewussten Paardynamiken hergestellt. Diese weitgehend unbewusste, gegenseitige Fokussierung findet nicht nur in konstruktiven Paarsituationen, sondern gerade auch in destruktiven Konfliktsituationen eines Paares statt. Die Partner erleben aversive Emotionen und Körperempfindungen, zu denen sie sich gegenseitig zum Beispiel in einer Streiteskalation einladen. So entstehen destruktive, aversive Trancezustände, die als Paarproblem erlebt werden. Genau hier setzt eine hypnosystemisch angelegte Paartherapie des Paar-Unbewussten mit ihren Interventionen an.

Die hier vorgestellte Paartherapie ist also eine tiefenpsychologisch fundierte hypnosystemische Paartherapie des Paar-Unbewussten. Sie wird im Folgenden schrittweise entfaltet.

I.5 Hinweise zu den paartherapeutischen Interventionen

Im Folgenden werden zu jedem Abschnitt ❖ paartherapeutische Interventionen vorgestellt. Eine ausführliche Begründung, eine exakte Beschreibung der dazugehörenden Algorithmen und eine Einordnung in den gesamten Therapieprozess werden in Kapitel VI gegeben. Falls Leserinnen und Leser zunächst an der Interventionsmethodik dieses Ansatzes interessiert sind, können sie die Lektüre auch mit Kapitel VI fortsetzen.

Hier vorab einige zu beachtende Hinweise zu den paartherapeutischen Interventionen:

- Die Anwendung setzt eine fundierte Paardiagnostik der Paarsituation, der Paargeschichte, der zentralen zu bearbeitenden Paarthemen, der Paarkollusion und der unbewussten Paardynamik voraus. Ebenso wird ein gemeinsamer Paartherapievertrag mit dem Paar vorausgesetzt.
- Die paartherapeutischen Interventionen werden in der Regel aus dem therapeutischen Prozess heraus dem Paar vorgeschlagen. Dementsprechend sind sie auf das jeweilige besondere Paar und die paartherapeutische Situation zu beziehen und entsprechend anzupassen.

- Die meisten paartherapeutischen Interventionen sind Anleitungen zu Spiegel- und Resonanzprozessen zwischen den Partnern. Dies ergibt sich aus dem später dargestellten Verständnis des Paar-Unbewussten als Spiegel- und Resonanz-Unbewusstes.
- Die Spiegel- und Resonanzprozesse dienen der direkten Anwendung der Hypnotherapie und des hypnosystemischen Ansatzes in der Paartherapie mit dem Ziel, damit die unbewussten Paarprozesse zu aktualisieren, mit ihnen zu arbeiten und sie in Richtung der gewünschten Lösung zu verändern.
- Die Spiegel- und Resonanzprozesse brauchen keine besonderen hypnotherapeutischen Techniken. Meist genügen einige Impulse zu einer vertieften Entspannung der beiden Partner. Im hypnosystemischen Verständnis befinden sich Paare in ihrer Interaktion schon in einer Trance, die aufgegriffen, utilisiert und in Richtung der gewünschten Lösung oder Paarentwicklung transformiert wird.
- Die hier vorgeschlagenen Interventionen können auch über systemische Fragen oder über das Gespräch gestaltet werden. Sie sind dann allerdings nicht so nahe an den unbewussten Paarprozessen, wie dies mit den Interventionen über Spiegel- und Resonanzprozesse möglich ist.
- Die hier beschriebenen Interventionen können auch in andere paartherapeutische Ansätze und Vorgehensweisen integriert werden. Häufig genügen in einer Paartherapie einige wenige Spiegel- und Resonanzprozesse, um unbewusste Paarprozesse zu verändern. Die weiteren Therapieprozesse können dem eigenen Therapieansatz entsprechend über das paartherapeutische Gespräch und andere Methoden gestaltet werden.
- Die Spiegel- und Resonanzprozesse werden mit wörtlichen Anleitungen vorgestellt. Es versteht sich von selbst, dass der Wortlaut entsprechend der jeweiligen Therapiesituation und den eigenen Sprachgewohnheiten als Paartherapeut oder Paartherapeutin verändert werden muss. Die wörtlichen Anleitungen sind kursiv gedruckt. Aufzählungen mit Schrägstrichen benennen mögliche Alternativen bei der Anleitung. Die Auslassungspunkte bezeichnen mögliche Alternativen oder Leerstellen, die durch die Antworten der Partner gefüllt werden. Ein Gedankenstrich stellt eine Pause in der Anleitung dar. Eine Leerzeile zeigt einen wichtigen nächsten Prozessschritt in der Intervention an. Die Anleitung wird zunächst an beide Partner gerichtet; je nach Prozess werden die Partner einzeln nacheinander, aber immer gleichgewichtig angesprochen.

II Das Paar-Unbewusste als relationales Unbewusstes – Wie Partner unbewusst verbunden sind

Er und sie haben ihre Daten, Vorlieben und Hobbys einer professionellen, seriösen Partnervermittlung gegeben. Beide haben ihre Daten sorgfältig und ganz bewusst so ausgewählt, dass sie für einen möglichen Partner attraktiv werden. Dabei ist zu vermuten, dass völlig unbewusste Selbstbilder und Selbstdarstellungswünsche eingeflossen sind. Spätestens in der Imagination eines möglichen Partners sind unbewusste Wünsche, Ängste und Projektionen der eigenen Bilder und Phantasien aufgestiegen. So sind beide – noch ohne sich zu kennen – in einen Austausch mit einem noch imaginären Partner getreten. Beide befinden sich schon in einer phantasierten Intersubjektivität und Beziehung. Der Auswahlprozess in der eigenen Selbstdarstellung und die Erwartung, ob und wer sich zur eigenen Selbstdarstellung passend melden wird, prägen schon jetzt unbewusst alles Weitere, was zwischen den Partnern des noch imaginären Paares geschehen wird.

Nehmen die von Algorithmen und künstlicher Intelligenz zugeordneten, möglichen zukünftigen Partner zunächst per E-Mail, dann per Telefon und schließlich bei einem Treffen in einem Café Kontakt auf, geschieht ein Austausch auf vielen Kommunikationsebenen. Je komplexer der Austausch wird, umso weniger ist er von den beiden möglichen Partnern bewusst zu erfassen, so zum Beispiel der erste Blickkontakt und die Begrüßung im Café sowie die gegenseitige Vorstellung auf verbaler und vor allem nonverbaler Ebene. In diesem Austausch beeinflussen sich die beiden Menschen ständig in einem reziproken Prozess. Sie beziehen sich in ihren Reaktionen ständig aufeinander, teils komplementär ergänzend, teils divergierend, sich abgrenzend. Was zwischen ihnen geschieht, wird von beiden ständig beobachtet und bewertet, so dass etwas Drittes, nämlich eine Beziehung, entsteht. Darauf beziehen sich die Interaktionspartner zunehmend im weiteren Verlauf des ersten Treffens. Es entsteht eine neue, emergente Gestalt einer Anfangsbeziehung, die sich im Wesentlichen aus einer unendlich großen Anzahl von unbewussten Prozessen entwickelt hat.

Das Entstehen einer Dyade und des relationalen Unbewussten in seiner Komplexität ist so zwar nur unzureichend beschrieben, aber es wird deutlich, was als relationales Unbewusstes und – falls die beiden von einer Dating-Plattform aneinander verwiesenen Menschen ein Paar werden – unter einem Paar-Unbewussten zu verstehen ist.

II.1 Das Paar-Unbewusste als nonverbales Austausch-Unbewusstes

Etwa 60 Prozent der menschlichen Kommunikation sind nonverbal (Burgoon, 1985), ein Großteil davon wiederum wird implizit, also vorbewusst und unbewusst wahrgenommen. In Paarbeziehungen dürfte der nonverbale und damit der unbewusste Anteil der Kommunikation noch größer sein, vollzieht sich die Kommunikation doch in einer Vielzahl von zärtlichen intimen Gesten und Berührungen, die es in anderen Beziehungen nicht gibt. Auch in der verbalen Kommunikation eines Paares gibt es eine Vielzahl von unbewusst bleibenden Prozessen, wie bei der impliziten Bedeutungszuschreibung von Begriffen oder dem impliziten Verstehen von grammatikalischen Strukturen der verbalen Äußerungen (siehe Abbildung 1).

Die Vielzahl und Komplexität der Prozessebenen der nonverbalen Kommunikation können hier nur summarisch aufgezählt werden:

- Der Blick ist eine wichtige Kommunikationsebene bei Paaren, wie beim fragenden oder vorwurfsvollen Blick in einer Diskussion; ebenso die Gesichtsmimik, beispielsweise das Lächeln oder Zornesfalten.
- In Gesten, in der Körperhaltung und der räumlichen Positionierung gegenüber dem Partner werden Gefühle und Bedürfnisse auf der Handlungsebene kommuniziert, beispielsweise in der körperlichen Zuwendung, Annährung oder Abwendung der Partner.
- Der Rhythmus, die Betonung, die Pausen und die Syntax des Gesprochenen, Volumen und Tonhöhe der Stimme geben dem Partner subliminale Hinweisreize, wie die verbalen Äußerungen zu verstehen sind.

- Berührungen, insbesondere zärtliche, intime oder sexuelle Berührungen beziehungsweise Nichtberührungen, sind intensive, auf der emotionalen Ebene und auf der Körperebene wirkende Botschaften.

Für die Verarbeitung und Aktivierung des nonverbalen Austausches ist vorwiegend die rechte Hemisphäre und das limbische System verantwortlich (Dimberg u. Petterson, 2000; Schore, 2005; Cozolino, 2007). Jeder nonverbale Kommunikationsanteil kommt also großteils aus subkortikalen Gehirnregionen und beim anderen auch in diesen Gehirnbereichen des Unbewussten an. Noch während dieses weitestgehend unbewussten Verarbeitungsprozesses im limbischen System werden parallel dazu weitere nonverbale Transaktionen ausgetauscht. Diese Prozesse verweben sich ständig zu einem dichten unbewussten Kommunikationsnetz, das als relationales Unbewusstes verstanden werden kann. Erlebt wird das beim Paar als empathische Übereinstimmung, Nähe und Verbundenheit oder als Distanz, Abweisung und Ablehnung.

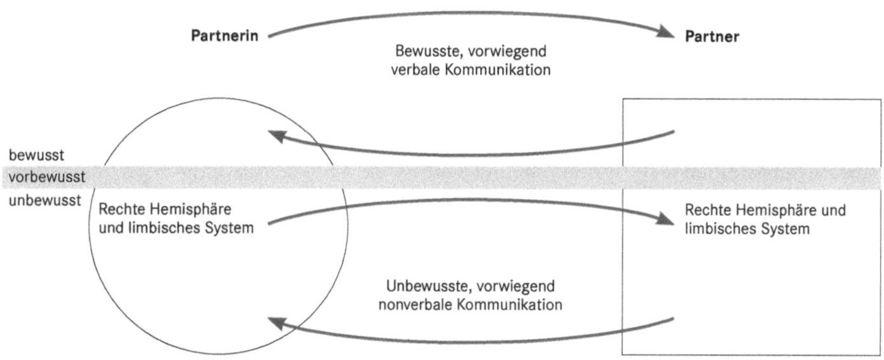

Abbildung 1: Die bewusste, meist verbale Kommunikation zwischen den Partnern in einer Paarbeziehung findet über der Bewusstseinsschwelle statt; die unbewusste, meist nonverbale, umfang- und einflussreichere Kommunikation findet im Bereich des Unbewussten statt und konstelliert das Paar-Unbewusste. An der Schwelle des Bewusstseins gibt es Zwischenformen des Bewussten und Unbewussten, wie etwa bewusstseinsnahe, vorbewusste, intuitiv zu spürende und unbewusste Zustände.

Das Gehirn und die unbewussten Paarprozesse

Für die Verarbeitung der interaktionalen, meist unbewussten Austausch- und Gefühlsprozesse zwischen den Interaktionspartnern lässt sich inzwischen eine Vielzahl von Gehirnbereichen nachweisen, die weitgehend auf der subkortikalen, also unbewussten Ebene aktiv sind. Die hierfür zentralen Gehirnstrukturen werden in einer Übersicht kurz beschrieben (ausführlich in Solms u. Turnbull, 2004; Cozolino, 2007; Damasio, 2011; Panksepp, 1998; Schiepek, 2011; Roth, 2003; Northoff, 2023).

Zunächst werden nonverbale, interaktionale Prozesse rechtshemisphärisch und im gesamten limbischen System verarbeitet. Die Amygdala, auf beiden Seiten an der Spitze des Hippocampus befindlich, ist als Teil des limbischen Systems für die Gesichtsverarbeitung, für die emotionale Bewertung des Gegenübers, dessen Gefühle und Verhalten zuständig. Die Insula, ein alter, zwischen Temporal- und Frontallappen eingefalteter Cortexteil, ist verantwortlich für die Integration der eigenen Körpergefühle in der Interaktion. Sie ist die Schnitt- und Integrationsstelle für das Erleben der Interaktion als Resonanz im eigenen Körper, beispielsweise als Bauch- und Körpergefühl. Diese beiden Gehirnregionen sind für das Entstehen eines relationalen Unbewussten auch deshalb wichtig, weil in ihnen zahlreiche Spiegelneuronen platziert sind.

Im anterioren cingulären Cortex werden Emotionen bewertet, Konflikte abgebildet und Entscheidungen vorgebahnt. Dieser Gehirnbereich ist auch eine Brücke zur Bewusstwerdung von Gefühlen und Entscheidungsprozessen.

In den Basalganglien sind vor allem gelernte, automatisierte und deshalb unbewusste Bewegungsabläufe, zu denen auch die nonverbalen Formen der Kommunikation wie Gesten gehören, abgespeichert.

Der Hippocampus ist zentral für das Abspeichern von biografischen Erfahrungen, sowohl der Kindheitserfahrungen beider Partner als auch der bisherigen gemeinsamen Paarerfahrungen. Abgespeichert wird vor allem das, was für die Partner und die Paarbeziehung emotional bedeutsam ist. Bei der Abspeicherung von Erfahrungen gehen also auch die emotionalen Bewertungsprozesse von Amygdala, Insula und cingulärem Cortex ein.

Es ist nochmals zu betonen, dass das Gehirn als systemisches Organ in den Körper und in die Interaktionen mit der Außenwelt eingebunden ist. Ebenso sind die einzelnen Gehirnregionen systemisch miteinander über eine rhythmisch oszillierende Aktivität im Gammaband, einer Frequenz zwischen 30 bis 90 Hz, verbunden und arbeiten so synergistisch zusammen (Singer, 2011).

Das Paar-Unbewusste in einer gelingenden Partnerschaft zeigt sich vorwiegend im nonverbalen Austausch durch:

- *Synchronizität der nonverbalen Signale*
  Die nonverbalen Signale wie Gesten passen zeitlich zueinander, so dass ein synchronizierter Tanz mit einem eigenen Rhythmus entsteht. Er passt wiederum synchron zu den zwischen den Partnern verbal verhandelten Themen.

- *Korrespondenz der nonverbalen Reaktionen*
  Die Reaktionen der Partner sind kontingent aufeinander bezogen, so dass sie als stimmige Antworten auf den anderen zu verstehen sind. So folgt auf eine Frage beispielsweise ein Ja, ein Nicken und eine bestätigende Geste der Hand oder aber ein Nein, ein verneinendes Kopfschütteln und eine abweisende Geste der Hand.
- *Kongruenz im nonverbalen und verbalen Repertoire des einzelnen Partners*
  Die verbalen, stimmlichen, mimischen und gestischen Ausdrücke stimmen bei den einzelnen Partnern überein, so dass der Sendende sich selbst als authentisch erlebt und die Botschaft vom Empfänger als authentisch wahrgenommen wird. Korrespondiert der andere Partner in seinen Reaktionen, wird dies als Resonanz zwischen den Partnern und in den einzelnen Partnern erfahren.
- *Zielgerichtetheit der gemeinsamen Kommunikation*
  Die verbalen und nonverbalen Signale bewegen die Partner in ihrem Austausch in Richtung eines Ziels und einer Entwicklung, wie zum Beispiel zu einer Vereinbarung am Ende einer Diskussion oder aber auch zu einer von beiden erlebten Enttäuschung.

Von außen betrachtet zeigt sich das relationale Unbewusste eines Paares als eine kohärente Gestalt eines Paares, das sich in einem kommunikativen Tanz befindet. Dieser Tanz entwickelt sich lebendig in immer wieder neuen Formen, in denen sich die Partner näher kommen und wieder voneinander entfernen. Für Paare ist zudem zentral, dass die nonverbalen Signale eine Gleichrangigkeit der Partner ausdrücken, indem zum Beispiel die Gesten beider Partner denselben Raum einnehmen. Strittige Paare spüren einerseits die Diskrepanz ihres nonverbalen Austausches, andererseits sind sie in der Diskrepanz nonverbal so aufeinander bezogen, dass sie sich als Opfer des anderen und der nonverbalen, automatisch-unbewusst ablaufenden Kommunikation und der zugrunde liegenden unbewussten Paardynamik erleben.

Paartherapeutische Interventionen

Das nonverbale Austauschverhalten eines Paares ist also Ausdruck seines Paar-Unbewussten in diesem Moment. Deshalb ist das nonverbale Verhalten eines Paares in der Paartherapie ein Königsweg zum Paar-Unbewussten, zu dessen Prozessen und Themen. Hier wird an einem Beispiel gezeigt, wie in der Paartherapie des Paar-Unbewussten das nonverbale Verhalten für den Zugang zum Paar-Unbewussten genutzt werden kann.

Das Paar wird in einer zentralen inhaltlichen oder emotional dichten Situation angeleitet, in diesem Moment die Geste oder Mimik anzuhalten und einzufrieren. Anschließend wird das Paar zu einem Spiegel- und Resonanzprozess eingeladen, der hier exemplarisch beschrieben wird und der auch für die folgenden Interventionen gilt.

> *Ich bitte Sie, genau in diesem Moment Ihre Gesten stillstehen zu lassen und einzufrieren. Halten Sie die Geste für einige Zeit fest und nehmen Sie bei sich und Ihrem Partner diese Geste wahr. Nehmen Sie dabei Augenkontakt auf und schauen Sie dem anderen in die Augen. So sind Sie über den Blick aufeinander bezogen und nehmen zugleich die stillstehende Geste bei sich und beim anderen wahr. – Lassen Sie zwischen Ihnen hin- und herschwingen, was zwischen Ihnen und diesen beiden festgehaltenen Gesten hin- und herschwingen will.*

Hier wird die interaktionale Ebene als horizontale Resonanz zwischen den Partnern angesprochen. Die Resonanz zwischen den Partnern wird über die Spiegelprozesse des Blickes initiiert. Im nächsten Schritt werden die beiden Partner auf sich und ihr inneres Erleben fokussiert und damit zu einer internalen, vertikalen Resonanz (vgl. Abbildung 3) eingeladen:

> *Halten Sie Ihre Geste weiterhin und lassen Sie diese nach innen wirken. Dabei können Ihnen die Augen zufallen, damit Sie die Resonanz der Geste in Ihrem Körper deutlicher spüren. Lassen Sie es in sich klingen und schwingen, was Sie mit dieser Geste spüren, jeder ganz für sich, aber zugleich im Wissen, dass auch der andere bei sich spürt, was in ihm zu spüren ist. Achten Sie dabei besonders darauf, was Sie im Körper an Körperempfindungen wahrnehmen. Fassen Sie das, was Sie spüren, still für sich in einen Satz, etwa: »Ich spüre in mir …« oder »In meinem Körper nehme ich jetzt … wahr.«*

Was in der internalen Resonanz erlebt wird, wird über den von den Partnern ausgesprochenen Satz wieder in die interaktive, horizontale Kommunikation eingebracht:

> *Öffnen Sie wieder die Augen. Ich bitte einen von Ihnen, den eben gefundenen Satz auszusprechen; den anderen bitte ich, genau zuzuhören und darauf zu achten, welche Resonanz dieser Satz bei ihm findet. Wer mag beginnen?*

Der Prozess kann mit einem Gespräch über die Geste und die damit verbundenen Gefühle fortgesetzt werden. Eine andere Möglichkeit ist es, über die Körperempfindung an die mit der Geste verbundenen Bedürfnisse zu gelangen:

> *Nachdem Sie Ihre eigenen Körperempfindungen und Gefühle ausgesprochen haben und die Empfindungen und Gefühle Ihres Partners gehört haben, möchte ich Sie zu einem nächsten Schritt einladen. In diesem Schritt geht es darum, die noch unbewussten Bedürfnisse und Wünsche, die hinter Ihrer Geste stehen, zu spüren. Sind Sie bereit dazu? Schließen Sie nochmals Ihre Augen. Dabei halten Sie die Geste und spüren wieder in sich Ihre Körperempfindungen. Spüren Sie in Ihren Körper und fragen Sie Ihren Körper, welche vielleicht bisher unbewussten Wünsche und Bedürfnisse sich in Ihren Körperempfindungen melden. Fassen Sie die Bedürfnisse wieder in einen Satz, wie beispielsweise »Ich wünsche mir in unserer Beziehung …« oder »Mein Körper signalisiert mir das Bedürfnis …«*

Nun werden auch die Bedürfnisse und Wünsche über das Aussprechen des gefundenen Bedürfnissatzes wieder in die Beziehungsebene und damit in die horizontale Resonanz eingebracht. Wie mit diesen Bedürfnissen in weiteren Spiegel- und Resonanzprozessen gearbeitet werden kann, wird in Kapitel IV und VI gezeigt.

II.2 Das Paar-Unbewusste als Spiegel-Unbewusstes

Wie die nonverbale Kommunikation unbewusst beim Gegenüber verarbeitet und erlebt wird, lässt sich mit den Spiegelneuronen erklären und verstehen. Die Geschichte der Entdeckung und die neurobiologischen Details der Spiegelneuronen sollen hier nicht noch einmal wiederholt werden (vgl. dazu Peichl, 2007, S. 249 ff.; Heyes u. Catmur, 2022). Die Spiegelneuronen eines Beobachters feuern beim Wahrnehmen einer Handlung und einer Emotion des anderen so, als würde er die Handlung selbst ausführen oder die Emotion im eigenen Gehirn und Körper erleben. Durch die Spiegelneuronen wird die beobachtete Handlung so im eigenen Gehirn simuliert, dass schnell, automatisch und unbewusst die Intentionen des anderen intuitiv gefühlt und »verstanden« werden. Weil die Spiegelung sofort auf der somatischen Ebene als somatische Marker ebenfalls unbewusst repräsentiert wird, kann dies als eine im Körper verankerte, also als eine *embodied* Simulation verstanden werden (Gallese, 2009; Gallese u. Sinigaglia, 2010). Das interaktionale Verstehen geschieht somit unbewusst im Gehirn und im Körper, und zwar in einem ständigen wechselseitigen Spiegeln zwischen den Partnern und in einem weiteren Spiegeln des Gespiegelten.

Für ein Paarsystem und dessen unbewusste Prozesse sind folgende Spiegelprozesse bedeutsam:

- *Spiegelung von Bewegungen des anderen Partners als intentionale Handlungen*
  Zwei Partner handeln ständig in Bezug auf den anderen oder in Anwesenheit des anderen. Diese Handlungen des anderen werden durch die Spiegelneuronen im Gehirn nachgeahmt, als wären es die eigenen. Der Wahrnehmende kann daraus auch die Ziele, Intentionen und Bedürfnisse des anderen als eigene Körperempfindung spüren, so als wären es die eigenen Intentionen und Bedürfnisse. Solchermaßen unbewusst gespiegelte Handlungen, die ständig und schnell aufeinander bezogen stattfinden, geben den beiden Partnern sofort und parallel zu den stattfindenden Prozessen eine gefühlte Rückmeldung über die Bedürfnisse und die Befriedigung derselben beim anderen und bei sich selbst. So entsteht eine wechselseitige intuitive Empathie für die eigenen sowie für die unbewussten Beziehungsbedürfnisse des Partners und für die bislang unbewusste Paardynamik.
- *Spiegelung von Affekten und Gefühlen als embodied resonante Körperempfindung*
  Die Gefühle des Partners spiegeln sich besonders in dessen Stimme und im Gesicht; im Gesicht besonders in winzigsten mimischen Muskelbewegungen, den Mikrobewegungen (Ekman, 2011), die bewusst nicht wahrgenommen werden können. Für Gefühle von Angst, Schmerz und Ekel ist nachgewiesen, dass bei der Beobachtung dieser Gefühlsausdrücke die Spiegelneuronen in der Amygdala und Insula feuern (Gallese, 2009; Gallese u. Sinigaglia, 2010). Da die Insula die Schnittstelle zum eigenen Körpererleben ist, löst ihre Aktivierung eigene Körpergefühle als somatische Marker aus. Die Gefühle des Partners werden so unbewusst, buchstäblich im eigenen Körper, als Resonanz erfahren und gefühlt.
- *Spiegelung als Bahnung von Internalisierungsprozessen*
  Der Liebespartner bildet sich über die Spiegelneuronen als komplexe neuronale Muster im Gehirn des anderen Partners ab. Dies ist zugleich immer auch ein unbewusster Konstruktionsprozess des internalen Bildes vom anderen (Bauer, 2005, S. 86). Über die vielen emotionalen Erfahrungen mit dem Partner entsteht ein dynamisches inneres Modell von ihm, das als inne-

res Objekt (Kernberg, 1992) oder als Ego-State (Watkins u. Watkins, 2003) beschrieben werden kann. Ebenso werden die Muster der Kommunikation als innere Arbeitsmodelle (Brisch, 1999) über die Spiegelneuronen internalisiert. Sowohl das internalisierte Objekt vom anderen Partner als auch die Kommunikationsmuster wirken wiederum unbewusst auf die reale Kommunikation zwischen beiden Partnern ein. Insofern gibt es auf der unbewussten Ebene immer komplexe Mehrfachspiegelungen zwischen den Partnern, aber auch zwischen den Partnern und den introjizierten Partnern, zwischen den jetzt erlebten Spiegelungen und den internalisierten Mustern, die Ergebnis früherer Spiegelungen sind. Dieses System der Mehrfachspiegelungen ist sehr stabil, weil sich die verschiedenen Spiegelungen wechselseitig sichern. Das ist durchaus im Interesse einer evolutionsbiologisch angelegten Bindungssicherheit eines Paares.

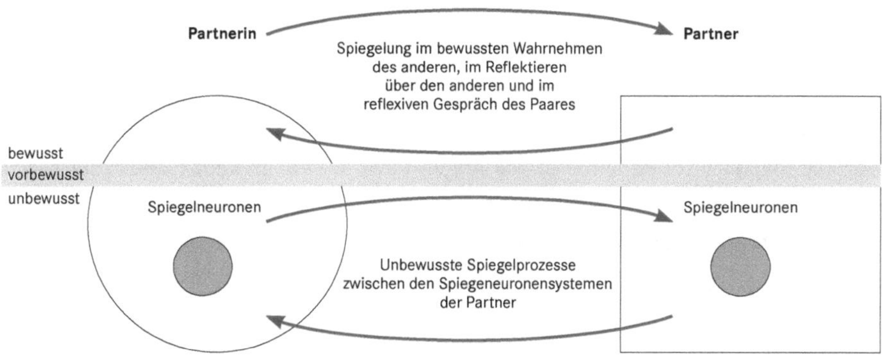

Abbildung 2: Die automatischen, schnellen und unbewussten Spiegelprozesse finden zwischen den beiden Spiegelneuronensystemen der Partner statt und formieren so das Paar-Unbewusste als Spiegel-Unbewusstes. Im bewussten reflektierenden Gespräch eines Paares spiegeln sich die Partner bewusst und entwickeln so ein bewusstes Bild von sich als Paar. Die automatischen, emotional getönten Spiegelprozesse auf der unbewussten Ebene gehen aber dem reflektierenden Gespräch voraus und begleiten dieses, so dass auch das bewusste Reflektieren eines Paares unbewusst schon immer emotional gefärbt ist.

Nur mit bewusster Anstrengung wird den Partnern bewusst, dass sie sich ständig gegenseitig spiegeln, ansonsten bleiben die Spiegelprozesse unbewusst. Die vielfach sich wechselseitig spiegelnden Spiegelungen zwischen den Partnern konstellieren so die unbewusste Paardynamik im Raum des Paar-Unbewussten (siehe Abbildung 2). Auf der bewussten Ebene lernt sich das Paar durch bewusstes Beobachten, Wahrnehmen und durch Reflexionen kennen. Das Paar spiegelt sich wiederum sowohl bewusst als auch unbewusst in der Gestaltung des partnerschaftlichen Lebens, wie zum Beispiel in der Einrichtung der gemeinsamen Wohnung.

Sich im anderen, insbesondere in dessen Gesicht, gespiegelt zu sehen und selbst Spiegel für den andern zu sein, ist im Verlieben und in der Liebe tief beglückend. Das Gesicht von Verliebten leuchtet deshalb oft in einem besonderen Glanz. Das knüpft offensichtlich an der frühen Erfahrung des Säuglings in den ersten sechs Monaten an, der sich im freudigen und strahlenden Gesicht der Eltern gespiegelt und damit angenommen fühlt. Auch das geschieht zwischen Säugling und Eltern spontan und vor allem für den Säugling unbewusst, also wieder auf der rechts-hemisphärisch-limbischen Ebene des Gehirns.

Das Gesicht – der Spiegel der Liebe

Das Zeigen und Lesen von emotionalen Gesichtsausdrücken ist das zentrale Medium der Intersubjektivität (Hole u. Bourne, 2010): Die visuelle Verarbeitung von Gesichtern geschieht innerhalb von etwa 100 Millisekunden in der fusiformen Gesichtsregion im Temporallappen und ist daher zunächst unbewusst. Je emotionaler der Gesichtsausdruck ist, desto schneller wird das Gesicht eines Gegenübers verarbeitet. Die Gefühle im Gesicht des anderen wie Angst, Ekel, aber auch Glück und Freude aktivieren zudem die Amygdala, die Insula und den anterioren cingulären Cortex.

Diese Gehirnregionen geben dem Gesicht des anderen eine emotionale Bedeutung. Auch die Spiegelneuronen werden durch die Bewegungen im Gesicht anderer aktiviert, was wiederum beim Beobachter zu einer subtilen Aktivierung seiner eigenen, analogen Gesichtsmuskeln führt. Zu welchen interaktionalen Störungen die Unfähigkeit zum unbewussten, spiegelnden Nachahmen des Gesichts eines anderen im eigenen Gesicht führt, zeigen Untersuchungen an autistischen Kindern (Gallese, 2009; Gallese u. Sinigaglia, 2010).

Die Gesichtswahrnehmung spielt auch für die Partnerwahl und das Verlieben eine Schlüsselrolle (Grammer, 1995, S. 176 ff.). Zunächst werden symmetrische, weibliche und kindliche Gesichter von potienziellen Partnern als attraktiver erlebt. Die Gesichtswahrnehmung von Frauen hängt vom Zyklus ab, was darauf hinweist, dass die zwischengeschlechtliche Gesichtswahrnehmung im Dienste der Partnerwahl und biologischen Reproduktion steht.

Jacques Lacan (1991) beschreibt für das Kind das sogenannte Spiegelstadium im sechsten bis 18. Monat, in dem sich das Kind im realen Spiegel als eigenes Ich und Selbst selbst entdeckt und dabei euphorische Gefühle erlebt. Dieses Sicherkennen und Erkanntwerden im Spiegel des anderen ist ein zentrales Geheimnis der Liebe, das sich großteils im Unbewussten ereignet und auch im Unbewussten bleiben muss. Es soll als innerster, unberührbarer Kern den unerklärbaren Zauber der Liebe erhalten. Es ist gerade auch die Kunst einer gelingenden Liebe, das Geheimnis des anderen und der Liebe im Unbewussten des Paares zu bewahren und vor der Destruktion durch den Alltag und Konflikte zu schützen.

Natürlich entstehen bei der schnellen, automatischen und unbewussten Spiegelung Verzerrungen durch Unebenheiten, Abschwächungen durch Trübungen, Auslassungen durch blinde Flecken oder Spaltungen durch Zersplitterungen des Spiegels. Der jeweilige unbewusste Spiegel beider Partner ist also kein klarer und genauer Spiegel, sondern hat durch deren biografische Erfahrungen Verwerfungen erfahren. Neurobiologisch verstanden gehen in die Spiegelprozesse der Partner die Bewertungsprozesse des limbischen Systems ein, die wiederum durch frühe Erfahrungen und eigene Bedürfnisse geprägt sind. So spiegeln sich die Psychodynamiken der beiden Partner wechselseitig und konstellieren so das Paar-Unbewusste mit seinen unbewussten Paardynamiken.

Paartherapeutische Interventionen

Die Partner lesen im Gesicht des anderen implizit dessen Gefühle und Stimmungen, lassen sich von diesen Stimmungen unbewusst beeinflussen und reagieren ihrerseits wieder unbewusst mit Mikrobewegungen im Gesicht. Das Gesicht und die Spiegelprozesse über das Gesicht stellen also eine profunde Zugangsmöglichkeit zu den unbewussten Austauschprozessen zwischen den Partnern dar. Deshalb werden die für den Ansatz einer tiefenpsychologisch-hypnosystemischen Paartherapie zentralen Spiegel- und Resonanzprozesse mit dem Blick in die Augen und in das Gesicht des anderen eingeleitet:

> *Nehmen Sie über den Blick in die Augen und das Gesicht Ihres Partners Kontakt auf. Schauen Sie ihm in die Augen und in sein Gesicht. Bei ihm und bei Ihnen spiegeln sich in der Mimik des Gesichts die wichtigen, oft noch unbewussten Gefühle/Wünsche/Bedürfnisse/Themen. Sie werden so zu einem Spiegel für den anderen, indem Sie Ihren Partner spiegeln und zugleich gespiegelt werden. Lassen Sie über Ihre Blicke zwischen Ihren Augen und Gesichtern das hin- und herschwingen, was an Gefühlen/Wünschen/Bedürfnissen/Themen präsent ist.*

Bei Spiegel- und Resonanzprozessen, die die Ressourcen und Selbstheilungskräfte des Paares aktivieren, werden die Partner gebeten, ein Lächeln in ihrem

Gesicht zu zeigen. Auch zum Abschluss eines gelungenen, lösenden Spiegel- und Resonanzprozesses werden die Partner dazu eingeladen.

Wie schon beschrieben, werden im nächsten Schritt die Partner zu einer internalen, über die eigenen Spiegelneuronen aktivierten, *embodied* Resonanz eingeladen.

Da die Spiegelprozesse bei Paarproblemen häufig verlorengegangen sind, kann es zunächst hilfreich sein, die Achtsamkeit der Partner für sich selbst und die Spiegelprozesse wieder einzuüben. Folgende als Achtsamkeitsübungen (vgl. dazu auch Jellouschek, 2011) angelegte Paarübungen können an geeigneten Stellen des Therapieprozesses dem Paar vorgeschlagen werden:

- *Achtsame Wahrnehmung des Gesichts des Partners*
  Die Partner werden zunächst nur angeleitet, das Gesicht des anderen genau wahrzunehmen und dabei zu spüren, was sie bei sich als innere Resonanz empfinden. Diese bezogene Achtsamkeitsübung unterbricht nicht nur schwierige verbale Interaktionszirkel, sondern ermöglicht oft eine berührende Nähe, manchmal auch eine Trauer darüber, was seit langem als Distanz zwischen den Partnern erlebt wird.
- *Achtsames Nachzeichnen des Gesichts des Partners*
  Ein Partner wird gebeten, das Gesicht des anderen, der dabei die Augen schließt, behutsam und achtsam mit dem Zeigefinger nachzuzeichnen. Beide Partner werden eingeladen, ihre Gefühle genau wahrzunehmen, wenn das eigene Gesicht nachgezeichnet wird oder sie das Gesicht des Partners nachzeichnen.
- *Wechselseitiges Spiegeln eines emotionalen Gesichtsausdrucks*
  Die Partner werden gebeten, sich an eine gelingende oder problematische Paarszene zu erinnern oder sich eine zukünftig gelingende Paarszene vorzustellen und dieses Gefühl als Gesichtsausdruck zu modellieren. Der spiegelnde Partner wird gebeten, die Mimik des anderen in seinem Gesicht nachzumodellieren und dabei die Gefühle des anderen zu spüren. Bei Paaren mit hoher symbiotischer Identifikation mit dem jeweils anderen wird diese Achtsamkeitsübung abgewandelt. Jeder Partner wird gebeten, ein eigenes Gefühl in der Mimik auszudrücken, den anderen wahrzunehmen und dennoch bewusst bei der eigenen Mimik und dem eigenen Gefühl zu bleiben.

Ein wichtiger Aspekt der Paartherapie besteht auch darin, dass das Paar wieder ein achtsames wechselseitiges Spiegeln der Gefühle, Bedürfnisse und Wünsche lernt. Für die Arbeit mit dem Paar-Unbewussten werden die unbewussten Spiegelprozesse als Zugang zu den unbewussten Paarprozessen genutzt.

II.3 Das Paar-Unbewusste als Resonanz-Unbewusstes

Partner, die als Paar glücklich sind, erleben sich im Einklang miteinander in einem gemeinsamen Schwingen auf gleicher Wellenlänge, also in einer Übereinstimmung und konsonanten Resonanz. Unglückliche Paare erleben sich in einer Dissonanz, die ebenfalls zwischen den Partnern in einer aversiven Stimmung schwingt. Erfahren Partner keine Resonanz mehr, hat sich das Paar emotional schon getrennt.

In der Physik gibt es bis hin zur Quantenphysik zahlreiche Resonanzphänomene. Zwei physikalische Körper oder Teilchen haben dabei jeweils eine Eigenfrequenz, die sich aber mit der Frequenz des anderen Körpers oder Teilchens zum Teil deckt. Beginnt ein Teil zu schwingen, kommt der andere Teil in dem sich überlappenden Frequenzbereich ebenfalls ins Schwingen. Dies wiederum koppelt sich mit dem Schwingen des ersten Teils zurück, so dass sich die gemeinsam bildende Schwingung verstärkt (Rosa, 2019).

Die Resonanz, wie sie sich beispielsweise zwischen zwei Glocken oder Klangschalen zeigt, ist nicht nur ein physikalisches Phänomen und ein geeignetes Symbol für die Resonanzphänomene zwischen den Partnern, sondern auch ein beobachtbares Phänomen in der Paarbeziehung zwischen zwei Partnern. Man kann sie als horizontale, kommunikative Resonanz zwischen den Partnern beschreiben, die weitgehend unbewusst abläuft. Gleichzeitig gibt es eine unbewusste vertikale und internale Resonanz im Körpererleben der Partner. Die Eigenresonanz im Körper beider Partner verstärkt wiederum die Resonanz auf horizontaler Ebene zwischen den beiden Partnern. So entsteht aus der Resonanz in den beiden Körpern und zwischen den beiden Körpern der Partner ein gemeinsamer, weitgehend unbewusster Resonanzkörper der Paarbeziehung der beiden Partner (Fuchs, 2016). Die internalen und interaktionalen Resonanzen sind dabei zirkulär verschränkt und bilden so einen Resonanzraum des Paares, in dem sich die Partner in einer gemeinsamen Übereinstimmung oder Dissonanz erleben. So formiert sich auf der unbewussten Ebene ein schwingendes Resonanzsystem eines Paares, das intuitiv als stimmig oder unstimmig erfahren wird:

- *Resonanz der Gehirne*

  Die zentrale Resonanz zwischen Interaktionspartnern findet durch eine Synchronisierung der Gehirnaktivität statt. Betrachten zwei Menschen einen Film, gleichen sich deren Gehirnaktivitäten bei den emotionalen Stellen des Filmes auf der limbischen Ebene an (Nummenmaa et al., 2012). Zwischen

Therapeut und Patient zeigen sich synchronisierte Muster in der Dynamik ihres Verhaltens und ihrer im EEG nachweisbaren Gehirnaktivität (Schiepek u. Kowalik, 2011). Empirische Untersuchungen zeigen, dass sich die Gehirne in ihrer Aktivität und ihren Rhythmen in eine gemeinsame Resonanz einschwingen (Schippers et al., 2010). Mediatoren dieser Resonanz sind die Spiegelneuronen, die bei beiden Partnern in den gleichen neuronalen Netzwerken aktiviert werden und die so dieselben Netzwerke bei beiden Partnern zum rhythmischen Schwingen und in eine gemeinsame Resonanz bringen (Gallese, 2009; Gallese u. Sinigaglia, 2010). Erlebt wird dies als Empathie, Übereinstimmung und Identifikation mit dem anderen Partner und mit der Paarbeziehung als Drittes. Die Resonanz der Liebe beruht ganz offensichtlich auf einer starken Resonanz der rechtshemisphärisch-limbischen Gehirnregionen.

- *Resonanz der Körper als embodied Resonanz*
  Die Resonanzen zwischen den Partnern finden also über die Spiegelneuronen in den jeweiligen Gehirnen der beiden Partner, besonders in der Amygdala und Insula, statt. Auf der Körperebene bildet sich die Resonanz in den Partnern durch somatische Marker ab (Damasio, 2002; Bechara u. Damasio, 2005; Fuchs, 2016). Sie werden als intuitives Körper- oder Bauchgefühl erlebt. So werden beispielsweise im Verlieben die bekannten Schmetterlinge oder im Konfliktfall die Gefühle der Wut und des Ärgers im Bauch empfunden. Die unbewussten interaktionalen Resonanzen finden sich als *embodied* Resonanz auf der Körperebene wieder. Wir können sie als interaktive, vielfach gespiegelte und zirkulär verbundene Körperresonanzen der beiden Partner beschreiben, die sich zu einem gemeinsamen Resonanzkörper zusammenfügen. Die somatische Resonanz über die somatischen Marker bleibt meist unbewusst und ist dennoch entscheidungsrelevant (Bechara u. Damasio, 2005). Die eben genannten Resonanzen im Körper der Partner werden am deutlichsten als wechselseitige Resonanz der Körper in der Sexualität erlebt, welche größtenteils über das autonome Nervensystem unbewusst gesteuert wird. Die sexuelle Erregung dringt aufgrund ihrer Intensität ins Bewusstsein. Sexuelle Störungen können als unbewusste Körperresonanzproblematik verstanden werden.
- *Resonanz der Gefühle und der zentralen Beziehungsbedürfnisse*
  Über den Körper und über das Gehirn finden ständig intensive Resonanzen zwischen den Partnern auf der emotionalen Ebene als gegenseitiges *affect atunement* statt (Schore, 2005; Schore u. Schore, 2008). Das *affect atunement*

wird von den Eltern gegenüber dem Säugling durch ein resonantes Spiegeln und feinfühliges Beantworten der Gefühlsäußerungen und Bedürfnisse des Säuglings initiiert und aufrechterhalten. Gelingt dieses *affect atunement,* kann der Säugling schon ab den ersten Lebensmomenten präverbal die eigene Spiegel- und Resonanzfähigkeit einüben. Das *affect atunement* dient sowohl in der Eltern-Kind-Interaktion als auch in der Paarbeziehung der interaktiven Bedürfnis-Regulation, die wieder vorwiegend rechtshemisphärisch über die limbischen Systeme der beiden Partner unbewusst stattfindet (Schore, 2005). Die Resonanz auf der Bedürfnisebene beginnt im Verlieben über die Spiegelneuronen und konstelliert sich zur unbewussten Kollusion der Bedürfnisse der beiden Partner (Näheres dazu in Kapitel IV.1). Auf der neurobiologischen Ebene realisiert sich die Resonanz als wechselseitige Befriedigung von Grundbedürfnissen. Diese wiederum sind mit der bei beiden Partnern gleichzeitig stattfindenden Ausschüttung von beziehungsrelevanten Transmittern wie dem Oxytocin, dem Dopamin und den Endorphinen verbunden. Entsprechend laufen bei beiden Partnern synchron dieselben unwillkürlichen, physiologischen Prozesse im Körper ab.

Die Stimme – Die Schwingungen der Liebe

Kaum ein nonverbales Signal ist ein derart unbewusster und zugleich bewusst kaum veränderbarer Informationsträger wie die menschliche Stimme. Über die verschiedenen Aspekte der Stimme wie Höhe, Energie, Timbre, Umfang und Sprachmelodie werden unbewusst Körpergröße, Persönlichkeitseigenschaften, Geschlechtseigenschaften, sexuelle Attraktivität und emotionale Befindlichkeit vermittelt (Neutze u. Beier, 2006).

Für die Paartherapie ist wichtig zu beachten, wie die Partner über die Stimme eigene Gefühle und Stimmungen unbewusst mitteilen. Die Stimme ist das akustische Resonanzphänomen zwischen zwei Partnern, das sehr stark am gemeinsamen Paar-Unbewussten beteiligt ist. Die Schwingungen der Stimme sind eng mit der unbewussten *embodied* Körperresonanz verbunden (Bänziger u. Scherer, 2005).

Ein warmes und weiches Stimmtimbre stellt Vertrautheit und Bindung zwischen den Partnern her. Dies knüpft an der Erfahrung des Säuglings an, der den beruhigenden Klang der elterlichen Stimme schon sehr früh erkennt. In der Paarbeziehung ist der weiche und warme, also »liebliche« Klang als Melodie und Schwingung der Liebe zu erfahren. Eine warme, melodiöse Stimmführung drückt die Zuneigung zum anderen aus und wirkt sich zugleich als internale Resonanzerfahrung auf die Stimmung des Sprechers zurück. Ebenso bringt die warme Stimmmelodie als interaktionale Resonanzanregung die Liebe ins Schwingen. Im Stimmtimbre zeigen sich nicht nur die erotische Bereitschaft und der Wunsch, den anderen zu verführen, sondern es ist selbst auch ein Mittel der Verführung und erotischen Stimulierung.

Durch die Stimmintensität und Stimmhöhe wird die emotionale Erregung der Partner besonders in einer Diskussion oder im Streit ausgedrückt. Sie vermittelt dabei unterschwellig Aggressionsbereitschaft, mit welcher der andere unbewusst bedroht wird. Zwar lässt sich die Stimme je nach partnerschaftlicher Situation modulieren, doch lässt sie sich nicht gegen die internale Stimmung und Befindlichkeit manipulieren. In Paarsituationen, in denen ein Partner den anderen täuschen will, lässt sich die Stimme kaum der Täuschung anpassen. Auch eine bewusst veränderte Stimme »verrät« auf der unbewussten Ebene etwas über die Täuschung. Hier wird deutlich, dass das Paar-Unbewusste auch dann wirkt, wenn ein Partner ganz bewusst die unbewusste nonverbale Kommunikation ausschalten will (Ekmann, 2011, S. 85 f.).

Die Resonanzen auf der Ebene der Gehirne, der Körper, der Gefühle und Bedürfnisse der beiden Partner sind natürlich auch untereinander zirkulär verbunden, so dass sich diese Resonanzen in vielfacher Weise wiederum gegenseitig zu Resonanzen anregen. Damit entsteht ein kommunikatives Resonanznetz zwischen und in den Partnern, das vereinfacht in Abbildung 3 dargestellt ist.

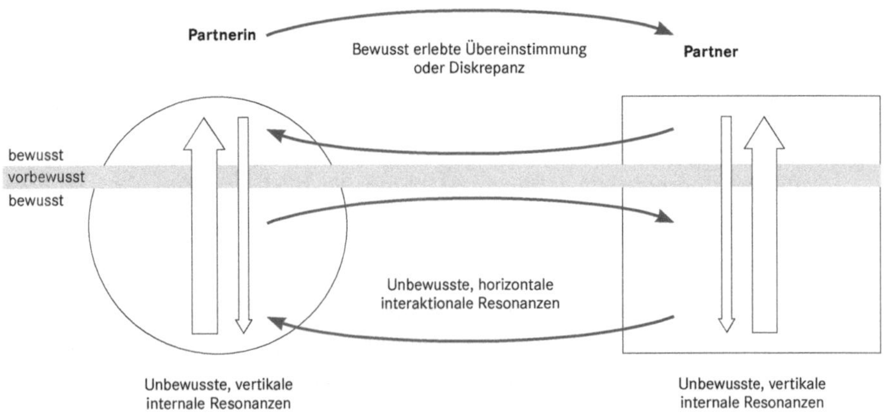

Abbildung 3: Die Partner befinden sich unbewusst auf der horizontalen, interaktionalen Ebene in einer Resonanz und bilden so einen Resonanzraum, der beide umfasst. Zugleich erleben die Partner vertikal in sich eine Resonanz als Widerhall des jeweils anderen, so dass beide zu einem mitschwingenden Resonanzkörper im gemeinsam schwingenden Resonanzraum werden. Der stärkere vertikale Pfeil nach oben zeigt an, dass die unbewussten Anteile der internalen Resonanz stärker sind als die bewusste Steuerung der Resonanz.

Aus dem Resonanzmodell des Paar-Unbewussten lässt sich das Entstehen von Beziehungsstörungen eines Paares ableiten (Näheres dazu in Kapitel V). Störungen zwischen einem Paar entstehen auf der unbewussten Ebene, wenn die Erwartungen, Wünsche und Bedürfnisse eines Paares zu dissonant sind, diese enttäuscht oder verletzt werden. Manche Paare leiden auch daran, dass die Partner die Resonanz der eigenen Bedürfnisse nicht spüren können. Ohne diesen gefühlten Zugang zu den eigenen Bedürfnissen können diese nur unklar oder gar nicht gegenüber dem Partner artikuliert werden.

Paartherapeutische Interventionen

Die hier vorgestellte Paartherapie des Paar-Unbewussten kann im Wesentlichen auch als Spiegel- und Resonanztherapie mit dem Paar-Unbewussten beschrieben werden, weil die unbewusste Resonanz eines Paares sowohl den Zugang zu als auch die Veränderung von destruktiven unbewussten Paarprozessen ermöglicht. Deshalb wird bei der Einleitung eines Spiegel- und Resonanzprozesses die horizontale, interaktive Resonanz betont und mit imaginativen Einladungen vertieft:

> *Wenn Sie sich jetzt anschauen, dann lassen Sie Ihre Blicke/Empfindungen/Gefühle/Wünsche zwischen Ihnen hin- und herschwingen, so als würden Klänge oder Töne zwischen Ihnen schwingen, und als würden zwei Glocken/Klangschalen/Musikinstrumente in eine Resonanz und ein gemeinsames Schwingen und Klingen kommen und sich in ihren Klängen gegenseitig anregen.*

Ähnlich wie bei den Spiegelprozessen kann man Paare über Achtsamkeitsübungen anleiten, die Resonanz zwischen den Partnern genauer zu spüren:

- *Klang finden für die Paarsituation*
  Die Partner werden gebeten, einen Klang für ihre Paarsituation zu finden, die Augen zu schließen, sich den Klang vorzustellen und mit der Stimme zum Klingen zu bringen. Die Partner werden eingeladen, die Differenz oder Resonanz zu hören und zu spüren und darauf zu achten, welche Gefühle dabei entstehen.
- *Den eigenen Ton in Differenz und Resonanz zum Partner finden*
  Hier ist der Ausgangspunkt der eigene Ton, den ein Partner für sich als Ausdruck seiner Individualität finden soll. Die Partner versuchen, den Ton des anderen zu hören und zugleich gut den eigenen Ton zu halten, so dass eine bezogene Eigenresonanz und eine individuierte Interaktionsresonanz zu

spüren sind. Anschließend werden die Partner gebeten, einen gemeinsamen Ton zu finden und diesen zwischen ihnen schwingen zu lassen, ihn in gemeinsamer nonverbaler Abstimmung leiser und lauter werden zu lassen oder die Tonhöhe zu verändern. Schließlich werden die Partner gebeten, wieder zum eigenen Ton zurückzukehren und dabei nochmals die eigene Körperresonanz zu spüren.

- *Den eigenen Atemrhythmus in Differenz und Resonanz zum Partner finden*
  Die Partner werden gebeten, sich Rücken an Rücken aneinander zu lehnen und den eigenen Atemrhythmus, die eigene Atemstärke und Atemtiefe zu finden. Anschließend sollen die Partner versuchen, die Atembewegungen des anderen wahrzunehmen und zugleich den eigenen Atem zu bewahren.

In diesen körpernahen Resonanzübungen soll die Balance zwischen individuierter Bezogenheit und bezogener Individuation (Stierlin, 1974) erspürt und gefunden werden. Bei der Arbeit mit dem Paar-Unbewussten wird insbesondere auf die internalen Körperresonanzen fokussiert, weil sich in ihnen sehr genau die unbewussten Paarprozesse erschließen lassen.

II.4 Das Paar-Unbewusste als System-Unbewusstes

Die bisher beschriebene Konzeption des Paar-Unbewussten als neuronales und *embodied* Spiegel- und Resonanz-Unbewusstes lässt sich auch in der Modellsprache der Systemtheorie beschreiben und für die Paartherapie als systemische Paartherapie des Unbewussten weiter erschließen.

Ein Paar kann als ein komplexes, sich selbst organisierendes System verstanden werden, das sich aus unendlich vielen mikroskopischen, zu einem großen Teil unbewussten Austauschprozessen zwischen den Partnern konstelliert. Zur zwischenmenschlichen Kommunikation gehört essenziell, dass sie sich unabhängig vom Bewusstsein selbst herstellt. Niklas Luhmann schreibt: »Bewußtsein […] hat die privilegierte Position, Kommunikation stören, reizen, irritieren zu können. Bewußtsein kann die Kommunikation nicht *in*struieren, denn die Kommunikation *kon*struiert sich selbst« (Luhmann, 1988, S. 893). Kommunikation hat also eine vom Bewusstsein unabhängige Eigendynamik, gegenüber der das Bewusstsein allenfalls nachträglich modifizierenden Einfluss hat. Das deckt sich auch mit der Gehirnforschung, wonach die Handlungsimpulse vor der Bewusstwerdung im Gehirn, insbesondere im limbischen System, vorbereitet und aktiviert werden.

Dazu kommt, dass die Zirkularität in der Kommunikation von Paaren viel zu komplex ist, als dass sie vom präfrontalen Cortex und der linken Hemisphäre kognitiv nachvollzogen werden könnte. Sie lässt sich allenfalls im limbischen System fühlen und rechtshemisphärisch in Bildern imaginieren. Wir könnten deshalb das systemische Paar-Unbewusste als das Unbewusste der hyperkomplexen Zirkularität verstehen, das die kognitive Verarbeitungskapazität des Cortex bei Weitem überfordert. Deshalb muss das Gehirn auf die schnellen und unbewussten Verarbeitungsprozesse der rechtshemisphärischen und subkortikalen limbischen Strukturen zurückgreifen. Genauer gesagt, gehen viele der Austauschprozesse über den Thalamus direkt in die Amygdala und werden ausschließlich dort verarbeitet. Ebenso erreichen viele der subkortikalen Verarbeitungsprozesse in einem kommunikativen Austausch überhaupt nicht die kortikale Ebene und sind dennoch für den Austauschprozess zwischen den Partnern außerordentlich relevant:

- Die weitgehend unbewusste, sich selbst konstruierende, stets zirkuläre Kommunikation, die das Paarsystem autopoetisch auf verschiedensten, meist unbewussten Prozessebenen organisiert.
- Zahllose, automatisch und schnell stattfindende Austauschprozesse zwischen den Partnern, die zirkulär miteinander verbunden sind und die damit die beiden Partner in der Zirkularität vorwiegend unbewusst zum Paar werden lassen.
- Implizite, sich von selbst einstellende Kommunikationsmuster und Rituale, die von den Partnern einerseits aktiv gestaltet werden und in denen sich die Partner andererseits vorfinden. Die Kommunikationsmuster spiegeln sich als kognitive, emotionale und motivationale Muster in den Gehirnen der beiden Partner. Die unbewussten Kommunikationsmuster werden dann bewusst, wenn sich zum Beispiel bei einer Imbalance von Geben und Nehmen bei einem Partner ein Ungerechtigkeitsgefühl zeigt.
- Implizite, unbewusste Systemregeln und Systemnormen des Paares, die zum Teil zunächst vorbewusst sind und ins System-Unbewusste absinken oder die sich von Beginn an autopoetisch und für die Partner gänzlich unbewusst einstellen. Deutlich wird dies an den vorbewussten und unbewussten Idealen oder Tabus eines Paares, die erst bewusst werden, wenn sie von einem der Partner verletzt werden.

- Implizite, unbewusste Strukturen des Paares wie Hierarchien und Positionen, die die Partner dem anderen gegenüber einnehmen. Die dominante Position eines Partners kann sich zunächst unbewusst einstellen und eine Zeit lang die Paarstruktur bestimmen, bis sich im anderen Partner Gefühle des Widerstands und der Rebellion ins Bewusstsein drängen. Auch unbewusste Koalitionen mit Dritten, zum Beispiel mit den Kindern eines Paares, werden von den Partnern unbewusst eingegangen und bleiben so lange im Paar-Unbewussten, bis sie sich als Störung ins Bewusstsein mindestens eines Partners drängen.
- Implizite, vorwiegend unbewusste Paargestalt, die sich als unbewusste Paaridentität zeigt. Zwar wird die Paaridentität vom Paar auch bewusst zum Beispiel in Ritualen wie dem Hochzeitstag gestaltet, dennoch bleibt ein Großteil der Paaridentität unbewusst. Die emergente Gestalt der Paaridentität wird erst dann stärker bewusst, wenn sie beispielsweise durch einen Trennungsimpuls oder durch eine Außenbeziehung bedroht ist.

Jede dieser Ebenen entsteht emergent und weitgehend unbewusst aus der vorangehenden Ebene, ist aber zugleich mehr als die Summe der vorangegangenen Systemelemente.

Man kann die unbewussten Systemebenen des Paares jeweils als unbewussten Attraktor verstehen. Das systemische Paar-Unbewusste setzt sich aus den Attraktoren der verschiedenen unbewussten Systemebenen zu einem unbewussten Paarattraktor zusammen, der die beiden Partner aufeinander bezieht und beide bis zu einem gewissen Wahrscheinlichkeitsgrad in ihrem Denken, Fühlen und Handeln leitet. Dabei stellen sich die bekannten Systemeigenschaften wie die Abgrenzung gegenüber der Außenwelt oder die Regulierung von Nähe und Distanz ein. Das systemische Paar-Unbewusste wirkt natürlich auch bei der Problementstehung bis hin zu einem Paarsymptom (vgl. Kapitel V) ebenfalls als Attraktor, dem sich die Partner zum Beispiel in einer Aggressions-Rückzugs-Spirale kaum entziehen können und die Partner nicht wissen, »wie ihnen geschieht«.

Das Paar-Unbewusste als System-Unbewusstes wird von den Partnern auf dreifache Weise erlebt:

- Das Paar-Unbewusste als System-Unbewusstes wird von den Partnern als »Zwischen« erlebt. Die Interaktionen und Transaktionen zwischen den Partnern beziehen die Partner bewusst und vor allem unbewusst aufeinander und machen sie zu einem Paar. Die Partner erfahren: »Es geschieht etwas zwischen uns.« Da diese Prozesse zirkulär miteinander verbunden sind, erleben Partner sich in einer Bezogenheit und Verbundenheit, sowohl in der Anziehung als auch im Dissens. Die Paare erleben das im Verlieben als Zauber, als magnetische Anziehung, als Knistern zwischen den Partnern und als Liebessehnsucht nach dem anderen. Bei einem zerstrittenen Paar wird das »Zwischen« des Paar-Unbewussten als Kälte oder als Abstoßung erfahren.

- Das Paar-Unbewusste als System-Unbewusstes wird von den Partnern als »Umfassendes« erlebt, in dem sie sich als Teil eines Ganzen erfahren. Die Partner erleben sich in einem atmosphärischen Raum, der sie umgibt und in den sie eingebunden sind. Das Paar erfährt dies als einmaliges »Wir« und als Paaridentität, dabei ist das Wir als unbewusst Umhüllendes größer als die Summe der Personen zweier Partner. Die Partner fühlen sich »aufgehoben« in dem größeren Ganzen des Paares, das sie als Raum oder Feld umgibt. Metaphorisch kann das Paar-Unbewusste als Umfassendes in verschiedenen Symbolen gefasst werden: im Symbol des Hauses, unter dessen gemeinsamem Dach das Paar lebt; im Bild des Bettes, in dem beide in ihrer Sexualität umhüllt sind und als ein Weg, auf dem beide gemeinsam gehen.
- Das Paar-Unbewusste als System-Unbewusstes wird als »Drittes« und als Gegenüber erlebt; als »Es macht etwas mit uns.« Paare, die sich als glücklich empfinden, beschreiben das System-Unbewusste als »unsere Liebe«, die als Dritte wie in der Gestalt des Amor oder der Aphrodite die Partner zusammenführt und zusammenhält. Im Konfliktfall oder in der Trennungsphase wird die Paarbeziehung als Last, als Ballast oder als Fessel erfahren, die man loswerden und hinter sich lassen will. In der Paartherapie wird das systemische Paar-Unbewusste wie im Mythos als Person über Externalisierungstechniken »hergestellt«. Über systemische Fragen lässt sich das Paar-Unbewusste externalisieren, symbolisieren und als hilfreiche Instanz utilisieren (Peter, 2009). So kann die Liebe als Symbol, etwa als eine goldene Kugel, oder als Person, beispielsweise als ein Liebesengel, visualisiert und als Gegenüber in den Paardialog einbezogen werden.

Paartherapeutische Interventionen

Aus dem systemtheoretischen Verständnis des Paar-Unbewussten lassen sich viele der familien- und paartherapeutischen Techniken auf die therapeutische Arbeit mit dem Paar-Unbewussten übertragen. Ziel dieses Vorgehens ist es, das Paar-Unbewusste als eigenständige, dritte Gestalt zu kreieren und wahrnehmbar werden zu lassen, damit es als hilfreiche Lösungsressource utilisiert werden kann. Einige Beispiele seien hier aufgezeigt, der kreativen Phantasie der Paartherapeuten sind keine Grenzen gesetzt:

- *Systemische Fragen zum Paar-Unbewussten*
  Am besten lassen Paartherapeuten ihre systemischen Fragen aus dem Therapieprozess und aus ihrem eigenen Unbewussten entstehen:
  »Es scheint so, als gerieten Sie beide immer wieder ungewollt unbewusst in diesen Konflikt. Welche zunächst unbewussten Gefühle führen sie Ihrer Meinung nach in diesen Konflikt?«, »Welche unbewusste Ebene spüren Sie bei sich und bei Ihrem Partner? Wozu lädt diese Sie ein oder führt bei Ihnen ganz spontan zu automatischen Handlungen?«, »Wenn es so etwas wie einen guten Geist Ihrer Paarbeziehung gäbe, man könnte diesen auch das Paar-Unbewusste nennen, welche Vorschläge würde dieser bisher unbewusste Geist für Ihre schwierige Paarsituation einbringen?«, »Wenn es so etwas gäbe wie ein gemeinsames Unbewusstes, woran würden Sie das merken?«, »Wenn Sie Ihre Liebe, die Sie ja beide zusammengeführt hat, als eine gute, unbewusste Kraft verstehen würden, was würde sie Ihnen raten?«, »Wenn dieses Paar-Unbewusste, was man ja weiß, gewissermaßen hellseherische Fähigkeiten hätte, was würde es Ihnen über Ihre Entwicklung als Paar voraussagen?«
  Über diese Fragen wird das Paar-Unbewusste als dritte, dem Paar gegenüber stehende Gestalt oder Kraft kreiert, um diese über weitere Fragen oder Dialogtechniken, wie die Arbeit mit Stühlen, für den Transformations- und Lösungsprozess der Paartherapie zu utilisieren.
- *Externalisierung des Paar-Unbewussten*
  Das Paar wird angeleitet, eine symbolische Figur und Gestalt für sein Paar-Unbewusstes zu finden. Zunächst wird das Paar eingeladen, über den Blick und den Spiegel der Gesichter in eine Spiegel- und Resonanzerfahrung zu kommen. Beide Partner sollen die Augen schließen und aus ihrem Inneren ein Bild für ihr Paar-Unbewusstes als dritte Person oder Gestalt aufsteigen lassen. Dabei kann sich das Paar auf eine gemeinsame Figur oder auf zwei unterschiedliche Gestalten einigen. Bei differierenden Figuren werden die Prozesse mit beiden Gestalten durchgegangen. Sehr häufig zeigt sich dabei, dass die differierenden Figuren nur zwei Aspekte eines unbewussten Themas darstellen.
  Anschließend wird die symbolische Figur imaginativ dem Paar gegenüber auf einen Stuhl gesetzt und als dritter Interaktionspartner in den Therapieprozess miteinbezogen. Hier können die bekannten Methoden der Gestalttherapie oder des Psychodramas eingesetzt werden. Ziel dabei ist es, die

unbewussten Bedürfnisse und Lösungsressourcen, die im Paar-Unbewussten repräsentiert sind, im weiteren Gespräch oder in weiteren Spiegel- und Resonanzprozessen herauszuarbeiten.

- *Das symbolisierte Paar-Unbewusste als Teil einer Aufstellungsarbeit*
  In einer Aufstellungsarbeit wird das Paar-Unbewusste mit einem Platzhalter (z. B. wird ein Blatt Papier mit der Aufschrift »Paar-Unbewusstes« auf den Boden gelegt) als eigenständiges »Gegenüber« in Relation zum Paar aufgestellt. Dabei werden die Variationen beider Partner durchgearbeitet. Sollten destruktive Stellvertreter für das Paar-Unbewusste gewählt werden, muss das eigentliche konstruktive Anliegen der Gestalt des Paar-Unbewussten herausgearbeitet werden. Werden konstruktive metaphorische Stellvertreter für das Paar-Unbewusste gewählt, können diese als Ratgeber für die beiden Partner direkt nach Lösungsideen befragt werden, die zu konkreten Verhaltensimpulsen und -experimenten für das Paar ausgestaltet werden.

Weitere systemische Methoden mit dem Paar-Unbewussten als dem System-Unbewussten des Paares werden insbesondere in Kapitel VI.4 dargestellt.

II.5 Das Paar-Unbewusste als kollusiv-dynamisches Unbewusstes

Den bisher beschriebenen relationalen Ebenen des Paar-Unbewussten liegt ein kollusives, dynamisches Unbewusstes zugrunde. Dieses steuert und reguliert mit seinen Kräften und Energien weitgehend unbewusst den nonverbalen, spiegelnden, resonanten und systemischen Austausch zwischen den Partnern und umgekehrt realisiert dieser Austausch die unbewusste Psychodynamik eines Paares.

In einer Paarbeziehung treffen die Psychodynamiken zweier Partner aufeinander, die sich anziehen, ergänzen und differieren. Mit der psychoanalytisch-tiefenpsychologischen Tradition (Mertens, 2022) verstehen wir die Psychodynamik als das Kräftespiel der zumeist weitgehend unbewussten Wünsche, Bedürfnisse und Triebe der Partner. Diese können im Partner in unbewussten Konflikten miteinander konkurrieren. Oft werden sie über verschiedenste Abwehrmechanismen abgewehrt, um dann doch unbewusst wirksam zu werden (Kapitel IV.4).

Eben diese Psychodynamiken beider Partner konstellieren nun über die beschriebenen unbewussten Austauschprozesse eine gemeinsame Paardynamik, die genau dieses Paar auszeichnet und zu einem besonderen Paar macht. Dabei begegnen sich die Bedürfnisstrukturen beider Partner (Kapitel IV.1), deren biografische Prägungen (Kapitel IV.2), deren Körpererfahrungen (Kapitel IV.3) und deren internale Konflikte und Abwehrstrukturen (Kapitel IV.4), also deren Psychodynamiken. Eine zentrale Rolle spielen dabei Defiziterfahrungen, Verletzungen und Traumatisierungen in der Kindheit der Partner (Kapitel IV.2).

Mit Jürg Willis Kollusionsansatz verstehen wir das Paar-Unbewusste als dynamische Kollusion, also als Zusammenspiel der Psychodynamiken der beiden Partner, also als ein ständig bewegtes und sich bewegendes Kraft- und Energiefeld zwischen den Partnern in einem komplexen unbewussten Austauschsystem. Dieses Paar-Unbewusste ist für die Partner nicht bewusst zugänglich, wird aber in Emotionen und Gefühlen spürbar – bei Konkordanz der Bedürfnisse in Gefühlen des Wohlbefindens, bei Diskrepanz in aversiven Gefühlen. Zusammengenommen bezeichnen wir dieses Paar-Unbewusste als kollusiv-dynamisches Unbewusstes (Kapitel IV). Zu dessen Verständnis nehmen wir nicht nur die psychoanalytisch-tiefenpsychologischen Ansätze, sondern insbesondere auch evolutions- und neurobiologische Erkenntnisse auf.

Dieses kollusiv-dynamische Paar-Unbewusste wird eigens in Kapitel IV ausführlich und mit den dazugehörigen Interventionen dargestellt.

II.6 Das relationale Paar-Unbewusste – Zusammenfassung und Ausblick

Das relationale Paar-Unbewusste kann auf der Prozessebene fünffach als nonverbales Austausch-Unbewusstes, als Spiegel-Unbewusstes, als Resonanz-Unbewusstes, als systemisches Unbewusstes und als kollusiv-dynamisches Unbewusstes des Paares verstanden werden. Diese fünf Beschreibungskategorien betonen differierende Aspekte des Paar-Unbewussten und fügen sich doch zu einer Gesamtbeschreibung des Paar-Unbewussten als relationales Unbewusstes zusammen. Es sei noch einmal ausdrücklich erinnert, dass das Paar-Unbewusste ein heuristisches Konstrukt darstellt, mit dem die unendlich vielen, ungeheuer schnell ablaufenden unbewussten Prozesse zwischen den

Partnern in einen Begriff gefasst werden können. Zugleich erlaubt die Konzeptualisierung des Paar-Unbewussten auch konkrete, zieldienliche und prozessbezogene Interventionsmöglichkeiten für eine Paartherapie der unbewussten Paarprozesse.

Dabei zeigt sich, dass das Paar-Unbewusste

- sich in jedem Moment zwischen den Partnern neu aktualisiert;
- sich aus vielen unbewussten, unwillkürlich und schnell ablaufenden Mikrokommunikationen zwischen den Partnern zusammensetzt;
- sich aus den vielfachen und reflexiven Spiegelungen der Mikrokommunikationen zwischen den Partnern konstelliert;
- sich zwischen und in den Resonanzräumen der Gehirne und der Körper beider Partner in zahllosen, unbewussten Spiegel- und Resonanzprozessen ereignet.

Für die Paartherapie des Paar-Unbewussten ist es zunächst hilfreich zu wissen, wie das Paar-Unbewusste und damit das Paar in der Partnerwahl und im Verlieben entsteht. Dies wird im folgenden Kapitel III dargestellt. In Kapitel IV wird das Paar-Unbewusste thematisch in den verschiedenen Facetten der Paardynamik beschrieben. Dies ermöglicht – wie in Kapitel V dargestellt – das Verständnis der Entstehung von Paarsymptomen und eine in Kapitel VI im Zusammenhang und in einer Zusammenschau beschriebene Paartherapie des Paar-Unbewussten und dessen unbewussten Paardynamiken.

III Das Paar-Unbewusste bei der Partnerwahl und im Verlieben – Wie das Paar-Unbewusste entsteht

Sie steht an der Rückgabetheke der Bibliothek. Ihr Blick fällt auf einen Mann in der anderen Reihe. Er beachtet sie nicht. Er kontrolliert die Bücher, die er zurückgeben will. Sie schaut noch einmal zu ihm. Eine Unruhe befällt sie. Sie blickt wieder zu ihm hin. Wie zufällig wendet er sich ihr zu. Ihre Blicke begegnen sich, ruhen einen Augenblick ineinander, eine Sekunde zu lang. Sie erschrickt, schaut auf die Bücher in ihren Händen und bemerkt, wie die Bücher in ihren Händen zittern. Sie versucht, sich zu fassen, aber ihr Blick kehrt automatisch wieder zu diesem Mann zurück. Und wieder treffen sich die Blicke, und wieder durchzuckt sie es bis in das Becken. »Liebe auf den ersten Blick«, durchfährt es sie. Als die Bibliothekarin sie zum Abgeben ihrer Bücher auffordert, reagiert sie automatisch und stürzt übereilt zur Ausgangstür. Da stößt sie mit einer anderen Person zusammen und ihre Handtasche fällt zu Boden. Beim verwirrten Aufblicken sieht sie dem Mann aus der anderen Warteschlange in die Augen. Sie wird rot und will weglaufen. Doch er sagt freundlich zu ihr: »Schön Sie kennenzulernen. Darf ich Sie zu einem Kaffee einladen?« Sie nickt und folgt ihm wie in Trance.

Die Partnerwahl ist eine vielschichtige und mehrdeutige Situation, in der verschiedenste widerstrebende Motive und Bedingungen in eine bestmögliche Balance gebracht werden müssen. Da dies für eine rationale Entscheidung zu komplex ist, wird diese Situation über eine emotionale, weitgehend unbewusst erfolgende Entscheidung, nämlich über das Verlieben gelöst. Die Liebe auf den ersten Blick ist ein extrem schneller, intensiver Entscheidungsprozess, der völlig unbewusst abläuft. Aber auch die anderen Formen des Kennenlernens und Verliebens sind als mehr oder weniger unbewusste Lösungsversuche zu verstehen. In diesem unbewussten Lösungsversuch muss eine Vielzahl von Bedürfnissen, Wünschen und Präferenzen, also die unbewussten Psychodynamiken der beiden Partner berücksichtigt und ausbalanciert werden. Auf der bewussten Ebene wären die häufig widersprüchlichen Aspekte nicht zu vereinbaren, zumal sich die unlösbaren Dilemmata nur mit dem Preis von Verzichtleistungen lösen lassen. Insofern ist jede Partnerwahl ein Lösungsversuch, der Verzichte, ungelöste Aspekte, bleibende Dilemmata und einen Preis in sich trägt. Deshalb bleibt dabei immer etwas uneingelöst, das zur Herausforderung und Aufgabe für die spätere Paarbeziehung wird.

III.1 »Bist du der richtige Elternteil für meine Kinder?« – Unbewusste biologische Grundlagen der Partnerwahl

Die soziobiologische Forschung hat viele evolutionsbiologisch angelegte Strategien aufgezeigt, die wir meist unbewusst in die Partnerwahl einbringen. Dabei wird davon ausgegangen, dass die Partnerwahl der Reproduktion und der zukünftigen Elternschaft dient. Auch wenn sich heute viele Partner ohne Kinderwunsch finden und seit der Pille Sexualität und Schwangerschaft entkoppelt sind, scheint dieses biologische Erbe immer noch unsere Partnerwahl zu beeinflussen. Der Kinderwunsch als eine wichtige evolutionsbiologische Grundlage der Partnerwahl prägt unbewusst die Partner in ihrem Selbstbild als Partnerin oder Partner und in ihrem Bild vom anderen. Insgesamt sollte man den Ergebnissen der hier maßgeblichen soziobiologischen Forschung sehr kritisch begegnen und ihnen die Ergebnisse der Genderforschung entgegensetzen. Die Prozesse der Partnerwahl sind heute durch viele kulturelle und gesellschaftliche Entwicklungen, wie zum Beispiel der Individualisierung und der Gleichberechtigung der Geschlechter, beeinflusst. Aber auch sehr konkrete mediale und technische Veränderungen wie beispielsweise Partnerbörsen im Internet ermöglichen neue Formen und Begegnungsforen der Partnerwahl.

Doch paradoxerweise scheinen gerade aktuelle gesellschaftliche Entwicklungen wie die moderne Schönheitsindustrie, und hier besonders das Geschäft mit Schönheitsoperationen bei Frauen, die soziobiologischen Ergebnisse zu bestätigen, wonach Frauen immer noch im Wesentlichen ihre weibliche Attraktivität nach den Wünschen der Männer ausrichten. Auch die Schönheitsideale des Mannes in der Werbung betonen archaische Ideale einer potenten Männlichkeit, auch wenn es immer wieder eine Angleichung der Geschlechtsstereotypen in Richtung Unisex gibt.

Bei der Partnerwahl muss zwischen der Suche nach einer langfristig angelegten, oft mit einem Kinderwunsch verbundenen Partnerschaft und einer Partnersuche für einen kurzen, oft auf ein sexuelles Abenteuer ausgerichteten Kontakt unterschieden werden. Es gibt zahlreiche Belege dafür, dass Männer sich mehr als Frauen eher kurzfristig angelegte Kontakte, mehr gelegentlichen, unverbindlichen Sex und sich mehr Partnerinnen im Laufe ihres Lebens wünschen (Buss, 2006, S. 248 f.; Puts, 2010, S. 157 ff.). Für die Paartherapie muss beachtet werden, ob bei der Partnersuche eine Partnerschaft von beiden als langfristig angelegt betrachtet wurde oder ob einer der beiden eigentlich nur eine kürzere Beziehung wollte, die aber zum Beispiel durch eine unerwünschte Schwangerschaft oder andere Umstände langfristig bindend wurde.

Die langfristig angelegte Partnerwahl der Frauen ist von folgenden, meist unbewussten Kriterien beeinflusst (Buss, 2006; Puts, 2010):

- Weil Frauen mehr als Männer das Risiko und die Kosten der Schwangerschaft und einer langen Erziehungszeit der Kinder tragen müssen, sind sie in der langfristig angelegten Partnerwahl gegenüber Männern kritischer, vorsichtiger und genauer. Das wird heute durch vermehrte Scheidungen, bei der häufig die Frau immer noch als ökonomische Verliererin oder als Alleinerziehende zurückbleibt, unbewusst verstärkt.
- Frauen scheinen zunächst männlich-potente, durch Testosteron geprägte Männer zu suchen, weil diese ihnen gesunde Nachkommen verheißen. Diese Männlichkeit zeigt sich zum Beispiel in einer tiefen Stimme und in einem symmetrischen Gesicht. In Tagen des Eisprunges bevorzugen Frauen unbewusst männlichere Gesichter. Männer mit höherem Testosteronspiegel sind allerdings bindungsunwilliger und haben mehr außerehelichen Sex, so dass diese Männer ein Risiko für die Bindungs- und Sicherheitsbedürfnisse der Frau darstellen.
- Zugleich suchen Frauen bindungswillige und fürsorgliche Männer, die einerseits eine langfristige, stabile und sichere Partnerschaft wollen, und die andererseits gegenüber den Kindern zugewandt und fürsorglich sind. So bevorzugen Frauen außerhalb der Zeit des Eisprungs unbewusst weichere Männergesichter.
- Viele Frauen suchen sich als Grundlage für eine gute Versorgung der Kinder Männer mit hohem Status und guten finanziellen Ressourcen; Frauen wählen deshalb in der Regel auch eher ältere Männer, da diese unbewusst Verlässlichkeit und Sicherheit signalisieren.

Der Blick – Das spiegelnde Fenster zur Liebe

Der Blickkontakt ist die erste Brücke zum anderen Geschlecht, der noch die Distanz wahrt und diese zugleich überwindet. Sowohl Männer als auch Frauen berichten, dass der Augenkontakt die wichtigste Annäherungsstrategie in einer Kennlernsituation ist (Renninger et al., 2004, S. 419); Frauen fühlen sich unwohl, wenn sie ohne vorigen Augenkontakt direkt von Männern angesprochen werden (Renninger et al., 2004). So wird bei einem ersten Kennenlernen oder Flirt der Blick des anderen gesucht, dann aber der eigene Blick rasch wieder abgewandt – ein Spiel von Interesse, Scheu und nonverbalem Abtasten beginnt. Dabei wird das Spiel selbst als aufregend und erregend erlebt. Unbewusst wird hier eine Beziehung schon angebahnt. Die Erweiterung der Pupille zeigt dem Gegenüber unbewusst, dass Interesse, Beziehungsbereitschaft und später auch eine sexuelle Erregung bestehen (Cozolino, 2007, S. 37). Wird der Blick in die Augen des anderen von beiden länger als sozial erlaubt gehalten, spüren die potenziellen Partner über die Ausschüttung von Dopamin, Endorphinen und Oxytocin (Schneiderman et al., 2012) schon eine erste Verbundenheit. Das Zulassen des verlängerten Blickkontakts ist die unbewusste Erlaubnis an den anderen, in den eigenen intimen Bereich einzutreten.

Später ist der verlängerte und intensive Blick beider Partner ein Weg zu einer intensiven Nähe. Dabei ist der Blick in den anderen zugleich ein Blick in das eigene Innere, weil das Auge des anderen zum Spiegel für den Schauenden wird. Jean-Paul Sartre hat in »Das Sein und das Nichts« (Sartre, 1952/1993, S. 457 ff.) beschrieben, wie das Ich sich seiner selbst erst durch den Blick des anderen bewusst wird. Das spiegelnde Auge des anderen wird zum Spiegel für einen selbst und die eigenen Gefühle. Besonders in romantischen Situationen sehen sich beide Partner gegenseitig im Glanz ihrer Augen. Ebenso lesen liebende Partner in den Augenspiegeln des anderen und ziehen Rückschlüsse auf dessen Stimmung. Auch in der Sexualität kann der offene Blickkontakt beim Vorspiel oder beim Koitus die Nähe und die Intensität der sexuellen Erfahrung fördern (Schnarch, 2008). Allerdings gibt es auch in Streitsituationen einen verlängerten, intensivierten Blick, der zur Abwehr, zur Signalisierung der Kampfbereitschaft und zur Fixierung des anderen dient.

Das Blickverhalten von Partnern wiederholt den verliebten Blick der Mutter in die Augen des Säuglings, der ähnlich wie bei Verliebten 30–40 Sekunden dauern kann (Stern, 2007). Schon Neugeborene bevorzugen Gesichter mit weit geöffneten Augen (Batki et al., 2000) und mit Augen, die sie direkt anblicken (Farroni et al., 2002). Säuglinge sind wohl schon genetisch auf den Augenkontakt mit der Mutter vorbereitet. An dieser genetischen Ausstattung und den Blickerfahrungen in der frühen Kindheit scheint der Blick von Verliebten anzuknüpfen.

In der Paartherapie bei Paaren mit Kindern sollte beachtet werden, ob die Partnerin ihren Mann als potenten Partner oder als fürsorglichen Vater der zukünftigen Kinder gewählt hat und ihn auch in der Gegenwart noch so sieht.

Die Partnerwahl ist bei Männern durch folgende Kriterien beeinflusst (Buss, 2006; Puts, 2010):

- Weil Männer nicht die unmittelbaren Kosten von Schwangerschaft und langer Erziehung der Kinder tragen müssen beziehungsweise sich rascher trennen können, sind Männer zunächst bei ihrer Partnerwahl insgesamt unspezifischer, rascher und stärker auf einen sexuellen Kontakt fokussiert.
- Männer sind in ihrer Partnerwahl stark von der äußeren Attraktivität der Frauen beeinflusst. Sie verheißt nicht nur sexuelle Attraktivität, Bestätigung durch Eroberung und narzisstischen Gewinn, sondern bezogen auf zukünftige gemeinsame Kinder auch Fruchtbarkeit und Gesundheit der Partnerin.
- Männer erleben jüngere Frauen, die volle Lippen, glatte Haut und glänzendes Haar besitzen, als attraktiv. Auch eine höhere Stimme und fließende, leichte Bewegungen der Frauen sind für Männer unbewusst Ausdruck der Jugendlichkeit einer möglichen Partnerin. Männer wählen sich deshalb in der Regel jüngere Frauen.

Frauen müssen sich also bei der Partnerwahl zwischen einem potenten, aber eher bindungsunwilligen Mann und einem bindungsverlässlichen, fürsorglichen zukünftigen Vater entscheiden. Die Entscheidung ist neben bewussten Motiven wie einem Kinder-, Berufs- und Karrierewunsch vor allem durch unbewusste Motive wie dem Männer- und Vaterbild beeinflusst. Komplementär dazu passend müssen Männer sich zwischen Bindung und Ungebundenheit entscheiden. Dabei richten sich Männer im Wesentlichen am Kriterium der Attraktivität der Frau aus. Das ist auch ein Spiegel der meist unbewussten, narzisstisch besetzten Wünsche von Männern in der Polarität von Bindung und Autonomie.

Paartherapeutische Interventionen

Zur Diagnostik und als Standardintervention gehört in praktisch allen Ansätzen der Paartherapie die Frage nach dem Beginn einer Paarbeziehung, nach der Partnerwahl und deren Motiven, nach dem Erleben des Verliebens und nach dem Ende der Verliebtheitsphase. Meist wird nach den unbewussten Motiven und nach dem schon im Verlieben entstehenden unbewussten Paarvertrag gesucht. Dies ist über eine direkte Befragung (vgl. entsprechende Fragen z. B. bei Weber, 2007, S. 22) oder über systemische Fragen möglich. Allerdings bleiben

Paare häufig im kognitiven Reflektieren und es ist unklar, ob die unbewusste Ebene erreicht wird. Deshalb schlage ich wieder einen Spiegel- und Resonanzprozess zwischen und in den Partnern vor. Dieser kann für die verschiedenen unbewussten Aspekte der Partnerwahl und des Verliebens genutzt werden.

Zunächst werden die Partner gebeten, die entscheidende Szene des Verliebens zu benennen. Das kann für die einzelnen Partner auch eine unterschiedliche Szene sein. Die Partner werden gebeten, die Szenen näher zu beschreiben, dann imaginativ in die Szene zu gehen und die Gefühle von damals wieder aufsteigen zu lassen. Die Partner werden wie folgt in einen Spiegel- und Resonanzprozess geführt:

> *Schauen Sie sich in die Augen, so wie vielleicht damals, mit den Gefühlen in dieser Szene. Lassen Sie in Ihrem Blick diese Gefühle zwischen Ihnen beiden hin- und herschwingen, so wie die Klangwellen zwischen zwei Musikinstrumenten hin- und herschwingen, wie ein gemeinsamer Klang des Verliebens.*

Nach diesem horizontalen Spiegel- und Resonanzprozess werden die Partner zur internalen, also vertikalen Resonanz eingeladen:

> *Lassen Sie Ihre Gefühle in sich klingen und schwingen, so als würde Ihr Körper wie eine Glocke oder Klangschale vibrieren. Dazu können Sie die Augen schließen, um gut bei sich selbst zu sein und sich im eigenen Körper zu spüren. – Spüren Sie, wie Ihr Körper sich wie damals im Verlieben wieder anfühlt, vielleicht die Schmetterlinge im Bauch, vielleicht das aufregende Gefühl des Verliebtseins, vielleicht die Leichtigkeit im Körper.*

Man kann diese internale Resonanz durch Nachfragen oder durch direkte Impulse zum Spüren intensivieren, um im nächsten Schritt wieder in eine horizontale Spiegelung und Resonanz einzuladen:

> *Schauen Sie sich noch einmal an mit den Körpergefühlen des Verliebens, die in Ihnen spürbar sind. Vielleicht spiegelt sich das in einem Lächeln und dann spiegelt sich das Lächeln zwischen Ihnen beiden und im Lächeln spiegeln sich Ihre Gefühle des Verliebtseins.*

Das Pendeln zwischen horizontalem und vertikalem Resonanzprozess kann mehrmals wiederholt werden, bis die beiden Partner sich körpernah in den Gefühlen des Verliebtseins befinden:

> *Kehren Sie wieder zu sich und in Ihren Körper zurück, spüren Sie noch einmal Ihre Gefühle und die damit verbundenen Wünsche, Sehnsüchte und Träume, die mit Ihrem Verlieben in Ihren Partner in Ihrem Körper zu spüren sind. – Fassen Sie die damals unbewussten, jetzt deutlich werdenden Sehnsüchte, Wünsche, Träume und Bedürfnisse im Verlieben zunächst still für sich in einen Satz wie »In meinem Verlieben sehne ich mich nach ...« oder »In meinem Verlieben träume ich von ...« – Sprechen Sie diesen Satz, sofern das nicht zu intim ist, Ihrem Partner gegenüber aus.*

Nun kann ein Gespräch über die Wünsche im Verlieben und deren Erfüllung beziehungsweise Nichterfüllung angeschlossen werden. Es kann auch thematisiert werden, wie aus den bewusst gewordenen Wünschen die bislang unbewusste Kollusion der Bedürfnisse und daraus folgend die jetzigen Paarprobleme entstanden sind.

Alternativ zu einem reflektierenden Paargespräch lassen sich weitere Resonanzprozesse mit folgenden Themen sofort oder in einer späteren Sitzung anschließen:

- Spiegelung und Resonanz des Passens und Nichtpassens der Wünsche oder der Überforderung durch die Wünsche im Verlieben.
- Spiegelung und Resonanz der Enttäuschungen nach dem Verlieben und der Trauer über die unerfüllten Bedürfnisse.
- Spiegelung und Resonanz zwischen den im Verlieben aktualisierten Bedürfnissen und den biografisch geprägten und eingebrachten Bedürfnissen aus der frühen Kindheit.
- Spiegelung und Resonanz einer unbewussten Übereinkunft zwischen den Partnern im Sinne einer unbewussten Kollusion mit dem Ziel, den unbewussten Paarvertrag erlebbar werden zu lassen.

Die Spiegel- und Resonanzarbeit mit Bedürfnissen und biografisch geprägten Themen wird im weiteren Verlauf näher erläutert.

III.2 »Verliebe ich mich in mich selbst?« – Unbewusste Ähnlichkeiten und Differenzen zwischen den Partnern

Die Partnerwahl orientiert sich zwischen dem Pol der Ähnlichkeit des anderen Partner zu sich selbst und der Fremdheit des anderen zu sich selbst. Insgesamt tendieren Partner dazu, den anderen so auszuwählen, dass er zum eigenen sozialen Status, zu eigenen Werten, kulturellen Prägungen und Persönlichkeitseigenschaften passt (Buss, 2006; Puts, 2010). Diese unbewusste Tendenz in vielen Partnerwahlprozessen, der sogenannten Homogamie, zeigt den Wunsch nach Bekanntem und nach Sicherheit in einer Situation der Partnerwahl, die für viele Menschen verunsichernd ist. Gleichwohl gibt es Paare, wie zum Beispiel bikulturelle Paare, die die maximale Differenz und Fremdheit suchen. Dies zeigt, dass vermutlich in jeder Partnerwahl unbewusst auch ein nicht bewusst wahrgenommener, weil angstauslösender fremder Anteil des anderen gesucht wird.

Dieser fremde, nicht im Partner selbst verfügbare Anteil wird besonders auf der Ebene der unbewussten Bedürfnisse gewählt. Er passt meist komplementär zu dem, was dem Partner fehlt. Das geht bis auf die Körperebene des Immunsystems. Die Partner wählen über den Geruch ein zu ihnen differierendes Immunsystem als Ergänzung.

»Ich liebe deinen Geruch« – Die unbewusste Differenz der Immunsysteme beider Partner

Für die Immunabwehr des Nachwuchses eines Paares ist es vorteilhaft, wenn sich die Eltern in ihrem Immunsystem unterscheiden, so dass eine größere Variabilität in der Abwehr von Infektionen entstehen kann. Der sogenannte MHC-II-Komplex *(major histo-compatibility complex)* ist ein wichtiges Molekül des Immunsystems. Der MHC-II-Komplex des anderen, der dem eigenen MHC-II-Komplex unähnlich ist, wird geruchlich als angenehmer und attraktiver empfunden. Es zeigt sich, dass der über den differierenden MHC-II-Komplex vermittelte angenehme Geruch des Gegenübers unbewusst die Partnerwahl beeinflusst (Milinski u. Wedekind, 2001).

Der Körpergeruch sorgt bei der Partnerwahl also für eine optimale Differenz zwischen den Immunsystemen der beiden Partner auf der genetischen Ebene.

Zwar steuern und intensivieren Frauen und Männer über Parfums und Rasierwasser bewusst die olfaktorische Kommunikation, aber unbewusst wirkt der eigene Körpergeruch über den MHC-II-Komplex. Der Körpergeruch übernimmt beim Menschen die Rolle der Pheromene, also der Sexuallockstoffe bei vielen Tierarten. Die olfaktorische Kommunikation spielt insbesondere auch in der Sexualität eine nicht zu unterschätzende Rolle.

Diese über den Bulbus olfactorius direkt ins limbische System gehende Kommunikation reaktualisiert die früheste Form der Kommunikation zwischen Säugling und Mutter. Mütter können den Geruch ihres Babys nach einer Stunde Kontakt zu ihm wiedererkennen. Umgekehrt können Säuglinge den Körpergeruch der Mutter vom Geruch der Brustmilch unterscheiden (Cozolino, 2007, S. 126). Die Brücke des Geruchs schafft zwischen Säugling und Mutter eine intensive Bindung.

Die optimale Balance zwischen Ähnlichkeit und Differenz erlaubt den Partnern,

- sich hinreichend zu spiegeln und sich gespiegelt zu fühlen und damit die Resonanzprozesse zwischen den Partnern zu ermöglichen.
- sich hinreichend sicher und geborgen zu fühlen, um zunächst die Unsicherheitsgefühle in der Werbephase zu überwinden und später Differenzen und Konflikte zwischen den Partnern zuzulassen und auszudiskutieren.
- sich hinreichend unterschiedlich zu fühlen, so dass hieraus eine nötige Spannung und erotische Attraktivität zwischen den Partnern immer wieder neu entstehen kann.
- sich hinreichend unterschiedlich zu fühlen, so dass die eigene Differenz zur Entwicklungsanregung für den anderen Partner werden kann.

Nicht immer gelingt diese optimale Balance, weil zum Beispiel einer der Partner aus Unsicherheit oder mangelndem Selbstwertgefühl zu einseitig das Bekannte und damit das Sich-selbst-Ähnliche sucht. Die Balance kann aber auch im Laufe einer längeren Partnerschaft verlorengehen. Es ist bekannt, dass sich die Partner unbewusst immer mehr angleichen, auch hier wieder bis auf die Körperebene. Das Immunsystem eines Partners reagiert weniger heftig bei einer Transplantation eines Organs vom anderen Partner im Vergleich zu einem Organ eines Fremden. Über den Austausch beim Küssen und Sex gleicht sich die Bakterienflora im Körper beider Partner an, ebenso gleichen sich über längere Zeit die Gesichtszüge von Partnern an.

Dies zeigt, dass in der Paartherapie immer wieder an der Differenzierung gearbeitet werden muss, da es insgesamt eine Tendenz zur Angleichung der Partner gibt. Manchmal sind auch scheinbar unmotivierte, heftige Konflikte als Abwehrversuch einer gefürchteten Angleichung zu verstehen.

Paartherapeutische Interventionen

Die Partner werden angeleitet, die Ähnlichkeiten und Differenzen bei der Partnerwahl zu spüren, um zu verstehen, wie sich hier die gegenseitige Attraktion und mögliche Konfliktthemen konstellieren konnten. Die Partner werden wieder in einen horizontalen und vertikalen Spiegel- und Resonanzprozess geführt und instruiert, die dabei auftauchenden Gefühle in Ritualsätze zu fassen:

> *Nehmen Sie Kontakt über die Augen auf. Schauen Sie sich in Ihre Augen und lassen Sie den Blick zwischen Ihnen hin- und herschwingen. Sie kommen dabei in eine Resonanz Ihrer Gefühle. Erinnern Sie sich an eine Situation aus der Zeit des Verliebtseins, die bei Ihnen aufsteigen will. Das können auch zwei verschiedene Szenen sein. Lassen Sie Ihre eigene Szene vor Ihrem inneren Auge entstehen. Spüren Sie, wie jetzt wieder die Gefühle des Verliebtseins in Ihnen entstehen und zwischen Ihnen schwingen.*
>
> *Kommen Sie zu sich, schließen Sie die Augen, so dass Sie sich und Ihre Verliebtheitsgefühle spüren. Sie sind ganz in der Szene und schauen Ihren Partner/Ihre Partnerin verliebt an. Dabei spüren Sie vielleicht Verbundenheit, Nähe, Sicherheit, Annahme und Angekommensein. Sie können jetzt wahrnehmen, wie Sie sich ähnlich sind. – Öffnen Sie Ihre Augen und drücken Sie die Ähnlichkeit mit einem Satz aus wie »Es ist schön, dir im Verlieben ähnlich zu sein« oder »Im Verlieben fühle ich mich dir verwandt in …« – Spüren Sie, wie sich dieser Satz beim Aussprechen anfühlt und spüren Sie, wie es ist, wenn Sie diesen Satz vom anderen hören.*
>
> *Gehen Sie nochmals in die Szene, schließen Sie die Augen. Schauen Sie in dieser Szene den anderen an und spüren Sie, was Sie am anderen fasziniert. Nehmen Sie dabei wahr, was beim anderen so anders, so geheimnisvoll, so unterschiedlich zu Ihnen selbst ist. Vielleicht spüren Sie dabei auch ein wenig Unsicherheit, Aufregung und eine kleine Anspannung.*
>
> *Fassen Sie diese faszinierende Differenz in einen Satz, wie zum Beispiel »Es ist aufregend, dass du anders bist als ich« oder »Es ist spannend, in dir einem ganz anderen Menschen zu begegnen«.*
>
> *Öffnen Sie beide die Augen, schauen Sie sich an und sprechen Sie die Sätze aus. Achten Sie wieder darauf, was Sie beim Aussprechen und Hören der Sätze fühlen.*

> *Lassen Sie die Ähnlichkeit und Differenz im Verlieben in Ihren Blicken zwischen Ihnen hin- und herschwingen.*

In einem reflektierenden Gespräch werden die Differenzen herausgearbeitet und als wichtig für die gegenseitige Attraktivität und erotische Anziehung gewürdigt. Die herausgearbeiteten Ähnlichkeiten zwischen den Partnern werden in ihrer Wichtigkeit für die Bindung anerkannt. Schließlich können Einseitigkeiten des Verhältnisses von Differenz und Ähnlichkeit mit der Entstehung der gegenwärtigen Paarsymptome in Verbindung gebracht werden.

III.3 »Verliebe ich mich in meine Mutter oder meinen Vater?« – Sexuelles Imprinting als unbewusstes Wahlmotiv

In der Paartherapie zeigt sich immer wieder, dass Partner den anderen so wählen, dass er dem eigenen gegengeschlechtlichen Elternteil in Aussehen oder Persönlichkeitsstruktur gleicht oder aber gänzlich gegenteilig erscheint. Dieser Aspekt der Partnerwahl lässt sich mit einer frühen geschlechtlichen Prägung, dem *sexual imprinting* erklären, für das es zunehmend zahlreiche empirische Belege gibt:

- Männer und Frauen sind in ihrer Partnerwahl vom Aussehen wie Augen- und Haarfarbe vom gegengeschlechtlichen Elternteil beeinflusst (Little et al., 2003). So wählen auch Adoptivtöchter später solche Partner, die ihrem Stiefvater im Aussehen ähneln (Bereczkei et al., 2004).
- Der Grad der Ähnlichkeit ist davon abhängig, wie gut die Beziehung zum gegengeschlechtlichen Elternteil eingeschätzt wird (Wiszewskaa et al., 2007). Umgekehrt darf man vermuten, dass ein gegenteilig aussehender Partner gewählt wird, wenn die Beziehung zum gegengeschlechtlichen Elternteil schwierig oder defizitär war.

Die Partnerwahl wird also unbewusst von einer Prägung beeinflusst, die die Partner über die Elternteile in ihrer Kindheit erfahren. In der Paartherapie sollte herausgearbeitet werden, wie die Partnerwahl vom Bild der Eltern geprägt wurde und wie dieser Aspekt der Partnerwahl in die unbewusste Kollusion des Paares einfließt. Deutlich ist dies bei den sogenannten Vatertöchtern, die zum einen dem Vater ähneln und die zum anderen den Partner entsprechend ihrem Vaterideal wählen. Dieser Partner hat es schwer, dem Vaterideal als unbewusstem Maßstab zu entsprechen, so dass die Partnerin dies häufig als Enttäuschung erlebt.

Mit den eigenen Elternfiguren sind wiederum Kommunikations- und Bindungsmuster assoziiert, die mit dem Partner reinszeniert werden in der Hoffnung, mit ihm ähnlich Positives zu erleben oder mit dem Partner negativ erlebte Muster zu revidieren. Dies ist Teil eines unbewussten Heilungsmotivs in der Partnerwahl.

Paartherapeutische Interventionen

Ergeben sich in der Arbeit mit einem Paar Hinweise, dass die Partnerwahl und die Problematik des Paares von den elterlichen Prägungen und positiven oder negativen Elternbildern und -idealen geprägt ist, sollten zunächst die Elternintrojekte über systemische Fragen genauer herausgearbeitet werden. Dann werden die Partner zu einer Differenzierung zwischen Partner und Elternintrojekten angeleitet. Der Spiegel- und Resonanzprozess wird wie folgt instruiert:

> *Nehmen Sie wieder Kontakt über die Augen auf. Schauen Sie Ihren Partner an und nehmen Sie seine ganz eigene Individualität, seinen besonderen Ausdruck und seine Einzigartigkeit in seinem Gesicht wahr. Umgekehrt schaut Ihr Partner Sie an und sieht in Ihrem Gesicht Ihre Individualität und Einzigartigkeit.*
>
> *Imaginieren Sie neben Ihren Partner das Bild Ihres Vaters/Ihrer Mutter. – Schauen Sie, worin Ihr Partner Ihrem Vater/Ihrer Mutter gleicht, und worin er sich unterscheidet.*

Zur Unterstützung dieses imaginativen Prozesses kann neben die Partner ein leerer Stuhl gestellt werden, auf den das Elternbild imaginiert wird. Nun wird eruiert, welche Bedürfnisse und Wünsche, die an den Partner gerichtet sind, eigentlich Wünsche an den eigenen Elternteil sind:

> *Schauen Sie das Bild Ihres Vaters/Ihrer Mutter an. Welche Gefühle steigen auf und welche Wünsche werden dabei deutlich? Sprechen Sie diese Wünsche gegenüber Ihrem Elternbild aus, vielleicht in dem Satz »Ich hätte mir von dir,*

Vater/Mutter, gewünscht, dass ...« – Spüren Sie, was Sie dabei fühlen und drücken Sie das in einem zweiten Satz aus, vielleicht so: »Es ist traurig/schade/macht mich wütend, dass das nicht möglich war.«

Bei diesem Prozess ist es wichtig, dass beide Partner gleichgewichtig und über die Ritualsätze fokussiert an den Elternintrojekten arbeiten. Nun wird die Differenz zwischen Partner und Elternimago herausgearbeitet:

Schauen Sie wieder Ihren Partner an und sehen Sie Ihren Partner, den Sie sich gewählt haben und drücken Sie das in dem Satz aus: »Du bist mein Mann/meine Frau und nicht mein Vater/meine Mutter.« – Spüren Sie, wie sich das Aussprechen und Hören dieses Satzes anfühlt. – Schauen Sie sich wieder an und spüren Sie, was zwischen Ihnen beiden anders ist. Fassen Sie das in einen Satz wie: »Ich sehe dich jetzt klarer/eindeutiger als meinen Mann/meine Frau.« – Schauen Sie sich wieder an und spüren Sie nochmals, was zwischen Ihnen beiden anders ist.

In einem systemischen Gespräch oder mit einer weiteren Spiegel- und Resonanzarbeit wird daran gearbeitet, dass die beiden Partner ihre frühen Wünsche an ihre Eltern zu sich nehmen und dafür Verantwortung übernehmen.

III.4 »Mit dir werde ich ganz« – Die Partnerwahl als unbewusster Heilungsversuch

Die Partnerwahl und die Paarbeziehung werden seit Jürg Willis Analyse der unbewussten Paarkollusion (1975) in unterschiedlicher Weise als weitgehend unbewusster Heilungsversuch der Partner verstanden und beschrieben (z. B. Revenstorf, 2008, S. 44 ff.; Koschorke, 2013, S. 57 ff.). Der Wunsch nach Heilung entsteht aus den Defiziten und Verletzungen vorwiegend in der Kindheit und Jugend, nicht selten aber auch aus missglückten vorangehenden Beziehungen. Aus diesem Heilungsversuch entsteht ein unbewusstes Arrangement, in das die Sehnsucht und Hoffnung auf eigene Heilung einerseits und das Versprechen, den anderen zu heilen, andererseits eingehen (siehe Abbildung 4).

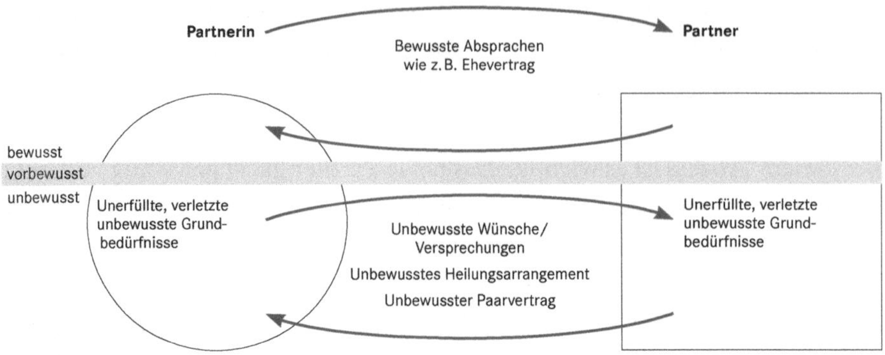

Abbildung 4: Die unerfüllten oder verletzten Grundbedürfnisse, meist aus der Kindheit stammend, werden im Verlieben zunächst als weitgehend unbewusste Wünsche, Sehnsüchte, Hoffnungen und Erwartungen aktualisiert. Zugleich sind beide Partner im Verlieben unbewusst bereit, dem anderen die Erfüllung seiner Sehnsüchte zu versprechen und diese Erfüllung zunächst auch zu realisieren. Daraus entsteht ein komplexes, meist unbewusstes Heilungsarrangement, das als unbewusster Paarvertrag zwischen den Partnern wirksam wird.

Das unbewusste Heilungsarrangement kann in der Sprache eines Vertrags beschrieben werden, in dem die wechselseitigen Erwartungen und Ansprüche, Versprechen und Verpflichtungen benannt und als implizite Vereinbarung festgehalten sind. Beide Partner berufen sich unbewusst immer wieder, insbesondere in partnerschaftlichen Enttäuschungs- und Konfliktsituationen, auf diesen Vertrag und fordern die Einhaltung und Einlösung der Vertragsklauseln zum Beispiel in der destruktiven Form von Vorwürfen ein.

Im unbewussten Paarvertrag sollen die hier nur kurz beschriebenen unbewussten Vertragsziele von den Partnern wechselseitig erfüllt werden:

- Die Paarbeziehung soll helfen, frühe Ängste oder unerledigte Themen zu bannen oder abzuwehren. Der Partner kann dabei auch von sich absehen und sich auf die ebenfalls angstbesetzten Themen des anderen fokussieren, so dass er sich mit seinen eigenen Ängsten und Themen nicht mehr auseinandersetzen muss.
- Die Partnerschaft dient der Stabilisierung und Stärkung der eigenen unsicheren Persönlichkeit. Der Partner erfährt konkrete und emotionale Unterstützung in der Bewältigung von verunsichernden Aufgaben, wie zum Beispiel bei einer anstehenden Bewerbung.
- Die Paarbeziehung verheißt, dass unerfüllte Bedürfnisse aus der Kindheit wie das Bedürfnis nach Nähe oder Anerkennung in der Partnerschaft nach-

geholt werden. Viele kleine, meist nonverbale Hinweisreize an der Person des anderen und an dessen Verhalten nähren die Hoffnung, dass er diese ungestillten Bedürfnisse erfüllen will und kann.

- Die Partner stellen sich gegenseitig in Aussicht, alte Verletzungen, Kränkungen und Abwertungen über das Verstehen und eine tröstende Zuwendung zu heilen. Die Frau, die ihren Partner bewundert, scheint die Abwertungen ihres Vaters zu kompensieren; der Mann scheint mit seiner Empathie ihre Trauer über den frühen Verlust der Mutter zu lindern.
- Die Partnerschaft verspricht eine neue und gelingende Beziehung, in der die destruktiven Kommunikationsmuster in der Herkunftsfamilie revidiert werden können. So hofft die Frau, dass sie sich mit diesem sanft erscheinenden Mann nicht mehr wie damals mit dem dominanten, jähzornigen Vater ständig streiten muss. Hier entstehen häufig Rettungsphantasien, in denen die Partner hoffen, dass sie aus den destruktiven Beziehungsabhängigkeiten in der Herkunftsfamilie befreit werden.
- Die Partner erwecken die Hoffnung, dass sie sich gegenseitig anders sehen, als sie damals von den Eltern oder Geschwistern gesehen und in einem negativen Bild festgeschrieben wurden. Der Mann scheint sie nicht als das schüchterne Mädchen und die Frau in ihm nicht den unsicheren Jungen zu sehen. Im Spiegel dieser neuen Sicht hoffen die Partner, die alten festgeschriebenen, oft blockierenden Fremd- und Selbstbilder aufzulösen und sich daraus befreien zu können. Dies wird häufig als Erlösungshoffnung gespürt.
- Die Partner versprechen sich implizit, sich gegenseitig bei bisher vermiedenen oder blockierten Entwicklungsschritten zu unterstützen. So hilft der Mann seiner Frau, sich als Frau mehr zu zeigen und beruflich stärker zu profilieren. Er ist damit ihr Entwicklungspromotor hin zu mehr erwachsenen Fähigkeiten.

In der Paartherapie müssen diese Aspekte des unbewussten Paarvertrags zugänglich gemacht und bearbeitet werden. Das gleiche gilt für die damit verbundene Enttäuschungsdynamik, die im unbewussten Heilungsarrangement mitgegeben ist (Kachler, 2024).

Zwar sind die Hoffnungen des Heilungsarrangements nicht gänzlich unberechtigt, doch meist wird die eigene Verantwortung für die eigenen Themen weitgehend und in magischer Erwartung an den Partner delegiert, so dass dieser nicht nur überschätzt, sondern auch überfordert wird. Zugleich bleibt der delegierende Partner in einer Position der Nichtverantwortung, Passivität und Selbstabwertung.

Paartherapeutische Interventionen

Über die Spiegel- und Resonanzarbeit zwischen den Partnern werden die unbewussten Wünsche und Hoffnungen einerseits, die unbewussten Versprechungen und Verpflichtungen andererseits herausgearbeitet. Dabei soll insbesondere die Delegations- und Überforderungsdynamik und die ihr zugrundeliegende unbewusste Kollusion zugänglich werden. Dies ist Voraussetzung, dass die Partner später den unbewussten Paarvertrag lösen und die Verantwortung für die eigenen Bedürfnisse selbst übernehmen können.

Ausgangspunkt für die Arbeit an den unbewussten Wünschen und Hoffnungen im Verlieben ist die in den paartherapeutischen Interventionen in Kapitel III.1 beschriebene Resonanz über die Erinnerung an eine Szene im Verlieben. Es ist noch einmal zu betonen, dass in dieser Arbeit nicht kognitiv die Wünsche und Sehnsüchte abgefragt werden, sondern über einen Spiegel- und Resonanzprozess die beiden Partner imaginativ und körpernah in das Erleben der Verliebtheitsszene und damit der unbewussten Wünsche und Hoffnungen eingeladen werden:

> *Wenn Sie Ihren Partner in dieser Verliebtheitsszene genau anschauen, Ihre Gefühle im eigenen Körper spüren, welche Sehnsüchte, Wünsche und Hoffnungen steigen in Ihnen auf, die Sie in diesem Verliebtsein an Ihren Partner richten? Lassen Sie die Sehnsüchte, Wünsche und Hoffnungen zwischen Ihnen noch einmal wach werden und zwischen Ihnen schwingen wie einen besonderen Zauber.*
>
> *Schließen Sie die Augen, um Ihre Wünsche und Hoffnungen genau zu spüren. Alles darf aufsteigen, auch scheinbar verrückte Wünsche und Hoffnungen. – Fassen Sie all das, was in Ihnen ist, still für sich in einen Satz: »Jetzt im Verlieben sehne ich mich nach …« oder »Ich glaube, dass du mir meinen Wunsch nach … erfüllen wirst«.*
>
> *Öffnen Sie die Augen und sprechen Sie jeweils Ihren Satz aus. – Hören Sie auf den Satz des anderen und achten Sie darauf, wie es Ihnen mit seinen Wünschen und Hoffnungen an Sie geht.*

Im Gespräch kann herausgearbeitet werden, welche Wünsche und Hoffnungen den unbewussten Paarvertrag konstelliert haben, welche Bedürfnisse kollusiv zusammenpassten und dann enttäuscht wurden. Schließlich kann erarbeitet werden, wie jeder Partner für seine unerfüllbaren Wünsche und Hoffnungen die Verantwortung übernehmen kann. Dazu kann wieder ein eigener Spiegel- und Resonanzprozess eingeleitet werden (Näheres dazu in Kapitel VI.3).

Als Gegenstück zu den Wünschen und Hoffnungen können auch die Verpflichtung und Verantwortung, die beide Partner für den anderen im unbewussten Paarvertrag eingingen, über einen Spiegel- und Resonanzprozess herausgearbeitet werden. Ausgangspunkt ist wieder eine Verliebtheitsszene, die beide Partner unter Anleitung der Paartherapeutin in der Imagination aktualisieren.

> *Wenn Sie Ihren Partner in dieser Verliebtheitsszene noch einmal anschauen, mit seinen Sehnsüchten, Wünschen und Hoffnungen noch im Ohr, was spüren Sie da an Mitgefühl? Was strahlt Ihr Partner aus, so dass Sie einen Impuls zum Helfen in sich spüren? Welche Bereitschaft, etwas für Ihren Partner zu tun, wird bei Ihnen angerührt?*
>
> *Schließen Sie wieder die Augen, um genau zu spüren, welches Gefühl von Verantwortung oder Verpflichtung in Ihnen und Ihrem Körper auftauchen will. Vielleicht hören Sie auch schon, wie Sie ein Versprechen für Ihren Partner formulieren wollen. Fassen Sie dies oder Ihre Verantwortung für die Hoffnungen des anderen still für sich in einen Satz wie »Deine Angst/Traurigkeit/... berührt mich, deshalb will ich ... für dich tun« oder »Für dich will ich immer ... tun/sein.«*
>
> *Öffnen Sie wieder die Augen, schauen Sie sich an und lassen Sie Ihre jeweiligen Verantwortungsgefühle und Hilfeimpulse zwischen Ihnen hin und her schwingen. Sprechen Sie Ihren Verantwortungssatz aus. Was spüren Sie beim Aussprechen dieses Satzes? Inwieweit stimmt er heute noch, inwieweit möchten Sie ihn verändern oder zurücknehmen?*

Im anschließenden Gespräch wird über eine mögliche Verantwortungsrücknahme gesprochen. Dabei wird schon die Lösung des unbewussten Paarvertrags und der Paarkollusion eingeleitet.

III.5 »Mit dir bin ich groß und stark« – Die Partnerwahl als unbewusste Selbsterweiterung und Entwicklungsimpuls

Die Erfahrung, von einem anderen erwählt zu werden und sich zu verlieben, ist für beide Partner ein außerordentliches Erlebnis, das in sich ein reiches Veränderungspotenzial trägt (Revenstorf, 2008, S. 44 ff.). Diese persönlichen positiven Veränderungen werden im Verlieben tatsächlich erlebt, auch wenn sie später teilweise wieder verloren gehen. Diese Erfahrungen stellen eine Ressource dar, die in der Paartherapie wieder aktualisiert, gestärkt und in die aktuelle Situation des Paares transformiert werden kann. Folgende Aspekte sind hier zentral:

- *Verlieben als Selbstwirksamkeits- und Kompetenzerfahrung*
  Den Partnern gelingt es, einen anderen zu gewinnen und zu erobern. In der Wahl wird die eigene Aktivität als Wirksamkeit erlebt, ebenso wird die Fähigkeit des Liebens oft euphorisch als neu entdeckte Fähigkeit erfahren.
- *Verlieben als Entgrenzungserfahrung*
  Die eigenen, oft als beengend erlebten Grenzen lösen sich im ozeanischen Gefühl der Verschmelzung (vgl. Willi, 2005, S. 21) auf und machen die Überwindung eigener Grenzen erfahrbar. Diese Selbstbefreiung wird zum Modell für weitere eigene Schritte der Grenzerweiterung in der persönlichen Entwicklung.
- *Verlieben als Selbsterweiterung*
  Durch die Introjektion des anderen und dessen Welt und umgekehrt durch den Eintritt in den Raum des anderen wird das Selbst und die erlebte eigene Welt als erweitert und größer als bisher erlebt.
- *Verlieben als Selbstwerterfahrung*
  Die Erfahrung, von einem anderen, idealen Partner erwählt zu werden, zeigt dem Erwählten, dass er dieser Wahl wert ist. Weitere Erfahrungen, für den geliebten Partner wichtig zu sein, stärken den eigenen Selbstwert.
- *Verlieben als Selbsterfahrung*
  Über die Resonanzerfahrungen und die neuen physiologischen Erfahrungen des Verliebens, des Begehrens, der Erotik und der Sexualität erfahren die Verliebten neue Facetten ihrer selbst.
- *Verlieben als Identitätserfahrung*
  Im Verlieben erleben sich die zukünftigen Partner im Spiegel des anderen als Person mit sich selbst identisch. Dies geht sehr häufig mit einer Ganz-

heitserfahrung einher, in der die ganze Person in einer integrierten, stimmigen Identität erlebt wird.

- *Verlieben als Korrekturerfahrung*
  Zwar werden die eigenen Verletzungen und Defizite in einer Paarbeziehung auf Dauer nicht gänzlich geheilt, doch wird ihnen zumindest eine korrigierende Alternativerfahrung entgegengesetzt, die durchaus positive Veränderungen anstoßen kann.
- *Verlieben als Wachstumserfahrung und Entwicklungsimpuls*
  Ohne Zweifel stellt das Verlieben und die Partnerwahl eine tiefgreifende Wachstumserfahrung dar, die zu einem langanhaltenden Entwicklungsimpuls für beide Partner werden kann. Interessant ist auch, dass das Verlieben und die romantische Liebeserfahrung das neuronale Wachstum im Gehirn von beiden Partnern stimuliert (Emanuele et al., 2006).

Das Lächeln – Die Verheißung der Liebe

In der Kennenlernsituation wird die Annäherung neben dem Blickverhalten über das Lächeln gesteuert, das zwischen einem Verlegenheitslächeln, einem zugewandt-freundlichen, einem offensiv-auffordernden, einem erotisch-aufreizenden Lächeln bis hin zu einem provozierenden Angrinsen changieren kann. Im Lächeln wird die Bereitschaft für einen näheren Kontakt signalisiert. Dabei ist das sogenannte Duchenne-Lächeln (Ekman, 2011, S. 286) besonders wichtig, weil es spontan und weitgehend unbewusst aktiviert wird und nicht willentlich kontrolliert werden kann.

Über das Duchenne-Lächeln können die sich annähernden Partner – intuitiv und unbewusst! – spüren, ob die Offerte vom anderen ehrlich gemeint ist. Beim Duchenne-Lächeln sind die Ringmuskeln um die Augen beteiligt, die die Augen leicht verengen, feine Falten in den Augenwinkeln bilden und die Wangen hochziehen. Das Duchenne-Lächeln zeigt Vergnügen und echte Freude. Es zeigt sich besonders häufig, wenn die Interaktionspartner in einem nahen, oft auch altruistischen Austausch sind. Über die Spiegelneuronen wird das Lächeln im Gehirn und auch in den Gesichtsmuskeln des Empfängers gespiegelt, so dass das damit verbundene Gefühl der Freundlichkeit und Annäherung beim Empfänger aktualisiert wird. Lächeln wirkt also ansteckend und wird unter den nonverbalen Signalen am häufigsten beantwortet (Grammer, 1995, S. 324). Umgekehrt macht das Lächeln den Sender attraktiver, so dass das Lächeln seine Chance, mit dem anderen in einen näheren Kontakt zu kommen, erhöht. Zu dem eine Beziehung anbahnenden Lächeln gehört auch das unwillkürliche Öffnen des Mundes, das beim Gegenüber eine positive Resonanz bewirkt (Mehu et al., 2007). Schon Säuglinge zeigen das Duchenne-Lächeln und die leichte Öffnung des Mundes.

Sechs bis acht Wochen nach der Geburt kann das Neugeborene auf Gesichter anderer mit einem Lächeln reagieren. Diese Fähigkeit ist angeborene Ausstattung und Ausdruck der Bindungsbereitschaft des Säuglings.

Es ist ein zentraler Aspekt der Kunst der Partnerschaft, die Erfahrungen des Verliebens und der Partnerwahl als einen stimulierenden Entwicklungsimpuls für die Partner und die Partnerschaft immer wieder aufzugreifen und neu zu aktualisieren.

Paartherapeutische Interventionen

Die Erfahrung der Partnerwahl und des Verliebens kann in der Paartherapie als unbewusste Ressource reaktualisiert und für die Lösung der aktuellen Problematik des Paares utilisiert werden. Über die Spiegel- und Resonanzerfahrung werden die Entwicklungsimpulse der Verliebtheitserfahrung erlebnis- und körpernah aktiviert. Ausgangspunkt ist wieder eine erinnerte Verliebtheitsszene, in die beide Partner imaginativ hineingehen und die Resonanz dieser Erfahrung im Körper aktualisieren.

> *Ich möchte Sie bitten, sich an eine Verliebtheitsszene zu erinnern. Lassen Sie die Erinnerung in Ihren Blick einfließen, wenn Sie über diesen Blick und vielleicht mit einem Lächeln in den Kontakt zu Ihrem Partner gehen. Lassen Sie die Erfahrung wie ein feines, nahes Echo zwischen Ihnen klingen und schwingen.*
>
> *Schließen Sie die Augen, damit Sie ganz in diese Szene eintauchen können und Sie nochmals das Überwältigende und Außergewöhnliche Ihres Verliebtseins und Ihrer Anfangsliebe spüren können. Spüren Sie diese so verändernde Erfahrung in Ihrem ganzen Körper. Dabei nehmen Sie auch wahr, was diese besondere Liebeserfahrung bei Ihnen angestoßen und entwickelt hat, so als wären damals viele Potenziale wie schlummernde Samen erwacht und gewachsen. – Fassen Sie diese Wachstumserfahrung zunächst still für sich in einen Satz wie »Im Verlieben ist in mir … erwacht« oder »Unsere Liebe hat in mir … angestoßen.«*
>
> *Öffnen Sie die Augen, schauen Sie sich wieder an und lassen Sie das, was in und zwischen Ihnen gewachsen ist, noch einmal ganz da sein. Sprechen Sie bitte Ihren Wachstumssatz aus und Sie als Gegenüber spüren beim Hören des Satzes, wie er in Ihnen Resonanz findet.*

Der Prozess kann mit dem Impuls beendet werden, die besondere Erfahrung des Verliebens und des Wachstums wirken zu lassen und neugierig zu beobachten, wie sich diese im Alltag des Paares positiv auswirken werden. Alternativ dazu kann im Gespräch über systemische Fragen herausgearbeitet werden, welche Erfahrungen im Verlieben als Entwicklungsimpulse für die weitere Entwicklung des Paares genutzt werden können oder aber auch endgültig verabschiedet werden müssen. Hieraus werden konkrete Beobachtungs- oder Handlungsimpulse für die Partner abgeleitet, wie zum Beispiel die Anregung, bestimmte liebevolle Gesten oder Worte aus der Zeit von damals bewusst wieder zu verwenden.

III.6 »Schmetterlinge im Bauch« – Verlieben als emotionale Körpererfahrung der Anfangssymbiose

Bei der Partnerwahl wird in der Annäherungsphase sehr häufig eine Unsicherheit erlebt, die als Angst vor Abweisung, vor zu viel Nähe oder vor einem Kontrollverlust erfahren wird (Esch u. Stefano, 2005). Dies ist für beide Partner mehr oder weniger auch ein psychophysiologischer Stress auf der körperlichen Ebene. Wird die Spiegelung und Resonanz durch den anderen erfahren, kann sich das ungebremste Gefühl des Verliebens einstellen und im Kontrast zur Anfangsverunsicherung als intensivste emotionale und somatische Belohnungserfahrung gespürt werden.

Die Erfahrung der Unsicherheitsreduktion einerseits und der beginnenden Verliebtheit andererseits findet ausgehend von den Belohnungszentren im Gehirn eine Resonanz im gesamten Organismus beider Partner. Bekannte Verliebtheitsgefühle wie Herzklopfen oder Kribbeln im Bauch zeigen, dass das autonome Nervensystem über den Kreislauf und den viszeralen Bereich aktiviert ist. Die zentralnervös in den Belohnungszentren des Gehirns ausgeschütteten Endorphine und das Oxytocin tauchen sowohl die Selbst- als auch die Fremdwahrnehmung in eine positive Stimmung. Dazu gehören auch die Entgrenzungserfahrungen mit ihren ozeanischen Verschmelzungsgefühlen. Im Verlieben sind besonders die Belohnungs- und Bindungssysteme aktiv, während kontrollierende Systeme wie der präfrontale Cortex oder angstgenerierende Systeme wie die Amygdala in ihrer Aktivität reduziert sind (Bartels u. Zeki, 2000; 2004). Die zentrale Umschaltstelle für die Vermittlung der Verliebtheitsgefühle vom Gehirn auf die somatische Ebene, insbesondere im viszeralen Bereich, ist die Insula (Craig, 2009). Sie vermittelt die Prozesse im Gehirn auf die Körperebene, was zunächst noch unbewusst abläuft. Dann werden umgekehrt in der Insula die Verliebtheitsgefühle im Körper über die Körpergefühle als intensivste Körpererfahrung wahrgenommen.

Die rosarote Brille des Verliebens – Oxytocin, Endorphine und die Idealisierung

Das im Verlieben ausgeschüttete Oxytocin hemmt den lateralen präfrontalen Cortex, der eine kritische Einschätzung von Situationen und anderen Menschen vornimmt. Oxytocin reduziert somit die Fähigkeit des kritischen Urteils, vermindert die Einschätzung der Verlässlichkeit anderer Menschen und reduziert über die Beruhigung der Amygdala die Angst als Warnsignal (Esch u. Stefano, 2005). Umgekehrt heben Oxytocin, Dopamin und die Endorphine die Stimmung bis zur Euphorie, in der die Verliebten ihre Vorsicht und Zurückhaltung aufgeben.

Die im Verlieben ausgeschütteten Endorphine modulieren auch das Gedächtnis: Aversive Erfahrungen werden eher gelöscht, während positive Erfahrungen und Gefühle besser erinnert werden (Esch u. Stefano, 2005). Oxytocin reduziert auch das angeborene Distanzverhalten, mit dem wir gegenüber fremden Menschen den Abstand regulieren. Oxytocin ermöglicht also die Nähe zu einem Menschen, den wir bisher noch nicht oder wenig kannten. Die entstehenden Nähegefühle wiederum sind über das Dopamin und die Endorphine belohnend und euphorisierend.

Zusammenfassend lässt sich sagen, dass besonders das Oxytocin und die Endorphine den Verliebten die sprichwörtliche rosarote Brille aufsetzen. Es muss wohl nicht eigens betont werden, dass die hier beschriebenen Prozesse weitgehend unbewusst ablaufen. Dies lässt verstehen, dass bei der Partnerwahl manche Schwierigkeiten und Defizite sowohl beim Partner als auch in der Lebenssituation des Partners unterschätzt werden. Dazu kommt, dass die Endorphine wie im Rausch zu einer Überschätzung und Idealisierung der eigenen Person führen. Diese wird kommunikativ im Verlieben eingebracht, was wiederum das Täuschungspotenzial im Verlieben erhöht. Die spätere Enttäuschungsphase, die es in jeder Partnerschaft gibt, ist nicht nur der Entdeckung der nicht wahrgenommenen Schattenseiten beim anderen, sondern dem Entzug von körpereigenen Drogen, insbesondere den Endorphinen, geschuldet.

Diese vielfältigen autonomen und zunächst unbewussten Körperreaktionen können als somatische Marker (Bechara u. Damasio, 2005) verstanden werden, die wie in anderen Entscheidungssituationen unbewusst die Entscheidung bezüglich der Partnerwahl bestätigen und bestärken.

Das Verliebtheitserleben als zunächst unbewusster somatischer Marker

- realisiert die Spiegelprozesse zwischen den Partnern auf der Körperebene;
- führt die Partner in ein zunächst unbewusst wirkendes gemeinsames Erleben, das erst danach im Gespräch der Verliebten reflektiert wird;
- bildet die unbewusste, intensiv erlebte emotionale und körperliche Basis des sich findenden Paares;
- öffnet das Paar unbewusst für die gemeinsame Körpererfahrung der Erotik und Sexualität;
- bindet die Partner schon sehr früh unbewusst über die Ausschüttung von Oxytocin und Endorphinen.

III.7 »Wir sind ein Paar« – Das Entstehen einer unbewussten emotional fundierten Paaridentität

Die gemeinsam erlebten Körpergefühle des Verliebens, die sich wechselseitig verstärken, bilden die körpernahe Basis einer Paaridentität, in der etwas Neues als Drittes entsteht.

Das Dritte bildet sich zunächst aus den Resonanzerfahrungen zwischen den Partnern und wird im Körper von beiden als ein eigener gemeinsamer Körper des Paares erlebt. Dieses Körper-Wir ist unbewusst schon sehr früh beim Kennenlernen präsent. Im Geständnis der Liebe wird dieses zunächst noch unbewusst, auf der Körperebene gespürte Nähegefühl als explizites »Wir« und als »Wir sind ein Paar« ausgesprochen. Das Paar wird nun als eine eigene Gestalt und bestimmende Größe erlebt, auf die sich das Paar bewusst und »offiziell« bezieht (Stanley et al., 2010).

Die spontane und unwillkürlich erlebte gegenseitige Anziehung als Körpererfahrung ist zunächst ein bindendes Geheimnis zwischen dem Paar, das durch intime Gespräche, durch die Mitteilung eigener Schwächen und das Eröffnen von Geheimnissen zu einem gemeinsamen Binnenraum ausgestaltet wird (Retzer, 2004, S. 22 f.). Dieser intime Raum wird durch Grenzbildung nach außen und den Ausschluss anderer geschützt und gestärkt. Zugleich wird die Besonderheit und Einmaligkeit der Liebeserfahrung und des Paares weiter in einem gemeinsamen Liebesmythos formuliert (Retzer, 2004, S. 26 ff.), in dem das Zusammenfinden und die bisherige Liebesgeschichte als einmaliges Wunder beschrieben wird. Der sich dann einstellende Wunsch, als dieses besondere und einmalige Paar zusammenzubleiben, prägt die Zukunft als gemeinsamen Phantasie- und Wunschraum, in dem gemeinsame Projekte, wie eine große Reise oder die gemeinsame Wohnung, realisiert werden. Dieser projektive Zukunftsraum des Paares wirkt unbewusst wieder identitätsstärkend auf das Paar zurück.

Paartherapeutische Interventionen

Das Paar wird in das Erleben der Verliebtheitsphase eingeladen. Über einen Spiegel- und Resonanzprozess werden insbesondere die unbewussten Aspekte der Paaridentität des Paares herausgearbeitet und als Ressource für den anstehenden Veränderungs- und Entwicklungsprozess utilisiert:

> *Ich lade Sie ein, sich an die Zeit des Verliebtseins und an die Verliebtheitsgefühle zu erinnern. Vielleicht fallen Ihnen hierzu der erste gemeinsame Urlaub oder ein anderes wichtiges Erlebnis aus der Anfangszeit Ihrer Liebe ein. Lassen Sie diese Gefühle wieder zwischen Ihnen schwingen, wenn Sie sich – vielleicht mit einem Lächeln – anschauen. Während Sie sich mit diesen Verliebtheitsgefühlen anschauen, wird sicherlich auch deutlich, was das ganz Besondere Ihrer Liebe und Ihrer Paarbeziehung ist.*
>
> *Lassen Sie dieses Besondere und das Außergewöhnliche Ihrer Liebe und Partnerschaft in Ihrem Körper aufsteigen und Resonanz finden. Dazu können Sie die Augen schließen, um es besser erspüren zu können.*
>
> *Lassen Sie aus Ihrem Unbewussten ein Bild oder Symbol für dieses Einmalige Ihrer Liebe und Paarbeziehung auftauchen. Das könnte ein Ring, eine goldene Kugel oder etwas ganz anderes sein. – Wenn es aus Ihrem Unbewussten auftauchen konnte, dann zeigen Sie mir dies durch ein leichtes Kopfnicken an.*
>
> *Öffnen Sie wieder die Augen, lassen Sie mit dem Wissen Ihres eigenen Symbols und mit der Neugier auf das Symbol Ihres Partners die Blicke und das Lächeln zwischen Ihnen hin- und herschwingen. Benennen Sie Ihr Bild und Symbol für das Besondere Ihrer Liebe vielleicht in einem Satz wie »Das Besondere unserer Liebe ist für mich wie …«*

Die beiden Symbole werden als die zwei Seiten der besonderen Paaridentität des Paares gewürdigt. Das Paar wird gebeten, sich immer wieder an die Symbole zu erinnern und die Auswirkungen dieses Spiegel- und Resonanzprozesses auf die konkrete Paarkommunikation zu beobachten.

Nicht selten wird sich in dem hier vorgeschlagenen Spiegel- und Resonanzprozess an einer Stelle bei einem Partner ein Vorbehalt oder eine Blockade einstellen. So kann bei einem Partner ein Symbol ausbleiben oder ein defizitorientiertes Symbol auftauchen. An dieser Stelle des Prozesses wird ein Zwischenschritt als Schleife des Gesamtprozesses eingelegt. Hier sind zwei Schlüsselfragen hilfreich:

»Gibt es einen Grund dafür, dass noch kein Symbol auftauchen kann?« und »Was brauchen Sie/Ihr Unbewusstes, dass ein Symbol auftauchen kann?« In aller Regel stehen hinter Vorbehalten, also hinter sogenannten Widerständen, nicht berücksichtigte, schmerzliche Enttäuschungserfahrungen und wichtige, bisher unerfüllte Bedürfnisse eines Partners. Diese müssen erspürt, benannt und als wichtige Information für beide Partner und das Paarsystem utilisiert werden.

IV Die Dynamik des Paar-Unbewussten – Was das Paar unbewusst bewegt

Das Paar hat sich bei einer betrieblichen Veranstaltung kennengelernt. Sie lebt nach einer Scheidung allein mit ihren beiden pubertären Töchtern. Er ist verheiratet und hat zwei kleine Kinder. Beide verlieben sich nach wenigen weiteren Kontakten heftig ineinander. Sie werden ein Liebespaar, obwohl viele Bedingungen dagegen sprechen. Alle Versuche, aus Vernunftgründen die Beziehung zu beenden, schlagen fehl. Immer wieder gibt es Phasen von gemeinsam vereinbarter Trennung und – auch räumlich eingehaltener – Distanz. Er wechselt den Arbeitsort, um sie nicht mehr täglich im Betrieb zu sehen. Es erfordert von beiden viel Kraft und Disziplin, die vereinbarten Trennungen einzuhalten. Manchmal genügt eine E-Mail oder ein Anruf, dann fährt er mehrere hundert Kilometer zu ihr oder umgekehrt. Die beiden wissen nicht, warum sie das tun, aber sie sind sich in diesen Momenten sicher, dass sie es tun müssen. Sie erleben diese »Rückfälle« als Ausdruck ihrer großen, unauflösbaren Liebe, aber auch als ein fast schon zwanghaftes Ausgeliefertsein an diese Liebe. Beide verstehen beim besten Willen nicht, dass sie dafür hohe materielle, psychische und gesellschaftliche Kosten in Kauf nehmen. Sie erlebt die Trennungen und Phasen des Alleinseins als Katastrophe; er nimmt das Ende seiner Familie und seines beruflichen Aufstiegs in Kauf. Die Ambivalenz wird immer mehr zu einem gemeinsamen Leiden an der Liebe, dem sie sich trotz allen rationalen Bemühens nicht entziehen können. Nach drei Jahren der inneren Entscheidungskämpfe zieht das Paar zusammen und kommt zur Paartherapie. Es bedarf etlicher paartherapeutischer Sitzungen, bis das Paar verstehen kann, welche unbewussten Grundbedürfnisse die so widersprüchliche und leidinduzierende Partnerschaft bestimmen.

Sicherlich sind nicht alle Partnerschaften so leidenschaftlich und destruktiv von der Dynamik ihres Paar-Unbewussten dominiert, dennoch wird hier auch von außen sichtbar, wie intensive, nicht verstehbare, unbewusst bleibende Bedürfnisse ihre Dynamik entfalten. Wurde in Kapitel II und III beschrieben, welche Spiegel- und Resonanzprozesse das Paar-Unbewusste zwischen den Partnern konstituieren, so wird in diesem Kapitel aufgezeigt, welche unbewussten Grundbedürfnisse und Grundthemen im Paar-Unbewussten wirken und dabei die unbewussten Paardynamiken konstellieren. Im Folgenden wird das Paar-Unbewusste in fünf Aspekten näher beschrieben:

- das Paar-Unbewusste als kollusiv-dynamisches Bedürfnis-Unbewusstes,
- das Paar-Unbewusste als resonantes biografisches Unbewusstes,
- das Paar-Unbewusste als *embodied* Körper-Unbewusstes,
- das Paar-Unbewusste als gemeinsames Abwehr-Unbewusstes,
- das Paar-Unbewusste als gemeinsames kreatives Unbewusstes der Liebe.

Diese fünf Beschreibungsebenen des Paar-Unbewussten dienen einerseits dem genaueren Verständnis des Paar-Unbewussten, andererseits lassen sich aus jeder Beschreibungsebene spezifische paartherapeutische Interventionen ableiten. Ich möchte nochmals betonen, dass auch diese Beschreibungsebenen heuristische Konstrukte darstellen, die nicht an sich real sind.

IV.1 Das Paar-Unbewusste als kollusiv-dynamisches Bedürfnis-Unbewusstes

Sigmund Freud hat das Unbewusste im Wesentlichen als das Unbewusste der Triebe bestimmt. Die Triebe, die aus dem Es kommend auf Befriedigung ausgerichtet sind, bestimmen mit ihrer Energie die Dynamik des Individuums (Roth, 2003). Insbesondere die sexuell verstandene Libido ist für Freud neben dem Todestrieb Thanatos die Grundkraft des Psychischen.

Nachdem die Triebtheorie gerade auch in der Psychoanalyse ein Schattendasein fristete, kann mit den Ergebnissen der Hirnforschung und Neurowissenschaften das Unbewusste als das Unbewusste von zentralen Grundbedürfnissen konzeptualisiert werden. Jaak Panksepp (1998) beschreibt in seiner *affective neuroscience* genannten Forschung genauer die wesentlichen Grundantriebe bei allen Säugetieren als sechs emotional-motivationale Systeme. Es kann nicht genug betont werden, dass die neuronalen Netzwerke dieser Systeme auf der subkortikalen Ebene des Gehirns von Säugetieren und Menschen angesiedelt sind. Sie sind deshalb zunächst weitgehend unbewusst und zugleich höchst wirksam für das Erleben und Verhalten. Diese Komplexe dienen dem Überleben und haben sich in einem langen evolutionsbiologischen Prozess entwickelt und sind die elementaren Kräfte in der Psychodynamik der einzelnen Partner, die über die Kollusion der Partner die unbewussten Paardynamiken konstellieren. Sie lassen sich im Gehirn in verschiedenen Regionen des limbischen Systems verorten und als Netzwerke mit spezifischen Transmitter- und Hormonprozessen voneinander unterscheiden.

IV.1.1 Die neurobiologisch fundierten Bedürfnissysteme der Liebe

Die von Jaak Panksepp ausführlich analysierten motivationalen und emotionalen Bedürfnissysteme werden hier nur kurz beschrieben und als Basis der unbewussten Paardynamiken auf die Paarbeziehung bezogen:

- *Neugier- und Suchsystem (Panksepp, 1998, S. 144ff.)*
  Dieses System motiviert über die Erwartung von zukünftiger Belohnung ein aktives, explorierendes und aufsuchendes Verhalten. Wird etwas für das Überleben Wichtiges wie zum Beispiel Nahrung entdeckt, wird das Dopaminsystem als zentrales Verstärkungssystem aktiviert, so dass Gefühle des Wohlbefindens und der Lust erlebt werden. Beim Menschen ist das Seeking-System verantwortlich für den Wunsch, immer wieder Stimulation, Anregendes und Neues zu entdecken. Das gefühlte Korrelat dieses Antriebes ist die suchende Neugier, die träumende Sehnsucht und der risikobereite Mut. Die in der Pubertät hormonell initiierte Neugier auf das andere Geschlecht und die Sehnsucht, das andere Geschlecht zu entdecken und zu gewinnen, ist ein starker, intensiv stimulierender Antrieb, eine Paarbeziehung einzugehen. Das Finden eines Partners im Verlieben aktiviert das Dopaminsystem, das unter anderem für die erlebte Euphorie verantwortlich ist. Den Partner immer wieder neu und neugierig zu suchen und zu finden, ist für das immer wieder erneute Verlieben im Rahmen einer länger dauernden Partnerschaft sehr wichtig und dient der Weiterentwicklung eines Paares. Wird das Neugier- und Suchsystem in der Paarbeziehung nicht immer wieder bewusst angeregt, kann sich die Neugier auch auf mögliche außenstehende Partner richten. Das Neugiersystem ist auch für die individuelle Weiterentwicklung der einzelnen Partner, also für deren Individualisierung

und Autonomie in der Partnerschaft eine wichtige Motivation, die allerdings in Konflikt mit dem Bindungssystem kommen kann.

- *Furcht- und Angstsystem (Panksepp, 1998, S. 206 ff.; Roth, 2003, S. 323 ff.)* Dieses System reagiert über die zunächst unbewusste Aktivierung der Amygdala auf bedrohliche Reize. Automatisch wird über die Amygdala das sympathische Nervensystem aktiviert, um Flucht- oder Kampfreaktionen vorzubereiten und einzuleiten. Beim Kennenlernen besteht die zentrale Angst in der Angst vor Abweisung und Ablehnung. Deshalb ist das Kennenlernen einerseits aus dem Neugier- und Suchsystem heraus lustvoll-aufregend, andererseits aus dem Angstsystem heraus ängstlich-aufregend. In der Partnersuche machen sich die möglichen Partner verletzbar, so dass das Angstsystem aktiviert ist. Findet sich das Paar im Verlieben, kann sich das Angstsystem wieder im Sinne einer negativen Verstärkung beruhigen. Gibt es aber in der Enttäuschungsphase oder in späteren Paarphasen Enttäuschungen, Zurückweisungen oder Verletzungen, wird das Angstsystem eines Paares – zunächst unbewusst – aktiviert und führt zu entsprechenden Abwehr- und Vermeidungsreaktionen. Das Angstsystem wird unbewusst auch dann aktiviert, wenn Trennungsimpulse von einem der Partner spürbar werden. Man geht nicht zu weit, wenn wir jede Paarbeziehung auch als unbewusstes Angstvermeidungssystem gegenüber den Bedrohungen des Lebens wie Krankheit oder Alleinsein verstehen. Das Angstsystem bleibt also in jeder Paarbeziehung unbewusst reaktionsbereit, insbesondere in partnerschaftlichen Krisen. Zwar stärkt das Angstsystem damit die Bindung der Partner, doch kann das Angstsystem die Autonomie der Partner einengen, die romantischen und spielerischen Seiten der Paarbeziehung bremsen oder zum Beispiel in sexuellen Störungen das Paarsystem blockieren. Hier verbinden sich die beiden Angstsysteme der Partner über Spiegel- und Resonanzprozesse unbewusst zu einem gemeinsamen Angst- und Abwehrsystem, das sowohl die individuelle Entwicklung als auch die Entwicklung des Paares behindert.
- *Wut- und Aggressionssystem (Panksepp, 1998, S. 187 ff.; Roth, 2003, S. 242 ff.)* Das Aggressionssystem reagiert ebenfalls auf die Bedrohung des eigenen Überlebens und auf die Frustration des Zugangs zu Ressourcen. Es dient der Abwehr von Angriffen auf das Überleben, der körperlichen Unverletztheit, der eigenen Position im Territorium und der sozialen Position in der Hierarchie der Gruppe. Die mittlere Region der Amygdala entscheidet schnell und unbewusst, ob ein aggressiver Impuls eingeleitet werden soll. Dieser von der Amygdala initiierte Impuls aktiviert noch vor Erreichen der Bewusstseins-

ebene in den frontalen Regionen des Gehirns das sympathische Nervensystem und führt zu Verteidigungs- und Angriffsverhalten.
Zwar entsteht eine Liebesbeziehung in Abwesenheit und Abwehr von Aggression, Wut, Ärger, Dominanz und Macht. Dennoch sind diese Motive und Gefühle auch in der Paarbeziehung wichtige, meist unbewusste dynamische Kräfte (Kernberg, 2014). In der Paarbeziehung signalisieren Wutgefühle dem Betroffenen und dem anderen Partner, dass die eigene Position, die gerechte Verteilung von Ressourcen, der erwünschte Respekt und die personale Integrität vom anderen bedroht oder aktuell verletzt wird. Demgegenüber muss sich der betroffene Partner abgrenzen und sich selbst behaupten. Dabei spürt er sich in der Wut über den Körper wieder als Einzelner in der Paarbeziehung. Das Wut- und Aggressionssystem dient deshalb auch der Individuation in der Paarbeziehung. Schließlich ermöglicht die Aggression die aktive Durchsetzung eigener Interessen und Bedürfnisse. Sofern das Wut- und Aggressionssystem in die Paarbeziehung eingebunden ist und sich nicht gegen den anderen als Person richtet, fördert auch dieses System die dynamische Entwicklung der beiden Partner und der Paarbeziehung. Das Wut- und Aggressionssystem ist freilich auch eine latent-unbewusste Bedrohung für jede Paarbeziehung, sollte es sich gegen den anderen Partner und gegen die Paarbeziehung richten. Kommen die Wut- und Aggressionssysteme beider Partner in eine sich gegenseitig aufschaukelnde Resonanz, entwickeln sich aggressive Eskalationen oder destruktive Machtspiele in der Paarbeziehung. Dabei gibt es deutliche geschlechtsspezifische Unterschiede, weil das Testosteron beim Mann die Aggressivität und ein kämpferisches Verhalten fördert. Serotonin und das bei Frauen vermehrt vorkommende Oxytocin mindern die Aggression (Roth, 2003, S. 342 ff.).

- *Sexuelles Lustsystem (Panksepp, 1998, S. 225 ff.; Roth, 2003, S. 365 ff.)*
Die Sexualität kann unter den Systemen der Grundbedürfnisse am deutlichsten als Trieb – durchaus im Sinne Freuds als Libido – verstanden und beschrieben werden (Pfaus, 2009). Zugleich ist die Sexualität das evolutionsbiologisch angelegte Grundbedürfnis, das die Partnerschaft (dazu gehören auch homosexuelle Partnerschaften) von anderen menschlichen Beziehungen unterscheidet. Im Hypothalamus entsteht ab der Pubertät mit Ausschüttung der Sexualhormone das sexuelle Bedürfnis als intensivster Antrieb. Der Belohnungswert von sexueller Aktivität, insbesondere des Orgasmus, ist außerordentlich intensiv und nur mit der Belohnung bei der Einnahme von Drogen wie Kokain vergleichbar. Diese intensive Belohnungserfahrung wird im

Gehirn über die Verstärkerzentren des Putamen, des Nucleus accumbens, des ventralen Tegmentums – allesamt im limbischen System liegend – zunächst unbewusst vermittelt und dann über die Insula und den cingulären Cortex – beides alte Bereiche im Cortex und Schnittstellen zwischen dem Körpererleben und dem bewussten Erleben – bewusst erlebt.

Das sexuelle Begehren und die sexuelle Befriedigung als intensivste körperliche menschliche Erfahrung binden die Partner einerseits, andererseits erleben die Partner gerade hier Enttäuschungen und sind verletzlich. Dies wird verstärkt durch die auch neurobiologisch angelegten Unterschiede zwischen weiblicher (Salinia et al., 2010) und männlicher (Poeppl et al., 2014) Sexualität. Dies zeigt sich schon als Differenzierung auf der Gehirnebene zwischen Frauen und Männern: Die männliche Sexualität wird vom präoptischen medialen Kern des vorderen Hypothalamus über das Testosteron gesteuert, die weibliche Sexualität vom ventromedialen Kern des Hypothalamus über Östrogene und Testosteron. Natürlich wurden diese neurobiologischen Differenzen zwischen Männern und Frauen auch durch lange kulturelle und gesellschaftliche Entwicklungen, insbesondere über eine patriarchale Geschichte, geprägt und ausgebildet. So sind die heute vorfindlichen Ausdrucksformen männlicher und weiblicher Sexualität als komplexes Zusammenspiel zwischen Neurobiologie einerseits und Kultur und Gesellschaft andererseits zu verstehen. Die Sexualität ist wohl die stärkste Kraft in einer Paarbeziehung zwischen intensivster Lusterfahrung und destruktiver Unlusterfahrung, zwischen emotionaler Nähe und Verschmelzung und blockierter Distanz, zwischen größter Erfüllung und tiefem Leid.

- *System des Spiels und Erprobens (Panksepp, 1998, S. 280 ff.)*

  Auch das Spielen der Kinder als lernendes Erproben und Aneignen von neuem Verhalten hat eine evolutionsbiologische Basis im Gehirn. Das Spielen mit Gegenständen, mit dem eigenen Körper, mit Eltern und Geschwistern wird über die Ausschüttung von Endorphinen als belohnend erlebt und verstärkt. Spielende Kinder üben einerseits individuelle Fertigkeiten wie die Körperbeherrschung, andererseits soziale Fähigkeiten in der Geschwisterreihe und in Gruppen ein. Das interaktionale Spiel von Kindern findet zwischen Kooperation und rivalisierender Durchsetzung zum Beispiel im Raufen und Wettkampf statt.

  Die Paarbeziehung beginnt mit dem Spiel der Blicke und den scheinbar zufälligen, spielerischen Berührungen, mit dem Spiel der Erotik und des Verführens. Verliebte verhalten sich wie spielende Kinder, die die Möglichkeiten der neuen Beziehung experimentierend ausloten. Die Begriffe von Liebesspiel und Vorspiel zeigen deutlich, wie sexuelle Lust und die Lust am Spiel verbunden sind. Das Spielerische ist nach dem Verlieben auch später für das Gelingen einer Partnerschaft von zentraler Bedeutung, lässt es dem Paar doch Räume des Experimentierens, der Leichtigkeit und des Lachens. Allerdings bringt die andere Seite des Spieles, nämlich das evolutionär angelegte Spiel im Sinne von Kämpfen und Raufen, die Themen der Rivalität, Konkurrenz und Durchsetzung ins Spiel. Gerade moderne Paare, die beide auf eigenen Beruf und Karriere setzen, reaktualisieren sehr häufig unbewusst die Geschwisterrivalität und -konkurrenz, die wiederum eng mit dem Empfinden von Gerechtigkeit verbunden ist. Eskaliert die Rivalität zwischen den Partnern, wird aus dem Spiel schnell verletzender und abwertender Kampf. Paare müssen also lernen, einerseits das Leichte des Spielsystems zu bewahren, andererseits das Rivalisierende des Spiels rechtzeitig zu begrenzen und immer wieder ins Spielerische zu transformieren.

- *Fürsorgesystem und Verlustsystem als Bindungssystem (Panksepp, 1998, S. 246ff. und S. 261ff.)*
  Das von Bowlby postulierte und bei Kindern beobachtete Bindungssystem lässt sich auch neurobiologisch als eigenes Netzwerk im Gehirn nachweisen. Jaak Panksepp unterscheidet hier zunächst das elterliche, insbesondere mütterliche Fürsorge- und Versorgungssystem und das Panik- und Verlustsystem, das bei drohendem oder realem Verlust einer nahen Beziehung einsetzt. Während das Fürsorgesystem aus der Elternposition die Bindung zum Säugling und Kleinkind aufbaut, sichert das Panik- und Verlustsystem die Bindung, indem der Säugling über das Schreien wiederum das elterliche Bindungsverhalten aktiviert. Das elterliche Fürsorgesystem wird vor allem über die Aktivität des Oxytocins und des Vasopressins im limbischen System, genauer im Nucleus accumbens und im ventralen Pallidum, gesteuert (Fisher et al., 2006). Das Fürsorgesystem wird zunächst bei der Mutter über die vermehrte Oxytocinproduktion und Ausschüttung während der Schwangerschaft und bei der Geburt in Gang gesetzt. Die Interaktionen mit dem Säugling, wie beispielsweise im Berühren und Streicheln, fördern die Oxytocin- und Endorphinausschüttungen nicht nur bei der Mutter, sondern auch beim Vater.
  Das Bindungssystem wird aber nicht nur gegenüber Kindern, sondern auch gegenüber dem Liebespartner wirksam, sichert es doch so eine für das Aufziehen des Nachwuchses nötige lang dauernde Paarbeziehung. So wird zum

Beispiel beim Geschlechtsverkehr auch Oxytocin bei beiden Partnern ausgeschüttet (Esch u. Stefano, 2005) und so unbewusst die Bindung zwischen den Partnern gestärkt. Es gibt also in jeder Paarbeziehung eine auch neurobiologisch fundierte Nähe zum elterlichen Fürsorgesystem und zum kindlichen Verlustsystem. Damit besteht die Gefahr, dass in einer Paarbeziehung das Bindungssystem gegenüber den anderen Bedürfnissystemen dominiert. So kann zum Beispiel das Bindungssystem die im Aggressionssystem verankerten Bedürfnisse nach Autonomie, Individuation und Selbstverwirklichung regelrecht unterbinden. Insbesondere das Verlustsystem als Trennungsangst kann die Partner über die Maßen binden und zunächst das zur Differenzierung verhelfende Wut- und Aggressionssystem unterdrücken. Die Balance zwischen den Polen der Autonomie und der Bindung ist für Paare heute in der Regel eine der größten Herausforderungen, zumal gesellschaftliche Zwänge die Individualität und Autonomie fordern und fördern. Dem allerdings steht die Sehnsucht nach emotionaler Geborgenheit, gegenseitigem Schutz und stabiler Sicherheit aus dem Bindungssystem entgegen.

Gibt es ein sexuelles Unbewusstes?

Inzwischen belegen empirische fMRI-Studien, dass bei der Verarbeitung von sexuellen Stimuli und bei der Entstehung der sexuellen Erregung zahlreiche unbewusste Prozesse stattfinden (Spiering u. Everaerd, 2007; Gillath u. Canterberry, 2012). Subliminale, also unter der bewussten Wahrnehmungsschwelle dargebotene sexuelle Stimuli, werden schnell, automatisiert und dem Bewusstsein nicht zugänglich im limbischen System, hier besonders in der Amygdala und dem Hypothalamus und anschließend in der Insula, verarbeitet und – noch unbewusst! – als sexuell erregend bewertet. Dies wiederum aktiviert – immer noch unbewusst – genitale Reaktionen wie die erhöhte Durchblutung der Genitalien. Auf der kognitiven Ebene haben die Versuchspersonen später einen leichteren Zugang zu erotischen und sexuellen Gedanken, obwohl sie nicht wissen, dass ihnen sexuelle Stimuli (Bilder von nackten Männern bzw. Frauen) gezeigt wurden. Es findet auf der unbewussten Ebene des limbischen Systems ein *priming,* also eine unbewusste Bahnung und Aktivierung des sexuellen Bedürfnissystems statt.

Männer berichten in diesen Versuchen auch von einer sexuellen Erregung, die sie über die genitale Reaktion erleben. Frauen dagegen kontrollieren ihre sexuelle Reaktion, häufig noch unbewusst, was sichtbar wird in der Aktivierung des anterioren cingulären Cortex und der präfrontalen Regionen, die beide für Kontrolle und Steuerung zuständig sind. Frauen gehen zurückhaltender und vermutlich zum eigenen Schutz vorsichtiger mit ihrer Sexualität um. Es sei betont, dass auch die Kontrolle der sexuellen Reaktion bei Frauen noch auf der unbewussten Ebene geschieht.

Das unbewusste *priming* durch subliminale sexuelle Stimuli wirkt sich auch auf das Beziehungsverhalten aus (Gillath et al., 2008). So erhöht das sexuelle *priming* die Selbsteröffnung in einem vorgestellten Gespräch mit einem möglichen Partner, die Bereitschaft, mehr in eine Beziehung einzubringen, mehr für eine Beziehung zu opfern und positive Konfliktstrategien zu zeigen.

Es wird also deutlich, dass die Sexualität, wie zum Beispiel die Bewertung von Stimuli als sexuell und auch der Beginn der sexuellen Erregung zunächst auf der unbewussten Ebene entsteht und kontrolliert wird. Zugleich wirken sich die noch unbewussten sexuellen Stimuli auf die Beziehung zwischen zwei Partnern aus. Diese und andere – noch nicht empirisch untersuchten – unbewussten sexuellen Prozesse zwischen zwei Partnern lassen sich als gemeinsames, resonantes sexuelles Unbewusstes verstehen.

Die Kunst der Paarbeziehung besteht darin, mit diesen evolutionsbiologisch weitgehend unbewussten Emotions- und Motivationssystemen bewusst umzugehen, sie in ihren produktiven Aspekten zu fördern und in ihren immer auch vorhandenen möglichen destruktiven Aspekten zu begrenzen. Zugleich gilt es, die sechs Systeme in einer ausgeglichenen und spannungsvollen Balance zu halten. Jedes Paar muss in seiner Paargeschichte diese Kulturleistung vollbringen. Sie ist zugleich Abbild der Kulturleistung, die die Menschheit in der Kultivierung der evolutionsbiologisch angelegten Emotions- und Motivationssysteme vollzogen hat, so dass sich das Modell einer romantischen, liebevollen und partnerschaftlichen Paarbeziehung (Schmid, W., 2010) entwickeln konnte.

IV.1.2 Die komplexen kollusiven Bedürfnissysteme der romantische Liebe

Jaak Panksepps affektive Neurowissenschaft kommt zunächst vom Tiermodell her und beschreibt die grundlegenden evolutionsbiologisch angelegten Bedürfnisse, die auch die Basis der unbewussten Paardynamik darstellen. Aktuelle neurowissenschaftliche Untersuchungen nehmen nun die Partnerschaftsliebe des Menschen, in diesen Untersuchungen meist als romantische Liebe bezeichnet, in den Blick (Cacioppo, Bianchi-Demicheli, Hatfield u. Rapson, 2012; Shih, Kuo, Wu, Chao u. Huang, 2022). In den bildgebenden fMRI-Studien wurden beispielsweise frisch Verliebten (Bartels u. Zeki, 2000; 2004; Aron et al., 2005) oder Partnern in langjährigen Partnerschaften (Acevedo et al., 2012) Fotos von ihrem Liebespartner und von anderen Menschen vorgelegt und die Reaktionen des Gehirns über die Bildgebung untersucht. Auch hier gibt es viele unbewusste, vorbewusste Reaktionen des Gehirns, die sich aber nicht nur im limbischen System, sondern auch in neokortikalen Regionen des Gehirns abspielen. Diese Bereiche sind unter anderem verantwortlich für soziale Wahrnehmung, Selbstwahrnehmung und für die Repräsentation des eigenen Selbst. Hier sind also die komplexeren Aspekte der romantischen Liebe repräsentiert, die über die evolutionsbiologische Basis der Liebe hinausgehen. Sie liegen näher am bewussten Erleben und können bei einer Fokussierung auf sie bewusst erlebt, wahrgenommen, verbalisiert und reflektiert werden. Dahinter stehen komplexere Bedürfnissysteme, die sich in einer romantischen und partnerschaftlichen Liebe erfüllen sollen. Sie umfassen nicht nur motivationale und affektive, sondern vor allem auch kognitive und imaginative Dimensionen. Dabei lassen sich folgende komplexe Bedürfnissysteme und damit komplexe Kollusionen und Paardynamiken zwischen den Partnern feststellen:

- *Bedürfnis nach einer gleichrangigen, ebenbürtigen Beziehung*
  Moderne Paarbeziehungen sind zumindest im Ideal als gleichrangige, ebenbürtige Beziehungen angelegt, in der sich beide Partner gleichwertig gegenüberstehen. Im Gegensatz zur Geschwisterrivalität, in der es um Über- und Unterlegenheit der Geschwister geht, wünschen sich Partner als Gegenentwurf und Gegenerfahrung eine Paarbeziehung auf gleicher Augenhöhe. Die Gleichrangigkeit in der Paarbeziehung ist zugleich aber immer noch durch Geschwistererfahrungen und durch die noch vorhandene patriarchale Prägung insbesondere der Männer gefährdet. So sind viele Partnerschaften in diesem Bedürfnissystem der Gleichrangigkeit in einem oft vorbewussten, dauerhaften Kampf um die Gleichrangigkeit gefangen oder ein Partner geht in eine auf Dauer destruktive Unterordnung.
- *Bedürfnis nach Ausgeglichenheit und Fairness*
  Kinder wünschen sich von ihren Eltern, dass diese die Geschwister ausgeglichen und fair behandeln und ihnen ebenso viel Zuwendung, Aufmerksamkeit und Liebe zukommen lassen wie den anderen Geschwistern. Dieser elementare Wunsch bestimmt auch moderne Partnerschaften in dem Bedürfnis nach Ausgeglichenheit und Fairness. Insbesondere beim Geben und Nehmen, beim Engagement für die Paarbeziehung und für den anderen und bei den in jeder Paarbeziehung zu erbringenden Verzichtsleistungen wünschen sich die Partner eine faire Ausgeglichenheit.

- *Bedürfnis nach narzisstischer Spiegelung und Selbstwertregulation*
  Ein zentrales Bedürfnis in modernen Paarbeziehungen ist der Wunsch nach Selbstwertbestätigung, indem sich die Partner gegenseitig als wichtig, bedeutsam und attraktiv spiegeln (vgl. nachfolgender Exkurs). So dient die Paarbeziehung heute immer auch der Selbstverwirklichung der Partner. Man geht nicht fehl, diese narzisstische Kollusion als die wohl am häufigsten vorkommende moderne Paarthematik zu betrachten. Dabei pendeln die Partner zwischen Bewunderung des anderen und Abwertung und Geringschätzung des anderen. Bleibt die Bewunderung für einen Partner aus, fühlt sich dieser getäuscht und missachtet und reagiert oft mit narzisstischer Wut. Nicht selten gibt es aber auch den symmetrischen Kampf von beiden Partnern um die Bewunderung des anderen. Solche narzisstischen Paardynamiken führen sehr häufig zu massiven Konflikten, zur Missachtung bis hin zum Erleben von Hass. Die Partner agieren dann aus dem evolutionsbiologisch angelegten Aggressionssystem und mit primitiven aggressiven Kommunikationsstrategien des ganz jungen Kindes.
- *Bedürfnis nach einer personalen Erotik und Sexualität*
  Über die evolutionsbiologische Grundfunktion der Sexualität hinaus wollen Partner sich in der Sexualität als die besonderen individuellen Personen erleben, sich als Partner in Respekt und Achtung begegnen und dabei besonders die jeweiligen Grenzen der eigenen Sexualität respektiert wissen. Der in der Sexualität erlebte Körper wird dabei in seiner Intimität und Verletzlichkeit ernstgenommen. Sexualität wird dann zu einer personalen Begegnung in der wechselseitigen Spiegelung des gemeinsamen Körpererlebens, zum Beispiel damit, dass sich die Partner beim Geschlechtsakt anschauen. Nun kann in der Sexualität, wie zum Beispiel im Orgasmus, als ganzheitliche Verschmelzungserfahrung erlebt werden.
  Darüber hinaus streben insbesondere Frauen neben der direkten, triebgesteuerten Sexualität eine differenzierte Sexualität an, in der Zärtlichkeit und romantische Erotik einen wichtigen Platz einnehmen.
- *Bedürfnis nach Verbalisierung und Symbolisierung*
  Die Partner haben den Wunsch ihre Liebeserfahrung und die Geschichte ihrer Paarbeziehung in Worte zu fassen und immer wieder neu zu erzählen. So bilden Paare einen Mythos aus, der schildert, wie sich das Paar zum Bespiel über schicksalshafte Zufälle gefunden hat. Damit wird die Besonderheit der eigenen Partnerschaft herausgehoben und immer wieder neu gestärkt. Dazu dienen auch Symbole wie die gemeinsamen Ringe oder

Rituale wie das Feiern des Kennlern-Tages. Dieser Wunsch nach Verbalisierung, Reflexion und Symbolisierung ist immer noch stärker bei den Frauen vorzufinden und führt deshalb häufig zu Konflikten mit dem Partner.

- *Bedürfnis nach Transzendenz- und Sinnerfahrung.*
  Wie weiter unten in Kapitel IV.5 näher ausgeführt, suchen die Partner in der Liebes- und Orgasmuserfahrung immer auch nach einer Transzendenzerfahrung, auch wenn dies oft eher unbewusst angestrebt wird. Dabei soll die romantische Liebe auch Sinn in einer von Sinnlosigkeit bedrohten Welt eröffnen. Die Paarbeziehung soll auch der Bereich des Besonderen und Außergewöhnlichen sein, der aber von Alltäglichkeit und Stress ständig in Frage gestellt wird.

Diese komplexen Bedürfnissysteme beruhen zum Teil noch auf den evolutionsbiologischen Bedürfnissystemen wie von Jaak Panksepp dargestellt. Sie sind deshalb immer auch in Gefahr, besonders im Konflikt auf diese frühen Bedürfnisebene zurückzufallen. Zugleich zeigen sich hier auch die ganz spezifisch menschlichen Bedürfnissysteme wie das narzisstische kollusive Bedürfnissystem, die Bedürfnisse nach Verbalisierung und Symbolisierung der Liebe und der Wunsch nach Transzendenzerfahrungen in der Liebe. Da diese komplexen kollusiven Bedürfnissysteme in modernen Partnerschaften sehr wichtig sind, kann es bei Diskrepanzen oder Defiziten ebenfalls zu massiv destruktiven Paarproblemen kommen.

Das menschliche Bedürfnis, als Individuum gespiegelt und erkannt zu werden

Die lange Kulturentwicklung der Liebe hat zu der heutigen Form der romantischen Liebe geführt (Schmid, W., 2010, S. 30ff.), in der die Liebe als höchst individuelles Gefühl mit einem aus Liebe gewählten Partner ersehnt wird. Durch die Individualisierungsprozesse der Moderne und Postmoderne wird jede Liebe zu einer einmaligen, umfassenden Liebesgeschichte mit einem besonderen Partner.

Darin zeigt sich auch das narzisstische Grundbedürfnis, als einmalige Person gespiegelt zu werden und den anderen zu spiegeln. Jeder Partner will in seiner besonderen Person nicht nur gesehen, sondern auch erkannt und verstanden werden. Die Partnerschaft wird heute angesichts der Austauschbarkeit der Person zur einzigen Möglichkeit, sich als einmaliges Individuum zu erleben. Dieses narzisstisch-romantische Spiegelbedürfnis ist ein wesentliches Motiv für das Eingehen von Partnerschaften. Deshalb werden heutige Paarbeziehungen in ihrem Paar-

Unbewussten zentral von narzisstischen Spiegelbedürfnissen bestimmt. Es muss ausdrücklich betont werden, dass dies zunächst als positiver Prozess der Differenzierung und Selbstverwirklichung der Person des Einzelnen zu verstehen ist, der auch schmerzliche Schattenseiten zur Folge haben kann. So ist die Verletzlichkeit beider Partner beim Ausbleiben oder bei Verzerrungen des Spiegelprozesses hoch und führt nicht selten bis in die Ebene eines fundamentalen Selbstwertverlustes. Zudem wird die Paarbeziehung unter dem Einmaligkeitswunsch auch heillos überfordert, muss sie in einer säkularisierten Welt auch eine quasireligiöse Funktion übernehmen. War es in unserem Kulturraum bisher letztlich Gott vorbehalten, den Einzelnen bei seinem Namen zu rufen und zu kennen, so muss diese Aufgabe der Partner als Spiegel-Ich übernehmen.

IV.1.3 Die Dynamik des kollusiv-dynamischen Bedürfnis-Unbewussten

Die von Jaak Panksepp beschriebenen neurobiologischen Grundbedürfnisse und die komplexen Bedürfnisse der romantischen Liebe bilden über die Spiegel- und Resonanzprozesse in jeder Paarbeziehung das gemeinsame relationale Bedürfnis-Unbewusste eines Paares. Die Bedürfnisse, beziehungsweise der Mangel der Bedürfniserfüllung eines Partners, treffen auf das spezifische Bedürfnisprofil des anderen. Dies findet zunächst im Verlieben Resonanz im anderen Partner und bringt dort die Bereitschaft zum Beispiel im Bindungssystem zum Schwingen, die Bedürfnisse des anderen zu beantworten und zu erfüllen. Umgekehrt bringt dieser Partner auch eigene Bedürfnisse ein, die beim anderen auf Resonanz oder Nichtresonanz stoßen. So werden zwischen den Partnern ständig viele, meist unbewusst vermittelte und unbewusst bleibende Bedürfnisse ausgetauscht (siehe Abbildung 5). Jedes Paar findet sich zu einem komplexen bedürfnisregulierenden System. Dieses arbeitet im Unbewussten und dringt nur ins Bewusstsein, wenn es eine Störung auf der Bedürfnisebene der Partner oder besonders lustvolle oder liebevolle Erfüllungserfahrungen zwischen den Partnern gibt.

Im Folgenden stelle ich die unbewussten kollusiven Paardynamiken noch einmal in einer Übersicht zusammen. Die kollusiven Paardynamiken bilden dabei Polaritäten von weitgehend unbewussten Bedürfnissen. Die komplementär zueinander passenden polar entgegengesetzten Bedürfnisse der Partner bilden jeweils eine Ebene der Kollusion. Beim Gelingen einer Paarbeziehung stehen sich in wechselseitiger Passung und Erfüllung, bei Paarproblemen in gegenseitigem Defizit und in destruktiver Diskrepanz zueinander.

- *Evolutionsbiologisch fundierte kollusive Bedürfnissysteme einer Paarbeziehung*
  - Bindung und Sicherheit versus Autonomie und Freiheit
  - Treue und Loyalität versus Ablösung, Untreue und Verrat
  - Nähe und Vertrautheit versus Distanz und Abstand
  - Dominanz versus Anpassung oder Rebellion
  - Ich-Zentriertheit und Durchsetzung versus Wir-Zentrierung und Rücksicht
  - Fürsorge und Versorgung im Geben versus Abhängigkeit oder Ausnutzung über das Nehmen
  - Sexualität als Triebbefriedigung versus Sexualität als Bindungsmedium
  - Sexualität als Triebmotiv versus Sexualität als Bedrohung und Abwehr der Sexualität
- *Komplexe kollusive Bedürfnissysteme einer Paarbeziehung*
  - Gleichrangigkeit versus Unter- und Überordnung
  - Ausgeglichenheit und Fairness versus Ausnutzung und Ausbeutung
  - Bewunderung und Selbstwerterhöhung versus Missachtung und Abwertung
  - Verbalisierung und Symbolisierung versus Sprachlosigkeit und Schweigen
  - Sexualität als personale Begegnung versus Sexualität als Triebbefriedigung
  - Zärtlichkeit und Erotik versus direkte schnelle Triebbefriedigung
  - Transzendenz- und Sinnwunsch versus Alltäglichkeit und Gewöhnung

Jedes Paar hat meist eine dominante, problemerzeugende individuelle unbewusste Paardynamik, die dann von ein bis zwei weiteren unbewussten Paarkollusionen begleitet werden. In der Paartherapie fokussieren wir zunächst auf die zentrale unbewusste Bedürfniskollusion des Paares, müssen aber dann später auch mögliche weitere bearbeiten. Da jeder Partner seine individuellen Psychodynamiken und individuellen Einzelbiografien in die gemeinsame Paardynamik einbringt, kann diese auch sehr individuell und anders als die hier aufgeführten, meist vorkommenden Kollusionen aussehen (vgl. auch Kachler, 2024). So können sich auch Polaritäten über verschiedene Bedürfnisebenen hinweg kombinieren, wie zum Beispiel Sexualität versus Macht und Dominanz, wobei hier Sexualität und die Abwehr von Sexualität zu Machtinstrumenten werden können. Aus diesen Gründen ist eine genaue Diagnostik der unbewussten kollusiven Bedürfnissysteme eines Paares unerlässlich.

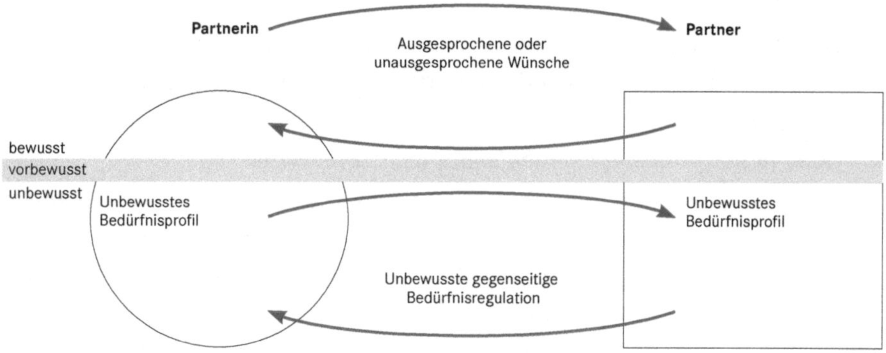

Abbildung 5: Die unbewussten Bedürfnisprofile beider Partner finden sich zum gemeinsamen Bedürfnis-Unbewussten des Paares über die Spiegel- und Resonanzprozesse. Auf der bewussten Ebene zeigt sich das Bedürfnis-Unbewusste sowohl als ausgesprochene als auch als gefühlte, aber unausgesprochene Wünsche.

Die unbewussten Psychodynamiken der beiden Partner konstellieren zu verschiedenen Kollusionsformen (Willi, 1975; 2008):

- *Komplementär in Progression und Regression einander ergänzend*
  Der eine Partner erfüllt aus seiner progressiven Position (Willi, 1975; 2008) Bedürfnisse des anderen Partners, weil dieser seine Bedürfnisse in seiner regressiven Position nicht selbst stillen kann oder will. So geht zum Beispiel ein Partner unbewusst in die Versorgungsposition im Bindungssystem, also in die progressive Position, während der andere sich versorgen lässt, sich unbewusst also in der empfangenden, passiven und damit regressiven Position einfindet. Diese Kollusion bewegt sich im gleichen Bedürfnissystem der Bindung. Beide haben in ihrer Position zunächst einen Gewinn, so dass das System anfangs auch für beide befriedigend ist.
- *Symmetrisch in Progression oder Regression einander verstärkend*
  Beide verstärken sich aus einer beiderseitigen progressiven oder regressiven Position und betonen dabei ein Bedürfnissystem gegenüber den anderen Bedürfnissystemen. Beispielsweise unterstützen sich zwei Partner gegenseitig in einem unsicheren Bindungssystem in ihrer Trennungsangst, indem sie jeden Konflikt vermeiden. Sie betonen gemeinsam das Bindungssystem und wehren beide zugleich das Bedürfnis nach Individuation ab.
- *Symmetrisch in Konkurrenz zueinander stehend*
  Beide Partner stehen in einem Bedürfnissystem in ihren progressiven oder regressiven Positionen in Konkurrenz zueinander, bei der jeder seine eige-

nen starken Bedürfnisse durchsetzen will. So betonen beide unbewusst über das Aggressionssystem ihre Individuationsbedürfnisse oder beide ringen unbewusst um genügend Aufmerksamkeit, Fürsorge oder narzisstische Bewunderung.

- *Weniger ausgebildetes oder fehlendes Bedürfnissystem*
  In diesen Paarbeziehungen gibt es aufgrund biografischer Einschränkungen oder Mangelerfahrungen ein Bedürfnissystem bei einem oder bei beiden Partnern kaum oder gar nicht. Manchmal wird ein Bedürfnissystem von einem oder beiden Partnern abgewehrt und ausgeblendet, weil es für beide gefährlich wäre. Beide scheinen beispielsweise wenig sexuelle Interessen oder Individuationsbedürfnisse einzubringen, so dass diese Systeme in dieser Partnerschaft kaum vorhanden sind oder fehlen. Das führt zu einer Imbalance im Konzert der Bedürfnissysteme. Hat ein Partner ein Bedürfnissystem gar nicht zur Verfügung, entwickelt sich häufig eine Spirale, in der der eine seine Bedürfnisse einklagt, der andere diese Bedürfnisse dagegen meist gar nicht verstehen und daher auch nicht erfüllen kann.
- *Symmetrische Konkurrenz zwischen zwei verschiedenen Bedürfnissystemen*
  Hier stehen die Partner in ihren Bedürfnissen aus zwei verschiedenen Bedürfnissystemen in Konkurrenz zueinander. Dabei kann ein Partner zum Beispiel bei seinem Individuationswunsch in die progressive Position, der andere in seinem System der Bindung in die regressive Position gehen. Beide kämpfen aus ihrem Bedürfnissystem und aus ihrer Position um die Erfüllung der eigenen Bedürfnisse.

In der Paartherapie müssen die ganz spezifischen Kollusionen bezogen auf das jeweilige Paar herausgearbeitet werden, da es noch weitere Kombinationen von Position und Bedürfnissystem in einer Kollusion geben kann. Wie Partnerschaftsprobleme aus einer gestörten unbewussten Bedürfnisregulation entstehen, wird in Kapitel V beschrieben.

Paartherapeutische Interventionen

Da die unbewusste Bedürfnisebene eines Paares für jedes Paar und dessen Paarproblematik zentral ist, geht es in der Paartherapie praktisch immer um die Bearbeitung der unbewussten Bedürfnisebene. Daher bleibt eine Paartherapie, die die unbewussten Bedürfnisse, deren Kollusionen und deren Frustration nicht angeht, unwirksam. Ungestillte oder verletzte Bedürfnisse auf der Ebene des Paar-Unbewussten behalten ihre stets virulente Dynamik im Paarsystem.

In dem hier vorgestellten Ansatz führen die Interventionen über Spiegel- und Resonanzprozesse zu den unbewussten Bedürfnissen und deren Enttäuschung oder Verletzung. Ausgangspunkt der Intervention kann zum Beispiel ein vom Paar aktuell berichteter Konflikt sein. Dann sieht der Spiegel- und Resonanzprozess wie folgt aus:

> *Sie haben diesen Konflikt aus Ihren jeweiligen Perspektiven und mit Ihren Gefühlen dazu berichtet. Schauen Sie sich gegenseitig an und lassen Sie den Konflikt zwischen Ihnen präsent werden.*
>
> *Gehen Sie jeder ganz zu sich. Dazu können Sie, wenn Sie möchten, Ihre Augen schließen, um besser sich und die eigenen Gefühle in diesem Konflikt zu spüren. Lassen Sie diese Gefühle in Ihrem Körper schwingen. Vielleicht empfinden Sie dadurch deutlich und klarer, vielleicht auch intensiver, so dass Sie einen Zugang zu Ihren jeweils berechtigten Gefühlen finden.*
>
> *Wenn Sie Ihren Gefühlen in Ihrem Körper jeweils beide folgen, dann fragen Sie Ihre Gefühle, welche für Sie wichtigen Bedürfnisse und Wünsche enttäuscht und verletzt sind. Lassen Sie das in sich zu, mit dem Wissen, dass der andere es ebenfalls bei sich spürt. Spüren Sie genauer, welche Bedürfnisse und Wünsche sich in Ihnen melden und auch in diesem Konflikt zu Wort kommen wollen. Lassen Sie Ihre Bedürfnisse in sich schwingen, so dass Sie Ihre jeweils zunächst berechtigten Bedürfnisse oder Wünsche gut und achtsam für sich spüren.*
>
> *Formulieren Sie still für sich, aber deutlich, Ihr Bedürfnis, das in Ihrem Konflikt wichtig ist und das Sie spüren, in einem Satz wie »Ich spüre in mir den Wunsch oder das Bedürfnis nach …« – Öffnen Sie wieder die Augen, schauen Sie sich an und bleiben Sie ganz bei dem von Ihnen erspürten Bedürfnis. – Sprechen Sie dieses Bedürfnis oder diesen Wunsch aus.*
>
> *Den anderen bitte ich, nur zuzuhören und dabei gut beim eigenen Bedürfnis zu bleiben. Sie werden danach ebenfalls Ihren Wunsch und Ihr Bedürfnis Ihrem Partner gegenüber aussprechen können.*

Aus den genannten Bedürfnissen kann in einem anschließenden Gespräch die Kollusion herausgearbeitet und als Kollusionsformel zusammengefasst werden. Man kann aber auch in weiteren Spiegel- und Resonanzprozessen direkt mit den Bedürfnissen, deren möglicher Erfüllung oder Versagung weiterarbeiten. Wie mit den Bedürfnissen mit dem Ziel der Auflösung der Kollusion weitergearbeitet wird, wird in Kapitel VI.3 gezeigt.

IV.2 Das Paar-Unbewusste als resonantes biografisches Unbewusstes – Wie die unbewussten Paardynamiken entstehen

Die nonverbalen Austauschprozesse zwischen Partnern gleichen in vielem den frühen Austauschprozessen zwischen Eltern und Kind. Sichtbar ist dies besonders in der Verliebtheit, wenn die Partner beispielsweise die Babysprache benutzen oder sich bei einer Mahlzeit gegenseitig füttern. Die Partner greifen auf frühe Interaktionsformen zurück, um elementare Bedürfnisse von zärtlicher, nährender Nähe zu leben. Allerdings setzen Paare bei Frustrationssituationen auch frühe kindliche Interaktionsmuster ein, um die eigenen Bedürfnisse durchzusetzen und zu realisieren. Dabei bringen die Partner die implizit gespeicherten Beziehungserfahrungen ihrer Kindheit in die Paarbeziehung ein, die sich kollusiv zu einem gemeinsamen biografischen Unbewussten zusammenfügen, so zum Beispiel als gemeinsames Bindungsmuster in der Partnerschaft. Im biografischen Paar-Unbewussten werden spontan die aus der Kindheit stammenden Bedürfnisse und Gefühle der beiden Partner als unbewusste Paardynamiken reguliert. Die Regulation erfolgt dabei mit den aus frühesten Eltern-Kind-Interaktionen erworbenen und geprägten Interaktionsmustern. Diese frühen, aus der Biografie importierten Interaktionsmuster der beiden Partner interagieren in den Austauschprozessen des Paares schnell, unbewusst und resonant. Sie fügen sich dabei über die nonverbale Kommunikation und die Spiegelneuronen kollusiv zu einem gemeinsamen unbewussten, biografisch geprägten Paarinteraktionsmuster der Partner zusammen.

IV.2.1 Unbewusste Resonanz der biografisch geprägten Bedürfnismuster

Die kindlichen Bedürfnisse und damit die Bedürfnisse des Menschen entstehen bereits in der Beziehung und in der Kommunikation des Säuglings und Kindes mit seinen Eltern. Bedürfnisse sind von ihrer Entstehung auf Kommunikation, Beziehung und Bindung angelegt und angewiesen. Säuglingsforscher sprechen von einer angeborenen Intersubjektivität des Säuglings (Trevarthen u. Aitken, 2001), die sich nonverbal und paralinguistisch als Protokonversation in den ersten Lebensmonaten entfaltet. In diesen von Spiegelprozessen gesteuerten frühen Kommunikationsprozessen interagiert die sich rasch entwickelnde rechte Hemisphäre und das limbische System des Kindes mit der rechten Hemisphäre der Eltern (Schore, 2005). Diese implizite, unbewusste Interaktion zwischen den rechten Hemisphären ist bidirektional, intersubjektiv und nonverbal. Die Entwicklung des Gehirns des Säuglings geschieht in der Beziehung zur rechten Hemisphäre eines erwachsenen Gehirns, dieses wiederum wird vom Säugling und dessen Bedürfnissen auf der rechten Hemisphäre und im limbischen System zum Beispiel über den Blick, das Lächeln oder die vorsprachlichen Vokalisationen des Säuglings angesprochen (Schore u. Schore, 2008). Das Gehirn entwickelt sich schon sehr früh als systemisches Beziehungsorgan, das in der Eltern-Kind-Kommunikation seine individuellen neuronalen Strukturen erhält.

Beim Stillen der unmittelbar biologischen Bedürfnisse wie Hunger, Durst und Wärmebedarf wird zugleich die Regulation des physiologischen und affektiven Arousals des Säuglings (Porges, 2001; 2003) vorgenommen. Eltern regulieren damit das autonome Nervensystem des Säuglings im Beruhigen und Trösten einerseits, in der anregenden Stimulation mit dem Anlächeln des Säuglings, Kitzeln oder einfachsten Spielen andererseits. Eltern modulieren zudem aversive Affektzustände wie Durst oder Bauchschmerzen und stellen angenehme und lustvolle Affektzustände beim Säugling her. Dabei wird zugleich das zentrale, evolutionsbiologisch entstandene und über das Oxytocin vermittelte Bindungsbedürfnis befriedigt. Das Bindungsbedürfnis wird in folgenden Prozessen (Cozolino, 2007) erfüllt:

- Stillen, Füttern und Wickeln als Erfüllung von basalen körperlichen Bedürfnissen, die das physiologische Erregungsniveau des Säuglings beruhigen oder stimulieren.
- Berührungserfahrungen über die Haut beim Streicheln, Eincremen, Massieren und Kitzeln, in denen der Säugling sich selbst spürt und die Eltern als Gegenüber erlebt.

- Erfahrungen des Gehaltenwerdens und des Halts, insbesondere bei Schmerzen. Hier wird zum Beispiel dem weinenden Kleinkind über den Körper Trost als emotionale Erfahrung vermittelt.
- Schaukeln und Wiegen helfen dem Säugling, sich zu beruhigen und einzuschlafen. Dabei spürt der Säugling einen sowohl beruhigenden als auch stimulierenden Rhythmus, der auf den ganzen Körper einwirkt.
- Spiegelerfahrungen über den Blickaustausch, das Lächeln und Gesehenwerden bilden die Vorläufer eines Ichs.
- Resonanzerfahrungen über den Austausch von Vokalisationen des Säuglings und der elterlichen Antwort in der Baby- und Ammensprache sind Basis einer unbewussten Mentalisierung, in der der Säugling sich selbst und die Eltern als Akteur in der Beziehung »versteht« (Fonagy, 2009).
- Durch frühe Spiele mit Gegenständen und Interaktionen wie kleinen Versteckspielen werden Regelmäßigkeiten und Überraschungen als Grundelemente von Interaktionen eingeübt.

Es kann nicht genug betont werden, dass diese basalen Bindungsbedürfnisse in der Paarbeziehung reaktualisiert werden und deren Erfüllung erneut ersehnt wird (Paquette Rapaport, St-Louis u. Vallerand, 2020). Jedes Paar findet unbewusst eine mehr oder weniger konstruktive Methode, wer wie für diese frühen und basalen Bedürfnisse im Paarsystem verantwortlich ist. Genau dieses sich automatisch und unbewusst einstellende Arrangement kann als unbewusster Paarvertrag verstanden werden (siehe Abbildung 6).

Damit eine optimale Bedürfnisregulation zwischen Säugling und Eltern stattfinden kann, braucht es die Responsivität der Eltern und deren Fähigkeit, die Signale des Säuglings zu lesen und angemessen zu verstehen. In einem solchen *affect atunement* schwingen sich die Eltern emotional auf den Säugling ein und können die beim Säugling erschlossenen Bedürfnisse befriedigen. Es entsteht ein rhythmisiertes, fein getuntes und synchronisiertes Austauschmuster zwischen Säugling und Eltern, in dem auch der Säugling eine aktive und die Eltern steuernde Rolle einnimmt.

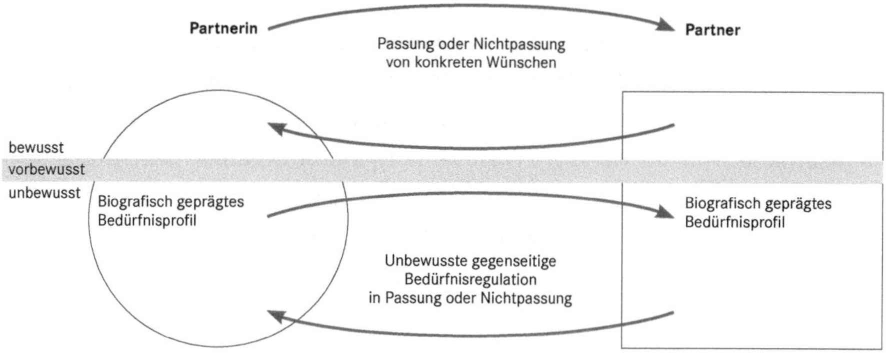

Abbildung 6: Jeder Partner bringt aus seiner Biografie ein besonderes, einmaliges und weitgehend unbewusstes Bedürfnisprofil in die Partnerschaft mit. Die biografisch geprägten Bedürfnisprofile und deren unbewusstes Zusammenspiel sind Grundlage der Partnerwahl und der besonderen, einmaligen Gestalt eines jeden Paares. Auf der unbewussten Ebene regulieren sich ständig die Bedürfnisse zwischen den Polen von Passung und Nichtpassung der Bedürfnisprofile. Dies ist der Motor der besonderen Paardynamik eines Paares.

Allerdings können kindliche Bedürfnisse von den Eltern auch übersehen, missverstanden, enttäuscht oder vernachlässigt werden, so dass manche Bedürfnisse gestillt, manche frustriert und ungestillt bleiben. So formt sich bei jedem Kind eine vorwiegend in der rechten Hemisphäre und im limbischen System gespeicherte und im Körper *embodied* Bedürfnisstruktur, die später in die Paarbeziehung als individuelle Psychodynamik eingebracht wird und sich dann im kollusiv-dynamischen Paar-Unbewussten mit der Psychodynamik des anderen Partners zusammenfügt und so die gemeinsamen unbewussten Paardynamiken entstehen lässt.

IV.2.2 Unbewusste Resonanz der impliziten Interaktionsmuster und Beziehungsschemata

Die evolutionsbiologisch angelegten Bedürfnisse des Kindes werden zwischen Eltern und Kind in sich wiederholenden Interaktionsmustern gemeinsam reguliert. Sind die Bedürfnisse sozusagen das Material der Interaktion, so bilden die Interaktionsmuster zwischen Kind und Elternteilen den Prozess, also das Wie, in dem die Bedürfnisse des Kindes »verhandelt« und ausgetauscht werden. Im interaktionalen Austausch werden vom Säugling Erwartungen und

Intentionen (Tomasello, 2011, S. 168 ff.) ausgedrückt, die von den Eltern mehr oder weniger kontingent beantwortet werden. Es entstehen regelmäßige, zeitlich und räumlich strukturierte Abläufe, implizite Regeln und teils vorhersagbare Ergebnisse für das Kind. So kann ein Interaktionsmuster mit einer hohen Achtsamkeit und Vorhersagbarkeit einhergehen oder aber mit Chaos und Frustration. Ein Interaktionsmuster kann körperliche und emotionale Nähe ermöglichen oder aber Distanz und Kühle herstellen. Diese sehr frühen Interaktionsmuster werden beim Säugling als affektiv-motorische Programme im impliziten prozeduralen Gedächtnis in den Basalganglien, die tief im limbischen System liegen, dauerhaft abgespeichert. Auf der Grundlage dieser allerersten regelhaften Erfahrungen im Proto-Dialog zwischen Säugling und Eltern (Trevarthen u. Aitken, 2001) entwickeln sich in der späteren Kindheit bis hin zur Pubertät folgende internale, handlungsleitende, in neuronalen Netzwerken gespeicherte Strukturen heraus:

- *Affektmotorische Schemata*
  Säuglinge und Kleinkinder drücken ihre Bedürfnisse und Affekte durch Bewegungen aus, wie zum Beispiel ihre Anspannung als Zappeln (Downing, 2006). Den Wunsch nach Autonomie drücken Kleinkinder dadurch aus, dass sie von der Mutter wegkrabbeln; das Bedürfnis nach Bindung zeigen sie in der Hinwendung des Blickes oder im Krabbeln zur Mutter. Gefühle und Bedürfnisse sind also elementar mit Bewegungen des ganzen Körpers verbunden. Dieses emotionale und bedürfnisstillende Bewegungswissen wird im impliziten prozeduralen Gedächtnis abgespeichert und später in der Paarbeziehung wieder aktiviert. Dies ist besonders in Konfliktsituationen eines Paares zu beobachten: Die Frustration wird im erregten Umhergehen, in heftigem Gestikulieren und in einer drohenden Körperhaltung motorisch ausgedrückt. Auch Rückzug und Beleidigtsein haben ein spezifisches motorisches Programm, zum Beispiel in einer abweisenden und verschlossenen Körperhaltung.
- *Präsymbolische Repräsentation von Interaktionsmustern*
  Daniel N. Stern nennt die früh gespeicherten Interaktionsmuster zwischen Eltern und Kleinkind RIGs (*representation of interactions being generalized,* Stern, 1985), in der Bindungstheorie werden sie als *inner working models* (Brisch, 1999) beschrieben. Der Säugling lernt über Wiederholungen und Regelmäßigkeiten, dass es bestimmte stabile Muster in den Interaktionen mit seinen Eltern gibt. Diese werden als generalisierte Interaktionsmuster und als innere Arbeitsmodelle abgespeichert. Nach außen sichtbar werden die inne-

ren Arbeitsmodelle in der Enttäuschung von Erwartungen, die der Säugling schon früh gegenüber seinen Eltern aufbaut. So ist er etwa enttäuscht, wenn ein Versteckspiel nicht wie üblich abläuft. Über die Interaktionserfahrungen bilden sich im Kleinkind auch Repräsentanzen der Eltern, die als innere Objekte und Elternintrojekte konzeptualisiert werden können. Über die Mentalisierungsprozesse lernt das Kleinkind zu verstehen, dass es selbst und die Eltern Gefühle und Motive haben, die das Verhalten in den Interaktionen intuitiv vorherseh- und verstehbar werden lassen. So entstehen zunehmend komplexe Selbst- und Objektrepräsentanzen mit bedürfniserfüllenden und versagenden Qualitäten.
Auch in der Paarbeziehung entstehen sehr rasch implizite Erwartungshaltungen und Intentionen, die in regelhaften Interaktionen vorwiegend unbewusst zwischen den Partnern ausgetauscht werden. Paare bilden Interaktionsmuster, in denen die Bedürfnisse befriedigt oder enttäuscht werden. Hier wird die Kollusion der Bedürfnisse der Partner interaktiv vermittelt und agiert. Gleichzeitig haben Partner vorwiegend unbewusste Real- und Idealbilder vom Partner und von sich selbst. Diese müssen entsprechend den Interaktionserfahrungen immer wieder neu justiert werden.

- *Beziehungsschemata und Skripte*
  Der Begriff des Schemas, wie er von Piaget eingeführt und in der Schematherapie weitergeführt wurde, gleicht in vielem dem Begriff des Skriptes aus der Transaktionsanalyse (Jacob u. Arntz, 2013). Ich verstehe unter beiden Begriffen eine in sich kohärente motivational-emotional handlungsleitende neuronale Struktur, in der zentrale Grundbedürfnisse und biografische Erfahrungen sich zu thematischen Einheiten zusammengefunden haben. Dabei baut diese Struktur auf die sehr frühen, fundamentalen Interaktionsstrukturen zwischen Eltern und Kind auf. Sie fungieren als Grundannahmen über die Welt, über die eigene Person und über andere Menschen. Entsprechend dieser Grundannahmen, den sogenannten Skriptentscheidungen und Skriptsätzen, werden alle Erfahrungen strukturiert und interpretiert, so dass sich Skripte in der späteren Kindheit und Adoleszenz immer weiter selbst bestätigen und verstärken. In der Pubertät entwickelt sich auf Grundlage der bisherigen Beziehungserfahrungen und erster erotischer und sexueller Erfahrungen ein Skript der Sexualität. Die Skripte werden zu übergeordneten internalen Narrativen, die auch durch die Identifikation mit Märchen-, Comic- oder Filmfiguren ausgestaltet werden. In der Paartherapie sind die zunächst unbewussten Skriptsätze der

beiden Partner und deren Passung zueinander relativ leicht zugänglich und formulierbar. Sie werden in größeren Interaktionseinheiten, die man mit der Transaktionsanalyse als Spiele oder auch als Szenen beschreiben kann, agiert. Diese Spiele und Szenen folgen einer regelhaften Dramaturgie mit einem vorhersehbaren Ende, an dem beide Partner in der Regel voneinander frustriert sind. In der Paartherapie sollte mit den Partnern analysiert werden, welche Skripte in den destruktiven Paarszenen realisiert werden.

- *Bindungsmuster und -stile*
  Aus den kommunikativen Erfahrungen entwickeln sich in den ersten beiden Lebensjahren die bekannten Bindungsmuster von sicherer, unsicher-vermeidender, unsicher-ambivalenter und unsicher-desorganisierter Bindung (Brisch, 1999, S. 51 ff.). Die Bindungsmuster prägen später das partnerschaftliche Interaktionsverhalten (Roisman et al., 2001; Simpson et al., 2007; Paquette et al., 2020). Partner mit einem in der frühen Kindheit entwickelten desorganisierten Bindungsmuster zeigen zum Beispiel in der aktuellen Paarbeziehung weniger Fürsorge für den Partner, weniger Nähe und weniger Sensitivität für die Bedürfnisse des anderen. Bei Konflikten agieren sie mit größerer Feindseligkeit als andere Partner, die in der Kindheit sicher gebunden waren. Die Bindungsstile werden häufig in den vorher beschriebenen Spielen oder Paarszenen agiert.

Explizite und implizite Mentalisierungsprozesse – Wie Paare ihre *theory of love* finden

Verliebte erzählen viel von sich, ihren Gefühlen und ihrer jeweiligen Biografie. Sie lernen in ihren Gefühlen und Motiven nicht nur sich und den anderen kennen, sondern sie entwickeln ein gemeinsames Verständnis ihrer Liebe und ihrer zukünftigen Paarbeziehung. Hier findet eine explizite Mentalisierung statt (Fonagy, 2009), über die das Paar nicht wie das Kleinkind eine *theory of mind,* sondern eine für dieses Paar gültige und stimmige *theory of love* und die dazugehörigen Bilder und Symbole findet. Die Mentalisierung führt ebenfalls zu einer Symbolisierung der Liebeserfahrung über gemeinsame Sprachbilder und zu einer angemessenen Verbalisierung der Liebe der Partner.

Die wesentlichen Prozesse finden jedoch in einem impliziten, also unbewussten Mentalisieren statt. Dieses ereignet sich auf der nonverbalen Ebene zwischen den Partnern als empathische Spiegelprozesse, auf der internalen Ebene als intuitive Beziehungsdeutungen.

Ähnlich wie in der Interaktion zwischen Eltern und Kleinkind müssen für eine gelingende implizite Liebesmentalisierung zwischen den Partnern kongruente Spiegelreaktionen und Markierungen des Spiegelns erfolgen (Fonagy, 2009). So gehen Verliebte mit ihrer Stimme, über ihre Mimik und das Blickverhalten nahe und genau spiegelnd aufeinander ein. Zugleich markieren sie dies als Spiegeln, indem sie etwa übertreibend ihre Liebe bekunden oder wie Eltern die Ammen- und Babysprache benutzen. Damit heben die Partner implizit und unbewusst diese Prozesse hervor und zeigen dem anderen, dass sie für das Verständnis der gegenseitigen Liebe bedeutsam und wesentlich sind. So entsteht unbewusst ein gemeinsames Gefühl für eine für dieses Paar gültige *theory of love.* Die implizite Mentalisierung verhilft dem Paar zur gegenseitigen erfüllenden emotionalen Bedürfnisregulation und erhöht so die Bindung zwischen den Partnern (Fonagy, 2009).

Zwar geschieht das explizite und implizite Mentalisieren besonders in der Anfangsphase eines Paares ganz automatisch, aber die Mentalisierung ist auch später für das Gelingen einer Paarbeziehung von höchster Bedeutung. Paare mit Paarsymptomatiken haben das explizite und implizite Mentalisieren verloren oder noch nie richtig entwickelt. In der Paartherapie sollten die Partner deshalb das Mentalisieren (wieder) erlernen, damit sie sich gegenseitig in ihren Gefühlen, Gedanken, Wünschen, Intentionen, Zielen und anderen mentalen Zuständen wieder spüren und verstehen können. Hier ist die mentalisierungsgestützte Therapie (MBT) eine gute Anregung für die Paartherapie (Allen u. Fonagy, 2009).

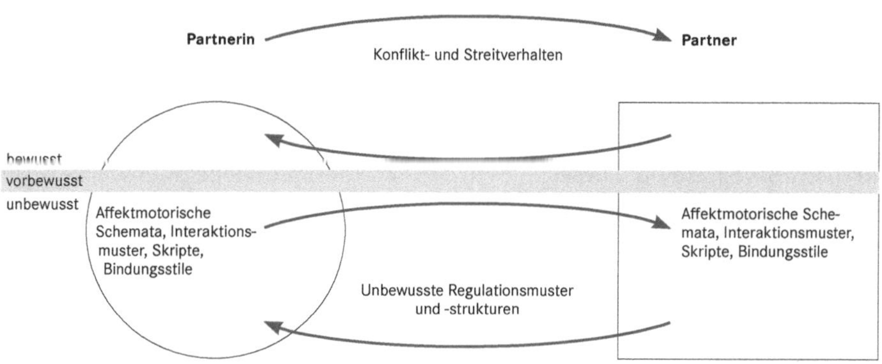

Abbildung 7: Die in der frühen Kindheit erworbenen Kommunikationsmuster fügen sich im Paar auf der unbewussten Ebene zu gemeinsamen Austauschmustern und -strukturen zusammen. Sie legen als unbewusste Paardynamiken weitgehend fest, wie die Bedürfnisse zwischen den beiden Partnern verhandelt und reguliert werden. Auf der bewussten Ebene erlebt das Paar dies als konkretes Kommunikationsverhalten, mit dem die Partner zum Beispiel ihre Konflikte klären oder Nähe und Distanz regulieren.

In der Paarbeziehung werden die frühen Interaktionsmuster reaktualisiert und ergänzen sich unbewusst kollusiv zu gemeinsamen Paarinteraktionsmustern (siehe Abbildung 7). Sichtbar werden sie als gestische Muster, als Handlungsmuster und szenische Aktualisierung vorwiegend auf nonverbaler Ebene. Sie können konstruktiv der wechselseitigen Bedürfnisregulation zwischen den Partnern dienen oder aber diese destruktiv verhindern und zu weiteren Verletzungen führen.

IV.2.3 Unbewusste Resonanz biografischer Verletzungs- und Traumatisierungserfahrungen

Zu jeder Eltern-Säuglings-Beziehung gehören *Mismatch*-Erfahrungen, also Diskrepanzerfahrungen, in denen Eltern und Säugling nicht in einer abgestimmten Synchronizität interagieren. Dabei werden die geäußerten Bedürfnisse des Säuglings nicht gesehen oder falsch gedeutet. Für den Säugling bedeutet dies zunächst einen Beziehungsstress, der ihn aktiviert, sofern der Stress nicht zu massiv ist. Der Säugling oder ein Elternteil startet einen Mismatch-Reparatur-Zyklus (Tronick, 2007, S. 155 ff.), indem sich zum Beispiel der Säugling durch einen Protestlaut bemerkbar macht oder der Elternteil eine alternative Interpretation der Äußerungen des Säuglings erprobt. In der Mismatch-Erfahrung erlebt sich der Säugling deutlich als von den Eltern unterschieden und kann so sich selbst in seinem Körper und zunehmend als eigenständiges, sich selbst gehörendes Ich spüren. Im Finden von kommunikativen Copingstrategien wird zudem die kommunikative Kompetenz des Säuglings gestärkt. Auch Paare haben kommunikative Copingstrategien, mit denen sie Missverständnisse oder Diskrepanzen reparieren. Diese gilt es in der Paartherapie wiederzuentdecken, sie neu zu implementieren und einzuüben.

Die eben beschriebenen Reparaturmechanismen zwischen Säugling und Eltern funktionieren natürlich nicht, wenn die Interaktionsstörung zwischen ihnen zu massiv ist oder vonseiten der Eltern die Störung ignoriert wird. Die paradigmatischen Beispiele in der Säuglingsforschung sind hierfür die Still-Face-Experimente und die Untersuchungen zu den Auswirkungen einer mütterlichen postnatalen Depression. Steht das Gesicht des Elternteils gegenüber dem Säugling in einem Experiment still oder ist das Gesicht der Mutter durch die Depression gelähmt, ist es nicht mehr spiegel- und resonanzfähig (Tronick, 2007, S. 155 ff.). Der Säugling reagiert zunächst mit seinen Reparaturversuchen, dann mit Protest und schließlich mit Rückzug. Es werden nicht nur das Grundbedürfnis nach Gesehen- und Gespiegeltwerden und nach Kommunikation, sondern auch die Copingversuche des Säuglings frustriert. In dieser doppelten Frustration entstehen beim Säugling Gefühle von Nichtgestilltsein, von Hilflosigkeit, Ohnmacht und Verlassenheit. Diese Erfahrungen werden im limbischen System wie körperlicher Schmerz erlebt (Eisenberg u. Lieberman, 2004) und dauerhaft gespeichert. Lang anhaltende Vernachlässigung und Traumatisierung schädigen über vermehrte Cortisolausschüttung den Hippocampus (Cozolino, 2007, S. 276 ff.). Über die veränderten Gehirnstrukturen werden frühe Verletzungs- und Traumatisierungserfahrungen als *embodied* Erfahrung unbewusst über den Körper in die Paarbeziehung eingebracht.

Metaphorisch gesprochen interagieren unbewusst die Wunden der beiden Partner und die damit verbundenen Heilungswünsche miteinander. Deshalb lässt sich das biografische Paar-Unbewusste auch als das Paar-Unbewusste der aus der Kindheit stammenden psychischen Verletzungen, Vernachlässigungen und Traumatisierungen verstehen.

Die möglichen Verletzungen und Traumatisierungen in der Kindheit werden nun knapp benannt und auf die Störungen im Paar bezogen:

- *Erfahrung von Beziehungsabbrüchen*
  Beziehungsabbrüche durch Weggehen eines Elternteils, aber auch durch Trennung oder Scheidung und frühe Verluste durch den Tod naher Verwandter gehen häufig mit einer tiefen Verunsicherung, meist auch mit dem Gefühl von Wertlosigkeit einher, die in der Paarbeziehung häufig mit einem erhöhten Bindungs- und Kontrollverhalten kompensiert werden. Dies bewirkt unbewusst, dass der andere Partner sich diesem Verhalten entzieht oder er sich trotzig dagegen wehrt. Der bedürftige Partner erlebt das als Reaktualisierung und Reinszenierung der frühen Trennungs- und Verlusterfahrung.
- *Psychische oder somatische Erkrankung eines Elternteils*
  Das Kind kommt in eine parentifizierte Position und übernimmt früh Verantwortung für einen erkrankten Elternteil, dabei werden die eigenen Bedürfnisse vernachlässigt. In der Paarbeziehung wird von diesen Partnern sehr häufig dieses Muster reinszeniert. Dies geht beispielsweise bei dem überverantwortlichen Partner langfristig mit dem Gefühl der Überforderung und mit einer unterschwelligen Frustration über die nicht befriedigten eigenen Bedürfnisse einher. Der andere Partner fühlt sich zunächst versorgt, langfristig aber eingeengt und bevormundet.

- *Emotionale Vernachlässigung und emotional distanzierte Eltern*
  Das Kind erhält wenig oder keine emotionale Nähe, sehnt sich nach dieser und erlebt sie zugleich als unbekannt und bedrohlich. In der Paarbeziehung fordern solche Partner häufig die Nähe ein und verweigern sie zugleich oder destruieren sie, wenn der andere Partner sie tatsächlich anbietet. Der Nähe gebende Partner wiederum fühlt sich in seinen Bemühungen nicht gewürdigt und frustriert.
- *Symbiotische Bindung durch einen Elternteil oder beide Eltern*
  Das Kind kann die für die Individuation wichtige Wegbewegung von den Eltern und damit das Bedürfnis nach Autonomie nicht oder nur mit Angst und Schuldgefühlen realisieren. In Paarbeziehungen passen sich solche Partner an oder kämpfen häufig rebellisch und trotzig um ihre Autonomie. Nicht selten leben sie auch eine überbetonte Pseudoautonomie.
- *Grenzverletzungen durch körperliche und sexuelle Gewalt*
  Die massiv erlebte sexuelle und zugleich tief verwirrende Stimulation durch den Täter beim sexuellen Missbrauch verletzt auf der Körperebene die Personalität des Kindes zutiefst. In der Folge wird die Sexualität von den Betroffenen, meist den Frauen, nicht zuletzt auch durch das weiter wirkende Täterintrojekt als bedrohlich und intrusiv erlebt. Sie muss deshalb von der erwachsenen Betroffenen zum Schutz des missbrauchten Anteils vermieden und blockiert werden. Sexuelle und andere gewaltförmige Übergriffserfahrungen in der Biografie eines Partners müssen in der Paartherapie entsprechend traumatherapeutischen Richtlinien mit viel Schutz und Sicherheit thematisiert werden.

➔ Die Paarszene und das szenische Verstehen

Das Paar-Unbewusste zeigt sich sehr deutlich in regelhaft wiederkehrenden Interaktionssequenzen, die als in sich abgeschlossene Paarszenen zu sehen und zu verstehen sind. Den Partnern ist die dabei wirkende Dynamik nicht bewusst, vielmehr erleben sie sich den Dramen und den dazugehörigen Gefühlen ausgeliefert. Die Inszenierungen, in der englischen Literatur als *enactment* bezeichnet, sind Ausdruck der aktuellen Problematik, der unbewussten kollusiven Verstrickung und der biografisch angeeigneten Interaktionsmuster. Insofern sind die Paarinszenierungen meist auch Reinszenierungen (engl. *reenactment*), in denen sich zwei biografisch erlebte Szenen der Partner zu einer neuen Paarszene zusammenfügen. Deshalb kennen beide Partner intuitiv die Gefühle in ihren aktuellen Paarszenen als Gefühle früher erlebter Kindheitsszenen.

In der Paartherapie inszeniert sich das Paar unbewusst schon bei der Anmeldung, bei der Begrüßung und beim Beginn der Paarsitzung. Die Paartherapeuten werden unbewusst als Dritte, als Beobachter, als mögliche Richter oder Schlichter in diese Szene im Rahmen der Paartherapie miteinbezogen. Die Gegenübertragungsgefühle und gefühlten Resonanzen der Paartherapeuten sind deshalb ein wichtiger Hinweis, welche Szene aus welchem unbewussten Bedürfnis in der Paartherapie gespielt wird. So berichten Paare von Enttäuschungs- oder Streitszenen, die die Paartherapeuten aus ihrer Metaposition in ihren Strukturen und der sie motivierenden Dynamik sehen, verstehen und deuten können. Im Vordergrund dieses szenischen Verstehens stehen nicht verbale Inhalte, sondern die Abläufe vom Beginn einer Szene, dem Ort der Szene, den Requisiten, der Entwicklung und Eskalation und schließlich dem dramatischen Höhepunkt mit einem vorhersehbaren Ende. Die Gefühle an den Weichenstellungen einer Szene geben am besten Auskunft darüber, welche unbewussten Bedürfnisse in der Szene realisiert werden sollen und dann doch enttäuscht werden, so dass die unbewusste Kollusion der Bedürfnisse, der Abwehrmechanismen und der biografischen Erfahrungen verstehbar werden.

Natürlich gibt es weitere belastende Erfahrungen oder destruktive Konstellationen, denen Kinder ausgeliefert sind. Es gehört zur Paardiagnostik, mögliche Verletzungs- und Traumatisierungserfahrungen in der Biografie der beiden Partner zu eruieren, um die unbewusste Paardynamik besser zu verstehen (Kachler, 2024). Oft wählen sich Partner mit ähnlichen Vernachlässigungserfahrungen, weil sie über sensible Spiegelprozesse große Nähe zueinander erleben. Nicht selten wählt sich der verletzte Partner den anderen so, dass er sich vom anderen Schutz vor erneuter Traumatisierung, manchmal auch Schonung und letztlich Heilung erhofft. Dies findet sich oft bei Frauen, die sexuelle Übergriffe erlebt haben und sich einen sehr einfühlsamen, oft auch zurückhaltenden Partner suchen. Besonders tragisch ist es, wenn sich ein Partner den anderen als den Täter, der das Trauma wiederholt, wählt. Dies ist relativ häufig bei schwerem sexuellem Missbrauch oder bei Gewalterfahrungen durch einen gewalttätigen, oft auch alkoholkranken Elternteil anzutreffen.

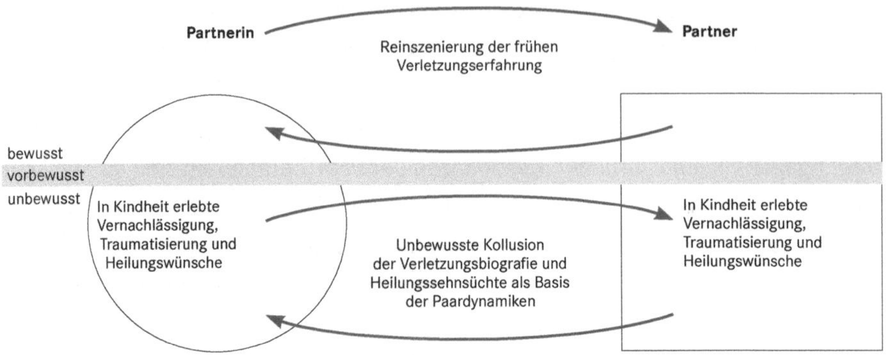

Abbildung 8: Die von beiden Partnern erlebten Vernachlässigungen und Traumatisierungen fügen sich unbewusst zu einer Verletzungskollusion zusammen, die in der Regel massiv die aktuell erlebten Reinszenierungen prägen. Verstärkt wird diese Kollusionsdynamik dadurch, dass die aus der Kindheit stammenden Heilungswünsche in der Regel vom anderen Partner nicht erfüllt werden können.

Die unbewusste Grunddynamik bei Paaren mit schweren Verletzungserfahrungen entsteht aus einem vom anderen Partner unerfüllbaren Heilungswunsch. Dieser führt zu einer intensiven Enttäuschungserfahrung, die dem anderen aggressiv als Vorwurf vorgehalten wird. Dabei werden die alten Vernachlässigungs- und Traumatisierungserfahrungen reinszeniert und affektiv wiederholt (siehe Abbildung 8). Deshalb muss während einer Paartherapie genau darauf geachtet werden, dass in dieser Zeit keine Reinszenierungen der frühen Verletzungserfahrungen geschehen können. Mit den Partnern muss besprochen werden, wie sie gemeinsam solche möglichen beginnenden Reinszenierungen stoppen können, um sich gegenseitig zu schützen.

Paartherapeutische Interventionen

Wie dargestellt, sind die wesentlichen Bedürfnis- und Interaktionsmuster schon im Säuglingsalter entstanden und haben die Gehirnstrukturen entsprechend geformt. Auch spätere Interaktionserfahrungen im Familiensystem, das Modell der elterlichen Paarbeziehung und belastende Erfahrungen in der späteren Kindheit und Pubertät, wie massive Konflikte zwischen den Eltern oder deren Trennung, haben einen bedeutenden Einfluss auf das gemeinsame biografische Unbewusste der beiden Partner. Allerdings scheinen die sehr frühen Beziehungserfahrungen in den ersten drei Lebensjahren bedeutsamer zu sein. Spätere Beziehungserfahrungen im Kindergartenalter bis zur Adoleszenz setzen sich auf die sehr früh entstandenen Bedürfnis- und Interaktionsmuster und verstärken diese.

Für die Paartherapie stellt sich damit die Frage, ob man die frühen, schon in den ersten Lebensjahren entstandenen und heute für die Paarbeziehung entscheidenden Interaktionsmuster in der Paartherapie gezielt reaktualisieren kann, um sie dann zu verändern. Dies wird in dem hier vorgestellten Ansatz über die Interventionsmethoden der Hypnotherapie und die Arbeit mit den Spiegel- und Resonanzprozessen versucht. Dabei werden die Partner über hypnotherapeutische Einladungen auf ihre internalen Körperresonanzen fokussiert, um die im impliziten prozeduralen und emotionalen Körpergedächtnis gespeicherten frühen Erfahrungen zu reaktualisieren.

Da die frühen Interaktionsmuster als motorische und szenische Muster realisiert werden, sollte in der Paartherapie diese Ebene viel stärker als die sprachlich verhandelten Themen in den therapeutischen Prozess miteinbezogen werden:

> *Ich möchte Sie bitten, genau diese Gesten, mit denen Sie sich gerade beide aufeinander bezogen haben, zu wiederholen, vielleicht ganz langsam, so dass jeder von Ihnen seine Geste genau spüren kann. – Halten Sie bitte diese Geste fest, schauen Sie sich gegenseitig an und lassen Sie das, was Sie in der Geste spüren, zwischen Ihnen beiden hin- und herschwingen.*
>
> *Schließen Sie die Augen und spüren Sie diese körperliche Geste. Sie spüren, wie die Geste im ganzen Körper Resonanz findet und sich in Ihnen in einer Körperempfindung abbilden will. Wenn Sie die Körperempfindung deutlich in Ihrem Körper spüren, zeigen Sie mir das durch ein Kopfnicken an.*
>
> *Lassen Sie sich bitte von dieser Körperempfindung in eine Körperempfindung aus Ihrer Kindheit führen; eine Körperempfindung, vielleicht nur eine Ahnung davon, wie Ihr Körper diese schon einmal erlebt und erfahren hat. – Im nächsten Schritt lassen Sie sozusagen Ihren Körper den Satz formulieren: »Mein Körper von damals erlebt …« oder »Als Kind spüre ich jetzt in meinem Körper …« Lassen Sie bitte die Augen geschlossen und sprechen Sie den Satz dem anderen gegenüber aus.*

Spüren Sie noch einmal in Ihren Körper des Kindes von damals und spüren Sie, was Sie als Kind von damals gebraucht hätten. Auch das fassen Sie bitte wieder in einen Satz wie »In meinem Körper spüre ich, dass ich … brauche« oder »Als Kind brauche ich …«

Neben einzelnen Gesten kann man sich vom Paar typische Handlungsabläufe und Szenen zum Beispiel aus einer Enttäuschungssituation beschreiben lassen. Es wird der entscheidende Umschlagpunkt zur weiteren Eskalation oder die Endsequenz mit dem entsprechenden Pay-Off an Enttäuschungs- und Ärgergefühlen herausgearbeitet. Nun wird das Paar zu einem Spiegel- und Resonanzprozess eingeladen:

Erinnern Sie den entscheidenden Moment in dieser Szene und schauen Sie sich nun bitte beide an. – Schließen Sie die Augen und gehen Sie in der Vorstellung in die Szene, in die entsprechende Geste und Körperhaltung, und lassen Sie die dazugehörigen Gefühle im Körper entstehen.

Wohin in Ihrer Kindheit führen Sie diese Gefühle? In welche Szene Ihrer Kindheit kommen Sie, wenn Sie diese Gefühle als roten Faden zurück in Ihre frühe Kindheit nehmen? Schließen Sie dazu bitte die Augen, und lassen Sie sich von Ihrem Unbewussten dorthin zurückführen. – Sehen Sie die Szene vor sich und erleben Sie, was damals geschehen ist. Welche Verletzungen und Enttäuschungen sind geschehen? Was hat der Junge/das Mädchen damals nicht bekommen? Bringen Sie es in einen Satz wie »Als Kind wünsche ich mir/sehne ich mich nach …« – Öffnen Sie bitte die Augen und sprechen Sie Ihrem Partner gegenüber jeweils diesen Satz aus.

Man kann in der Paartherapie auch direkt frühe biografische Erfahrungen und Familienkonstellationen erfragen und mit den Partnern wieder über die Resonanz prüfen, wie die dort erlebten Gefühle von Verletzung oder Mangelerfahrung zu den Gefühlen in der Paarbeziehung passen:

Wenn Sie beide die Szenen aus Ihrer Kindheit vor Ihrem inneren Auge entstehen lassen, dann möchte ich Sie bitten, diese in Ihrem Körper schwingen und spüren zu lassen. – Fragen Sie Ihr Unbewusstes/Ihren Körper, wie diese Gefühle zu Ihren Gefühlen in den kritischen Situationen Ihrer Partnerschaft passen.

Vielleicht erleben Sie jetzt in Ihrem Körper wie damals die Enttäuschung und die Trauer, vielleicht die Enttäuschung und die Wut. Sie spüren dabei, wie sich Ihre Gefühle heute aus der Quelle von damals und der Paarsituation heute zusammenfügen. – Spüren Sie die Gefühle und fassen Sie diese zunächst still in einen Satz: »Ich kenne meine Enttäuschung/Wut/Trauer von damals.« – Öffnen Sie die Augen und sprechen Sie diesen Satz dem anderen gegenüber aus.

Wenn die Gefühle aus den biografischen Erfahrungen ausgesprochen sind, wird der jeweils andere Partner gebeten, sein Mitgefühl und Bedauern zu äußern:

Ich bitte Sie als Gegenüber, einfühlsam zu antworten, vielleicht mit dem Satz »Das tut mir leid für den Jungen/das Mädchen.« – Sie wiederum spüren, wie dieses einfühlsame Bedauern bei Ihnen ankommt.

Wie hier mit den biografisch erlittenen Enttäuschungen, Versagungen und Verletzungen, mit den biografisch geprägten Interaktionsmustern und mit den biografisch geformten Bedürfnissen weitergearbeitet wird, wird in den paartherapeutischen Interventionen in Kapitel V.4 ausgeführt.

IV.3 Das Paar-Unbewusste als embodied Körper-Unbewusstes – Wie sich die unbewussten Paardynamiken körperlich realisieren

In keiner anderen Beziehung kommen wie in der Paarbeziehung die Körper zweier Menschen über Berührungen, Zärtlichkeiten und die Sexualität so intensiv in Resonanz zueinander. Sie bilden in der Sexualität, besonders im Orgasmus, ein gemeinsames Körpererleben und einen gemeinsamen Körper (Fuchs, 2010; 2016). Dabei sind die Austauschprozesse über das Spüren des Körpers des anderen und das Spüren des eigenen Körpers so schnell, so zahlreich und auf der physiologischen Ebene so autonom, dass nur ein Bruchteil des gemeinsamen Körpererlebens ins Gewahrsein und Bewusstsein beider Partner gelangt. Gerade für die Körperprozesse eines Paares bewährt sich das Konzept eines Paar-Unbewussten, das sich auch und besonders über die

Körper als gemeinsames *embodied* Unbewusstes, also als Körper-Unbewusstes bildet.

Dabei sind folgende Differenzierungen bedeutsam:

- *Körper und Gehirn*
  Zunächst kann man dieses Verhältnis so beschreiben, dass sich das Körpererleben im Gehirn besonders im limbischen System fast ausschließlich unbewusst abbildet und umgekehrt sich die im Gehirn stattfindenden Prozesse wie Denkprozesse oder Gefühle im Körper als somatische Marker unbewusst zum Beispiel im viszeralen Bereich abbilden (Damasio, 2011, S. 121 ff.). Diese zwischen Körper und Gehirn differenzierende Beschreibung reduziert zwar die Komplexität, aber bei genauerem Hinsehen ist das Gehirn *embedded* und *embodied* im Körper, es ist also Teil des Körpers und damit selbst Körper (Fuchs, 2010, S. 133 ff.). Umgekehrt fühlt und »denkt« der Körper so intensiv und durchaus komplex, so dass der Körper ein informationsverarbeitendes System, also selbst Gehirn »ist«, wie das zum Beispiel für das »Bauchgehirn« inzwischen nachgewiesen ist (Furness et al., 1999). Wenn sich zwei Partner in der Sexualität auf der Körperebene begegnen, lässt sich – insbesondere in deren Erleben – nicht mehr zwischen deren Gehirnen und Körpern differenzieren. Spaltet ein Paar zu stark Körpererleben und Denken, kann sich eine sexuelle Störung ausbilden; bleibt ein Paar in einer undifferenzierten Identifizierung von Körper und Denken, also in einer unreflektierten Körperemotionalität, können zum Beispiel gewaltförmige Eskalationen entstehen.
- *Äußerer und innerer Körper*
  Der »äußere« Körper wird als Körperbild und der »innere« Körper als inneres, weitgehend unbewusst-autonomes Milieu (Solms, 2013, S. 992 f.) erfahren. Im Körperbild oder Körperschema kann der Körper in seiner Gestalt bewusst werden. Dabei entsteht das Wissen, diesen Körper zu haben (!). Als inneres Milieu wird der Körper von innen her über Körperreaktionen, Körperempfindungen und Emotionen erlebt, so dass bewusst werden kann, selbst Körper zu sein (!). Aus beidem ergibt sich ein Körper-Selbst, das weitgehend unbewusst bleibt, aber das, wie bei sexuellen Störungen sofort ersichtlich, im und durch den Körper hochwirksam ist.
- *Weiblicher und männlicher Körper*
  In einer heterosexuellen Liebesbeziehung begegnen sich männlicher und weiblicher Körper, die sich anatomisch, hormonell und von den Gehirnstrukturen unterscheiden und zugleich über lange evolutionsbiologische Prozesse komplementär aufeinander bezogen sind. Die besondere Attrak-

tion zwischen dem weiblichen und männlichen Körper und dem dazugehörenden weiblichen und männlichen Gehirn fügt die beiden Partner zu einem neuen, emergenten, selbstregulierenden und weitgehend unbewussten Körpersystem zusammen. Aus der Resonanz zwischen männlichem und weiblichem Körper und deren Körperreaktionen bildet sich ein gemeinsamer Paarkörper, den ein Paar beispielsweise beim Betrachten eines Paarfotos von außen sieht oder den ein Paar bei der Sexualität von innen her spürt.

Weibliches und männliches Gehirn in einem weiblichen und männlichen Körper?

Bei allen zeitgebundenen und gesellschaftlich geprägten Diskussionen darüber, was »weiblich« und »männlich« oder »divers« sein mag, muss zunächst festgehalten werden, dass es auf der genetischen Ebene durch unterschiedliche genetische Ausstattung zwei Geschlechter mit XX-Chromosomen und XY-Chromosomen gibt. Dies ist die Grundlage des sexuellen Dimorphismus (Schandry, 2003, S. 347 ff.; Aloisi, 2007, S. 4 ff.). Im Uterus besitzen die Embryos beider Geschlechter zunächst die gleichen Vorformen der Geschlechtsorgane. Erst ab der sechsten/siebten Schwangerschaftswoche bilden sich beim Jungen die Hoden, die ab der neunten Woche Testosteron produzieren. Das Testosteron führt zu einer Maskulinisierung der Genitalien und des Gehirns. Bei den weiblichen Embryonen bilden sich die Ovarien, Vagina und Uterus; dabei gibt es keine Ausschüttung des Testosterons, so dass eine Maskulinisierung des Gehirns ausbleibt. Die Gehirnentwicklung ab der neunten Woche kann zum Beispiel durch Stress der Mutter während der Schwangerschaft gestört werden. Es kann durch fehlendes Testosteron ein »weiblich« fühlendes Gehirn in einem männlichen Körper heranwachsen.

Das Testosteron hat also bei der Differenzierung des Körperbildes und des Gehirns von Mann und Frau eine Schlüsselrolle inne, zunächst im Uterus, dann in der Pubertät und abgeschwächt im weiteren Lebenslauf.

Je mehr und länger die Geschlechtsunterschiede auf der Gehirnebene untersucht werden, umso deutlicher zeigen sich die neuroanatomischen Geschlechtsdifferenzen vom Neocortex bis zum Rückenmark (Güntürkün u. Hausmann, 2007, S.100). Am deutlichsten ist der Geschlechtsunterschied bei der Präoptischen Region (POA) im vorderen Teil des Hypothalamus. Diese Region, die bei Männern doppelt so groß wie bei Frauen ist (Alois, 2007, S. 9), steuert das Sexualverhalten des Mannes und erklärt möglicherweise einen Teil der Unterschiede der männlichen und weiblichen Sexualität. Bei Frauen ist das relative Ausmaß des Corpus callosum als Verbindungsstrang zwischen beiden Hemisphären größer als bei Männern (Güntürkün u. Hausmann, 2007, S. 92) und erklärt möglicherweise, dass Frauen über die rechte Hemisphäre und das limbische System einen besseren Zugang zu ihren Emotionen haben als Männer. Es sei nochmals ausdrücklich betont, dass natürlich auch soziokulturelle und gesellschaftliche Prägungen für die Unterschiede auf der Gehirnebene bedeutsam sind.

Das Gehirn ist aufgrund seiner Plastizität in seiner Morphologie und Funktionalität immer auch Ausdruck der kulturellen und biografischen Einflüsse.

IV.3.1 Die Berührungsresonanz des Körper-Unbewussten

Wieder sind es zunächst die Spiegelneuronen, die zwei Partner in eine unbewusste Körperresonanz bringen können. Das wechselseitige Wahrnehmen besonders der Gefühlsäußerung des anderen löst bei beiden Partnern eine Reaktion der Spiegelneuronen aus, vornehmlich in der Amygdala und Insula. Dies führt im Körper zu einer physiologischen Reaktion, die den physiologischen Mustern des anderen gleichen, so dass beide sowohl im Gehirn als auch im Körper in eine gemeinsame Resonanz kommen. Diese Resonanz, zum Beispiel im »Bauchgehirn« als Gefühl des Verliebtseins spürbar, kann als somatischer Marker fungieren, der – unbewusst, vorbewusst oder bewusst – die Reaktion auf den Partner beeinflusst. So kann die Wahrnehmung von Schmerzen beim Partner über diesen Prozess zu einem empathischen Mitgefühl führen. Auch diese Spiegelprozesse, die zu Körperresonanzen bei beiden Partnern führen, sind autonom, sehr schnell und außerordentlich komplex, nicht zuletzt auch deshalb, weil die Resonanzprozesse selbst wiederum in weiteren gespiegelten Resonanzprozessen ins Schwingen kommen (siehe Abbildung 9). Solche Prozesse führen bei lange zusammenlebenden Paaren zur Angleichung ihrer Körpergestalt, zum Beispiel des Gesichts oder der Körperhaltungen.

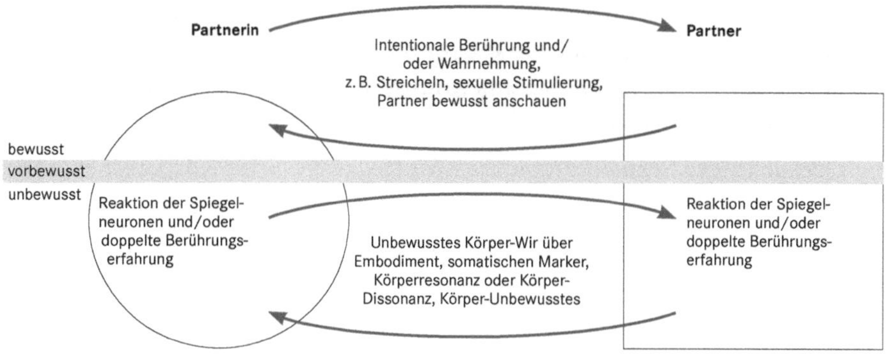

Abbildung 9: Die vielfältigen, überaus schnell ablaufenden Spiegelprozesse zwischen den Partnern führen zu Resonanzen in den Partnern, die wiederum in die Spiegelprozesse eingehen. Über das Embodiment und über somatische Marker kommt es bei beiden Partnern zu ähnlichen autonomen Körperprozessen, die sich in den ständigen Spiegelungen, beispielsweise in der Sexualität, zu einem weitgehend unbewussten Körper-Wir des Paares zusammenfügen.

Beim Körper-Unbewussten spielt neben dem Wahrnehmen über das Sehen und Hören allerdings die Berührung eine zentrale Rolle. Sie ist die intensivste Form der nonverbalen Kommunikation (Brennan et al., 1998; Jakubiak, 2022). Deshalb wird hier die Berührungsresonanz des Körper-Unbewussten und deren Relevanz für die Paartherapie genauer beschrieben.

- Berührung ist immer eine mehrfache und wechselseitige Berührungserfahrung. In der Berührung will ein Partner den anderen fühlen und stimulieren, dabei berührt er sich und seinen Körper unbewusst immer auch selbst. So erlebt jeder Partner in der Berührung den anderen und zugleich sich selbst. Gleichzeitig wird er vom anderen berührt und weiß intuitiv, dass der andere das fühlt. Daraus entstehen komplexe, vielfach rückgekoppelte Austauschprozesse über die Körper, die die Körper der beiden Partner zu einem gemeinsamen Resonanzkörper werden lassen. Berührung in der Paarbeziehung ist also eine ständige Selbsterfahrung in der Berührung, die zugleich als Du- und Wir-Erfahrung in und über die beiden sich wechselseitig berührenden Körper erlebt wird.
- Partner berühren sich zunächst am und über den »äußeren« Körper und aktualisieren so unbewusst den anderen und sich selbst in ihrem Körperbild und Körperschema. Zugleich verändert jede Berührung über physiologische Reaktionen das innere Körpermilieu der Partner, so dass sich beide Partner nicht nur körperlich, sondern auch im Innersten emotional berührt fühlen.

Diese »psychische« Berührungserfahrung im Sinne von »Du berührst mich im Innersten« wird unbewusst über die somatischen Marker vorbereitet und über die Insula und den anterioren cingulären Cortex dem spürenden Gewahrsein zugänglich.
Gerade in der Sexualtherapie ist sowohl das jeweilige Körperschema der Partner als auch die körperliche Berührungssensivität, die zugleich eine innere Resonanzsensivität darstellt, zu beachten und zu fördern.

- Berührungen können sehr verschiedene Qualitäten haben. Zunächst unterscheiden sich Berührungen basal zwischen einerseits positiv-angenehm bis hin zu lustvoll, und andererseits aversiv bis hin zu schmerzhaft oder ekelerregend und abstoßend. Berührungen werden als beiläufig-unabsichtlich oder als intendiert-absichtlich, fein und zärtlich oder als intensiv, haltend oder zupackend, als freundschaftlich oder erotisch, als sexuell stimulierend oder sexuell blockierend erlebt. In der Sexualtherapie geht es darum, eine Differenzierung in der gegenseitigen Berührung zu entwickeln, die blockierenden Körperreaktionen in ihrer Funktion zu verstehen und allmählich wieder angenehme und lustvolle Berührungserfahrungen aufzubauen.
- Angenehm erlebte Berührung, besonders auch in der Sexualität, führt zur Ausschüttung von Oxytocin, auch bei Männern (Holt-Lunstad et al., 2008). Berührungen, gerade in der Sexualität, bewirken über die Ausschüttung von Oxytocin unbewusst eine Stärkung der Bindung und des gemeinsamen Körper-Unbewussten (Dunbar, 2010).
- Berührungen beruhigen über die Ausschüttung von Oxytocin und Endorphinen, lindern Schmerzen und stellen Vertrauen und Nähe her. Ebenso stärkt Berührung durch die von ihr induzierte Zunahme der Killerzellen das Immunsystem und fördert bei Säuglingen die psychomotorische Entwicklung. Berührung verändert also nicht nur das Erleben, sondern auf vielen unbewussten Ebenen ganz real die Körperphysiologie und das Körperwachstum (Ross u. Young, 2009; Uvnäs-Moberg, 2011).
- Berührungen aktualisieren unbewusst frühere Berührungs- und damit Beziehungserfahrungen, besonders aus der Kindheit der beiden Partner, aber auch aus der gemeinsamen Paargeschichte. Die früheste und prägendste Kommunikation des Säuglings ist die Berührungskommunikation über die Haut. Die in der Partnerschaft ebenfalls zentrale Berührungserfahrung über die Haut reaktiviert sehr frühe, völlig unbewusste Körperkommunikationserfahrungen des Säuglings. Berührungen führen also

unbewusst zur Resonanz der frühen Interaktionserfahrungen und -muster, die sich wiederum im Paar wechselseitig spiegeln und zur gegenseitigen Stimulation oder Blockade auf der Körperebene führen können. Deshalb sollte in der Paartherapie insbesondere bei sexuellen Problemen die Berührungsgeschichte der Partner einfühlsam und behutsam exploriert werden, bevor über Körperresonanzprozesse weitergearbeitet wird.

- Berührungen werden von Frauen und Männern unterschiedlich erlebt und aktiviert (Brennan et al., 1998). Frauen sind im sozialen Kontext bei Berührungen von Männern zunächst vorsichtiger und fühlen sich bei gleichgeschlechtlichen Berührungen wohler; bei Männern verhält es sich umgekehrt. Auf die Partnerschaft bezogen sind Frauen wohl sensitiver und zunächst bei erotischen-sexuellen Berührungen zurückhaltender. Für sie sind bindungsorientierte, zärtliche Berührungen oft wichtiger als sexuelle Stimulation. Männer scheinen über ihre Berührungen stärker die sexuelle Stimulierung zu intendieren und häufig einseitig zu forcieren. In der Paartherapie müssen die geschlechtsspezifischen Berührungsbedürfnisse beachtet werden. Bei einer häufig bei Frauen vorkommenden Berührungsangst oder -vermeidung muss behutsam exploriert werden, ob frühere traumatische Berührungserfahrungen als Grenzverletzungen über die Haut erlebt wurden. Freilich können Berührungsblockaden auch Ausdruck einer konfliktträchtigen Beziehungsdynamik des Paares sein.

Die Haut – Berührungs- und Liebesorgan der Paarbeziehung

Die Haut ist ein sensibles Organ mit komplexen, weitgehend autonomen Reaktionsweisen, wie beispielsweise beim Erröten der Gesichtshaut bis hin zu psychosomatischen Hauterkrankungen wie der Neurodermitis. Die Haut als das ausgedehnteste Organ des Körpers umhüllt den Körper und gibt dem Körper seine äußere Gestalt, was sich auch im Körperschema abbildet. Die Haut ist einerseits Grenzorgan, das den Körper und die Person von anderen abgrenzt. Sie ist zugleich Kontaktorgan, das eine intensive und intime Berührungsnähe ermöglicht (Morrison et al., 2010). In der Partnerschaft wird die Haut in ihren beiden Grundfunktionen nicht nur konkret erlebbar, sondern auch zu einem Symbol für die immer wieder prekäre Balance von Abgrenzung und Distanz einerseits, von Durchlässigkeit und Nähe andererseits.

Die Haut ist zudem das Berührungsorgan, das die Berührung ins Gehirn meldet und vermittelt. Die schnelle Weiterleitung eines Stimulus auf der Haut geht über die Rezeptoren und myelinisierten Neuronen zum Thalamus und anschließend zum somatosensorischen Cortex. Hier werden der Ort und die Art der Stimulation diskriminiert und bewusst. Gleichzeitig gibt es eine etwas langsamere, über unmyelinisierte Neuronen stattfindende Weiterleitung in die Insula und von dort zum anterioren cingulären Cortex. Hier wird die emotionale Qualität eines Hautreizes bestimmt und das subjektive Empfinden einer Berührung realisiert. Beide Systeme, das sensorisch-diskriminative und das emotional-affektive Reizweiterleitungs- und Verarbeitungssystem, interagieren miteinander. Dazu kommt, dass bei der Beobachtung und Vorstellung der Berührung sofort die Spiegelneuronen aktiviert werden (Morrison et al., 2010, S. 310f.) und die Berührung im Gehirn auch über diesen Weg zugänglich wird.

In der Sexualität spielt die gesamte Haut inklusive der Haut der erogenen Zonen eine besondere Rolle. Diese Regionen, wie die Lippen, die Zunge, die Brustwarzen und Geschlechtsorgane, sind reich innerviert und sind auf dem sensorischen Cortex (vgl. den sogenannten Homunculus auf dem Cortex) gegenüber den anderen Körperregionen überproportional stark repräsentiert.

Es kann nicht zu sehr hervorgehoben werden, wie sehr die Berührung und der Körper die zentralen Medien der unbewussten Körperresonanzen und damit der Paarbeziehung überhaupt darstellen. Das wurde in den bisher relevanten Ansätzen der Paar- und Sexualtherapie zu wenig beachtet.

IV.3.2 Die gemeinsamen internalen Körperresonanzen der Partner

Durch Spiegelungs- und wechselseitige Berührungsprozesse werden in beiden Partnern internale Körpererfahrungen ausgelöst, die großteils unbewusst bleiben, aber als somatische Marker das Beziehungsverhalten beider Partner beeinflussen. Umgekehrt werden Gedanken, Bilder, Absichten, Gefühle und Bedürfnisse in den Körper gebracht, dort *embodied* und als physiologische Körperreaktion »verkörpert«. In den Austauschprozessen zwischen Paaren ergänzen sich also psychosomatische und somatopsychische Prozesse, die sowohl im einzelnen Partner als internale, vertikale Resonanz als auch zwischen den Partnern als interaktionale, horizontale Resonanz stattfinden.

- *Resonanz der Körperphysiologie*
  Die Partner reagieren aufeinander mit zahllosen, unwillkürlich-autonomen Körperveränderungen. Hier ist zunächst das Herz-Kreislauf-System, zum Beispiel mit der Erhöhung der Herzrate und des Blutdrucks bei sexueller

oder konflikthafter Erregung, wichtig. Diese und weitere Veränderungen, etwa im muskulären Bereich in Form von Verspannungen, sind Ausdruck des autonomen sympathischen Nervensystems und der Hypothalamus-Hypophysen-Nebennierenrinden-Stressachse. Besonders wichtig ist auch der gesamte viszerale Bereich unter Einfluss des Vagus-Nervs (Porges, 2003), in dem sich das Verliebtsein, aber auch unterschwellige Konflikte physiologisch abbilden. Hierfür ist das parasympathische Nervensystem zuständig. Nicht zuletzt reagieren die Partner auch mit ihren Immunsystemen, zum Beispiel in einer langfristigen Angleichung der beiden Immunsysteme. In der Paartherapie muss die resonante Körperphysiologie eines Paares dem bewussten Erleben zugänglich gemacht werden, bilden sich doch auf dieser Ebene die unbewussten Paardynamiken und damit auch die die unbewussten Konflikte eines Paares körperlich, also gleichsam objektiv ab.

- *Resonanz der Körperempfindungen*
  Die meisten physiologischen Reaktionen des Körpers laufen autonom ab und bleiben völlig unbewusst. Nur eine Intensivierung der physiologischen Signale, wie zum Beispiel beim Schmerz oder einer bewussten Fokussierung auf den Körper, bringt das Empfinden etwa von Enge um das Herz oder von Druck im Magen ins Bewusstsein. Die zentrale Schnittstelle zwischen unbewusstem-vorbewusstem diffusen Empfinden und einer genaueren Wahrnehmung bildet die Insula. In ihr werden die internalen, physiologischen Veränderungen des inneren Milieus abgebildet und können als subjektive Empfindungen ins Bewusstsein treten. In der Paarbeziehung, insbesondere bei Paarproblemen, werden die physiologischen Reaktionen und die dazugehörigen Empfindungen häufig nicht deutlich wahrgenommen, weil die Partner meist auf den anderen bezogen und damit vom eigenen Körperempfinden dissoziiert sind.
- *Resonanz der Stimmungen (engl.* moods*)*
  Paare stimmen sich wechselseitig auf länger andauernde Stimmungslagen ein, die sich im Körper abbilden und sich über den unbewussten körperlichen Ausdruck dem Partner gegenüber gegenseitig verstärken. Die Stimmungen, wie eine gedrückte bedrohliche, gedrückte resignative oder gereizt-aggressive Stimmung, wirken als somatische Marker vorwiegend im viszeralen Bauchbereich und be-»stimmen« das grundsätzliche, unterschwellige Lebensgefühl und die affektiv gefärbte Tonlage eines Paares. Die Stimmungen werden von den Partnern häufig als unbe-»stimmt« und diffus erlebt, sind aber dennoch präziser Ausdruck der Gesamtsituation

eines Paares. Deshalb sollte in der Paartherapie gezielt nach Stimmungslagen und der Atmosphäre in der Paarbeziehung gefragt werden, um sie in differenzierte Gefühle zu übersetzen.

- *Resonanz der Affekte und Emotionen (engl.* emotions*)*
  In den Neurowissenschaften (Damasio, 2011) und der Emotionsforschung (Ekman, 2011) wird zunehmend zwischen Affekt und dem englischen *emotion* einerseits, den Gefühlen (engl. *feelings*) andererseits unterschieden. Affekte und *emotions* können als körpernahes, großteils angeborenes und unbewusstes Reaktionsmuster verstanden werden. Sie werden als energetisierend, intensiv und den ganzen Körper und die Person umfassend erlebt. In der Paarbeziehung werden Affekte und körpernahe *emotions* besonders durch die Gesichter und die Stimme ausgedrückt und kommen nonverbal in eine schnelle, automatische Resonanz zwischen den Partnern (siehe Abbildung 10). Affekte sind gerade in der Partnerschaft häufig kontraproduktiv, weil sie reflexartig und unkontrolliert die Dynamik von Eskalationen verschärfen. In der Paartherapie müssen Paare angeleitet werden, die affektiven Prozesse zu verlangsamen, in die differenzierte Sprache der Gefühle zu übersetzen und in eine bewusste Kontrolle zu bringen.
- *Resonanz der Gefühle (engl.* feelings*)*
  Gefühle können gegenüber den Affekten und Emotionen als differenzierte und durch die Lerngeschichte weiterentwickelte Affekte verstanden werden. Sie sind meist schon bewusstseinsnah und können über eine bewusste Fokussierung präsent und differenziert beschrieben werden. Dies trifft besonders auf die in der Paarbeziehung wichtigen komplexen Gefühle wie Schuld- und Schamgefühle, Eifersucht oder Neid, Minderwertigkeits- oder Grandiositätsgefühle zu. Wieder sind es die Mikrobewegungen in der Mimik, die Nuancen der Stimme und der Gesten, die die Gefühle über den Körper an den anderen vermitteln. So wirken Gefühle in der Resonanz auf den anderen Partner, bevor sie bewusst und versprachlicht werden können.

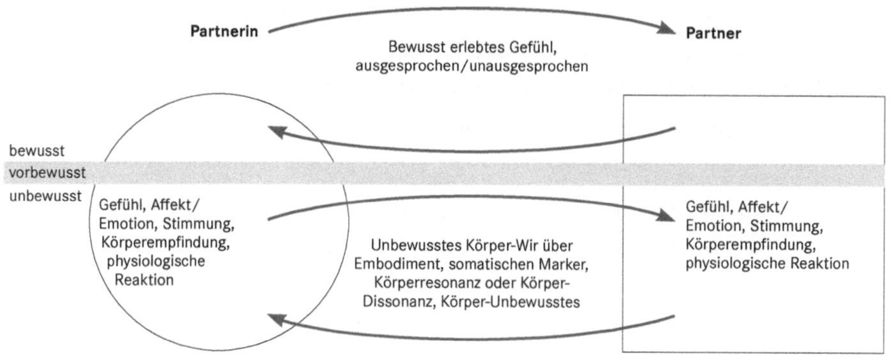

Abbildung 10: Die Körperreaktionen der beiden Partner, beispielsweise in Form von Affekten und Emotionen, bilden über die Spiegel- und Resonanzprozesse ein gemeinsames, unbewusstes Körper-Wir. Die Körperprozesse der Partner können in einer gleichsinnigen Resonanz als konkordant und angenehm, in einer Dissonanz als diskrepant und aversiv erlebt werden.

Sexualität als intensivste ganzheitliche Körperresonanzerfahrung

In der Sexualität wird die intensivste Körperresonanz zwischen den Partnern erlebt. Diese Körperresonanz beginnt mit einer unausgesprochenen Resonanz des gegenseitigen Begehrens über das Anschauen und über verbale Anspielungen. Dies wird weitergeführt über das Verführen, die spielerische Zärtlichkeit und das erotische Spiel. So findet sich das Paar in vielfachen wechselseitigen verbalen und vor allem nonverbalen Spiegelungen in einem erotischen Raum. Die Sexualität braucht eine wechselseitige Stimulation, in der die Partner sowohl auf die eigenen körperlichen Empfindungen und Reaktionen als auch auf die des anderen Partners achten. Die eigenen Körperresonanzen im Lusterleben finden Resonanz in den Körperresonanzen der Lust des anderen. Ermöglicht und gesteigert wird das durch die Differenz der männlichen und weiblichen Körper, der weiblichen und männlichen Sexualität. Die Partner erleben sich in einem Schwingen zwischen sich und dem anderen, dem eigenen Körpererleben und dem Miterleben des Körpererlebens des anderen. Es entsteht eine gegenseitige, kunstvoll sich steigernde sexuelle Erregung, die aufeinander bezogen und vielfach ineinander gespiegelt ist. So können sich die beiden Partner in ihren Körperreaktionen gegenseitig intensivieren und steigern. Im Geschlechtsverkehr zeigt sich die gemeinsam entwickelte und erlebte Resonanz in einem gemeinsam gestaltenden Rhythmus der Bewegungen, der wiederum zu einer Steigerung der gegenseitig gespiegelten Erregung bis zu einem – möglicherweise gemeinsamen – Orgasmus und dem Erleben eines gemeinsamen Paarkörpers führt.

Die Kunst der Sexualität besteht des Weiteren darin, die emotionalen und körperlichen Prozesse bewusst zu steuern und sich zugleich in die spontan-unbewusst ablaufenden Prozesse fallenzulassen – und das im Vertrauen darauf, dass der andere sich genauso vertrauend und resonant auf diese Prozesse einlässt.

- *Resonanz der embodied, aus der Biografie stammenden Traumatisierungen*
  Die im Körper abgespeicherten frühen Verletzungs- und Traumatisierungserfahrungen spielen besonders in den Körperprozessen der Sexualität eine zentrale Rolle. Deshalb werden sie hier als eigene Erfahrungskategorie beschrieben. Die über die Dissoziationsprozesse abgespaltenen Körpererfahrungen wie bei körperlicher oder sexueller Gewalt werden in der Paarbeziehung sehr häufig über Berührungen schnell und unbewusst getriggert.
  Die Körperresonanzen eines Paares, von den physiologischen Körperreaktionen über Stimmungen und Affekte bis hin zur Resonanz von differenzierten Gefühlen, sind Ausdruck der zugrundeliegenden Bedürfnisresonanzen. Anders ausgedrückt: Dem Körper-Unbewussten liegt das kollusiv-dynamische Bedürfnis-Unbewusste eines Paares und die unbewussten Paardynamiken zugrunde. Freilich sind beide unbewussten Ebenen zirkulär miteinander verbunden, werden doch die basalen Bedürfnisse in einer Paarbeziehung im und über den Körper generiert. Stimmige, angenehme oder lustvolle Körperresonanzen sind Ausdruck einer gelingenden und wechselseitigen befriedigenden Resonanz der Bedürfnisse und stärken so die Liebesgefühle eines Paares. Dabei ist das Berührungsbedürfnis ein eigenständiges Grundbedürfnis, das sich Paare in der Zärtlichkeit und Sexualität in einer gemeinsamen Körpererfahrung erfüllen. Schließlich werden in der Berührung zugleich die Bedürfnisse nach Nähe, Bindung, Lust und Wichtigkeit für den anderen erfüllt. Diskrepanzen auf der Ebene des Körpers, der Affekte und Gefühle sind Ausdruck einer unbefriedigenden, missglückten Resonanz der Bedürfnisse beider Partner, einschließlich des eigenständigen Bedürfnisses nach Berührung. Eine zentrale Rolle, besonders bei sexuellen Störungen, spielt das Embodiment von körperlich erlebten Grenzverletzungserfahrungen. Sie werden über den Körper und die wechselseitigen Spiegel- und Resonanzprozesse in die Paarbeziehung zunächst unbewusst eingebracht und getriggert. Sie bedürfen in der Paartherapie besonderer Beachtung und eines behutsamen, achtsamen therapeutischen Arbeitens.

Paartherapeutische Interventionen

Weil das Körper-Unbewusste für die Paarbeziehung, insbesondere bei sexuellen Problemen, so zentral ist, ist es wichtig, die Anleitungen zur wechselseitigen Resonanz und zur Eigenresonanz immer wieder auf das Körperempfinden zu fokussieren. Dabei muss sich das Paar in der Paartherapie sicher fühlen, damit nicht ein in der Paargeschichte oder in der Einzelbiografie stattgefundenes Trauma reaktualisiert wird. Hier einige Beispiele für das therapeutische Vorgehen:

> *Schauen Sie sich an und lassen Sie den Blick oder Ihre Gefühle in diesem Problem/sexuellen Thema zwischen Ihnen hin- und herschwingen. – Schließen Sie Ihre Augen, gehen Sie in Ihren eigenen Körper und spüren Sie, was in Ihrem Körper in Resonanz und ins Schwingen kommen will. – Vielleicht gibt es eine besondere Körperstelle, die sich bei Ihnen immer wieder meldet, wenn Sie diese Schwierigkeiten mit Ihrem Partner erleben. Wie fühlt sich diese Körperstelle an, was spüren Sie dort? Fragen Sie Ihren Körper, welche Empfindung er Ihnen zeigen will.*
>
> *Wenn Sie möchten, können Sie dies Ihren Körper aussprechen lassen in einem Satz wie »Ich als dein Körper will dir zu spüren geben, dass …« oder »Ich als dein Körper will dir zeigen, dass …« Vielleicht passt auch der Satz »In meinem Körper spüre ich …«*

Die Körperresonanz in den Partnern und zwischen den Partnern ist auch eine gute Methode, um über den Körper auf die oben beschriebene unbewusste Bedürfnisdynamik des Paares zu kommen:

> *Spüren Sie noch einmal in Ihren Körper, lassen Sie Ihr Paarthema in Ihrem Körper Resonanz finden und lassen Sie sich über den Körper erspüren, welcher Wunsch und welches Bedürfnis sich über Ihren Körper meldet, welches Bedürfnis Ihr Körper für Sie formulieren will. – Öffnen Sie die Augen, bleiben Sie gut in Ihrem Körper und sagen Sie Ihrem Partner: »Mein Körper wünscht sich für mich …« – Wie fühlt sich Ihr Körper an, wenn Sie das formulieren und umgekehrt, wie reagiert Ihr Körper, wenn Sie die Bedürfnisse Ihres Partners vermittelt durch seinen Körper hören?*

Auch Berührungserfahrungen sind ein Weg, über den Körper an die unbewusste Thematik eines Paarkonflikts oder einer sexuellen Störung, die als körperliche Resonanzstörung verstanden werden kann, zu gelangen:

Denken Sie an eine schöne, zärtliche Berührung. Schauen Sie sich dazu wieder an und lassen Sie die Erfahrung zwischen Ihnen schwingen. Dabei spüren Sie dies auch auf Ihrer Haut als Berührung. Sie spüren, wie Sie den anderen berühren und wie der andere Sie berührt. Um das auf Ihrer Haut und in Ihrem Körper genauer zu spüren, können Sie die Augen schließen.

Gehen Sie von der Berührung auf der Haut in Ihren Körper und lassen Sie die Berührung im Inneren Ihres Körpers klingen. Was spüren Sie in der Tiefe Ihres Körpers? Lassen Sie die angenehmen Gefühle aufsteigen, genießen Sie diese ganz in sich. Öffnen Sie die Augen und schauen Sie sich bitte beide wieder an.

Lassen Sie Ihre Körperempfindungen nochmals zwischen Ihnen hin- und herschwingen, spüren Sie in Ihren eigenen Körper und bleiben Sie gut bei sich. Vielleicht können Sie Ihre Körpererfahrung in sich und zwischen Ihnen in einem Satz ausdrücken wie »Es ist schön, dich zu berühren und es ist schön, von dir berührt zu werden.«

Erinnern Sie sich an eine Berührung, die mit Ihrem Paarproblem verbunden ist. Es können für jeden von Ihnen unterschiedliche Berührungen sein. – Spüren Sie in Ihren Körper. Lassen Sie dabei die Augen zufallen, damit Sie ganz bei sich in Ihrem Körper sind. Spüren Sie ganz körperlich, also in Ihrem Körper, wie Sie in ihm Ihre Enttäuschung/Ihren Ärger/diese Grenzverletzung/diese Abwertung … empfinden.

Prüfen Sie für sich, wie Sie diese Körperempfindung still formulieren könnten, vielleicht in einem Satz wie »In meinem Körper erlebe ich diese Enttäuschung/… als …« – Öffnen Sie die Augen und sprechen Sie Ihren Satz dem anderen gegenüber aus beziehungsweise hören Sie den Satz Ihres Partners.

Wie hier weitergearbeitet wird, wird in den paartherapeutischen Interventionen in Kapitel V.5 näher beschrieben.

Für die Paartherapie sind Stimmungen des Paares und undifferenzierte Affekte und Emotionen als diagnostischer Hinweis für unbewusste Themen und Bedürfnisse und als Zugang zu den körperlich vermittelten Empfindungen wichtig. Häufig spürt die Paartherapeutin schon bei der Begrüßung und in den ersten Sekunden der Sitzung die Stimmung und Atmosphäre beim Paar. Dies kann nach einer Einleitung und Erklärung aufgegriffen werden und über die Körperempfindung in einen Spiegel- und Resonanzprozess eingebracht werden:

> *Schauen Sie sich einen Moment an und lassen Sie die Stimmung, die Sie in den letzten Tagen zwischen sich gefühlt haben und die Sie hierher mitgebracht haben, zwischen sich nochmals deutlicher werden und zwischen Ihnen schwingen. Bleiben Sie in Kontakt mit der Stimmung und im Kontakt mit dem anderen. – Schließen Sie bitte die Augen, spüren Sie in Ihren Körper und achten Sie darauf, wie und wo in Ihrem Körper sich diese Paarstimmung wahrnehmen lässt.*

Anschließend wird, wie oben gezeigt, mit der Körpererfahrung weitergearbeitet, um über die bislang unbewusste Bedürfnisebene zu dem kollusiv-dynamischen Bedürfnis-Unbewussten zu kommen.

Schließlich lässt sich aus der Körpererfahrung eine Skulptur oder Aufstellung des Paares initiieren (näher dazu Kapitel VI.4). Das Paar wird gebeten, im Stehen wieder in das Körperempfinden zu gehen und aus diesem heraus dem anderen gegenüber eine Körperhaltung und Geste entstehen zu lassen, die vom eigenen Körper nahegelegt wird. Diese Skulptur wird also nicht wie üblich von einem der Partner gestellt, sondern entsteht aus der wechselseitigen und individuellen Körperresonanz und ist daher auch Ausdruck dieser Körperresonanz des Paares.

IV.4 Das Paar-Unbewusste als gemeinsames Abwehr-Unbewusstes

Jedes Paar schließt sich zusammen und schließt dabei andere aus (Retzer, 2004, S. 28 ff.). Die Abgrenzung nach außen gegenüber Dritten wie den eigenen Eltern oder später gegenüber den eigenen Kindern lässt das Paar als eigene Einheit entstehen. Nur in dem nach außen abgegrenzten und gesicherten Paarinnenraum kann eine intensive Intimität, zärtliche Nähe und ungestörte Sexualität, aber auch gegenseitiges Vertrauen und Verlässlichkeit erlebt werden. Ein Paar konstituiert diesen abgegrenzten Innenraum durch einen gemeinsamen Liebesmythos, gemeinsame Geheimnisse und emotional verbindende Erfahrungen einerseits, durch sichtbare Symbole wie Ringe, durch

Rituale wie die Heirat und durch eine gemeinsam aufgebaute Welt wie die gemeinsame Wohnung andererseits. Zwar werden diese konkreten Schritte meist ganz bewusst geplant und vollzogen, doch gehen diesen Handlungen zahlreiche unbewusste Prozesse voraus. Die Abgrenzung nach außen und die Abwehr von eindringenden Dritten wird häufig erst bewusst, wenn diese als Störung auftreten, indem das Dritte, wie zum Beispiel ein Einzelkind, sich zwischen die Partner drängt oder eine – meist zunächst unbewusste – Koalition mit einem Partner eingeht.

Die Abwehr nach außen ist allerdings nur eine, dem Bewusstsein eher zugängliche Seite eines gemeinsamen Abwehrsystems des Paares. Ebenso wichtig und meist völlig unbewusst ist die Ausgrenzung und Abwehr von internalen Prozessen und Bedürfnissen in den Partnern und im Paar. Diese Bedürfnisse und Impulse können das Wertesystem, die Ideale und schließlich die Existenz eines Paares – mindestens langfristig – bedrohen. Dabei wird Folgendes abgewehrt:

- bedrohliche Bedürfnisse und Affekte, etwa aggressive Impulse,
- unerlaubte, dem gemeinsamen Wertesystem des Paares widersprechende Bedürfnisse und Affekte, wie zum Beispiel tabuisierte sexuelle Wünsche,
- Individuationstendenzen, die eine stärkere Unabhängigkeit eines Partners intendieren und die vom anderen als bedrohlich erlebt werden,
- Diskrepanz- und Dissonanzerfahrungen, wie zum Beispiel unerledigte heftige Konflikte,
- Verletzungen, Beschämungen und Kränkungen, die in der Geschichte des Paares nicht ausgesprochen oder bereinigt wurden,
- Trennungsphantasien und Trennungswünsche als Reaktion auf eine unbefriedigende Partnerschaft, ebenso Phantasien und Impulse, eine Außenbeziehung einzugehen,
- Traumatisierungen, Defiziterfahrungen und damit verbundene Kind-Bedürfnisse aus der Einzelbiografie der Partner.

Natürlich sind diese Bedürfnisse und Impulse für jedes Paar zunächst ganz normal. Können sie im Rahmen des partnerschaftlichen Dialogs aufgegriffen und für das Paar utilisiert werden, dienen sie sowohl der Paarentwicklung als auch der Entwicklung der einzelnen Partner. Sind diese bedrohlichen Themen jedoch für einen oder beide Partner sehr angstbesetzt, werden sie durch unbewusste Strategien beider Partner abgewehrt, so dass sie im Unbewussten des Paares bleiben.

Doch auch diese defensiven Prozesse haben zunächst eine konstruktive Funktion, ähnlich wie das Immunsystem im Körper. Jedes Paar bildet sein eigenes Immunsystem aus, das die Ideale, die grundlegenden Werte, die Identität und damit das Überleben des Paares als System sichert. Ein gut arbeitendes Paarimmunsystem hält die Balance zwischen einer angemessenen Abwehr von destruktiven Impulsen und einer Integration von zunächst bedrohlich erscheinenden Bedürfnissen.

IV.4.1 Das gemeinsame Abwehr-Unbewusste als Immunsystem des Paares

Das Immunsystem des Körpers arbeitet weitgehend unbewusst. So werden ständig körpereigene Krebszellen oder eindringende Keime durch die komplexen Reaktionen des Immunsystems abgewehrt, ohne dass diese Prozesse ins Bewusstsein dringen. Nur bei Infektionen größeren Ausmaßes, bei allergischen Reaktionen oder bei Autoimmunreaktionen dringen die Arbeitsprozesse des Immunsystems ins Bewusstsein (Schmid, G. B., 2010).

Auch das Immunsystem eines Paares arbeitet zunächst weitgehend unbewusst. Im Verlieben bildet sich das Abwehr-Unbewusste eines Paares als sicheres und zugleich flexibles Immunsystem (siehe Abbildung 11). Die Partner beziehen sich immer wieder aufeinander und auf sich als Paar. Sie stärken so unbewusst ständig die Abwehrkräfte nach außen. Nach innen schützen sich die Partner gegenseitig durch eine milde wechselseitige Idealisierung, durch Regeln und Tabus im Umgang miteinander und durch sich gegenseitig schützende Haltungen wie Höflichkeit, Behutsamkeit, Achtsamkeit und Respekt. Nicht alle Bedürfnisse werden offen und direkt formuliert, insbesondere aggressive Impulse werden gedämpft und moduliert. Dies verhindert Beschämungen, Verletzungen und Kränkungen, besonders wenn eigene, für die Werte und Ideale der Paarbeziehung prekäre Wünsche und Bedürfnisse eingebracht werden. Ausgetragene, begrenzte, gelöste und bewältigte Konflikte stärken das Immunsystem des Paares so, wie Schutzimpfungen oder überstandene Infektionen das Immunsystem des Körpers stärken. Ebenso kräftigen Paargespräche über die grundlegenden Themen der Paarbeziehung das Immunsystem eines Paares. Hier werden differierende oder potenziell bedrohliche Bedürfnisse und Impulse rechtzeitig ins Paarsystem integriert.

Doch das gemeinsame Abwehr-Unbewusste eines Paares arbeitet meist nicht in dieser idealen Weise, vielmehr gibt es wie beim Immunsystem des Körpers Einseitigkeiten, Rigiditäten, Überreaktionen und autoaggressive Prozesse. Diese

Unzulänglichkeiten des Abwehr-Unbewussten eines Paares erklären sich weit gehend damit, dass es sich aus den biografisch geprägten Abwehrmechanismen der beiden Partner konstituiert.

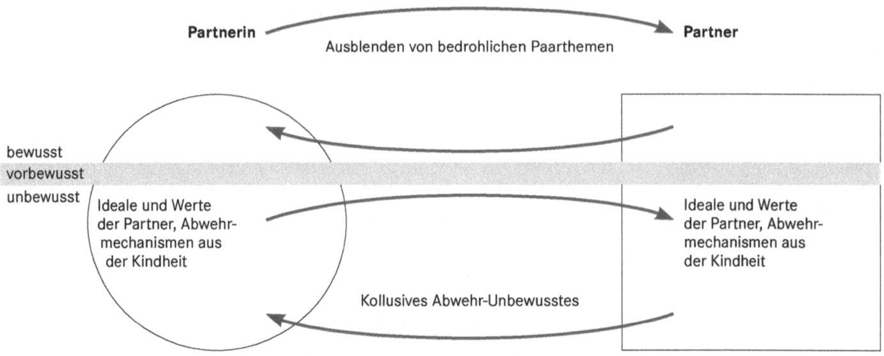

Abbildung 11: In das gemeinsame Abwehr-Unbewusste fließen die unbewussten Werte und Ideale, die die Partner mitbringen und die sich im Verlieben zu einem gemeinsamen Paarideal und Paarwertesystem ergänzen. Zugleich bringen beide Partner Abwehrstrategien, die sie in der Biografie als schützende Abwehrmechanismen ausgebildet haben, in die Partnerschaft ein. In der Partnerwahl wird der Partner unbewusst passend zu den eigenen Abwehrmechanismen gewählt, so dass sich daraus ein kollusives Abwehr-Unbewusstes formt.

Die kindlichen Abwehrmechanismen ergänzen sich ähnlich wie die unbewussten Bedürfnisprofile zu einer unbewussten Kollusion der Abwehrmechanismen. Partner wählen sich so, dass sich auch ihre Abwehrmechanismen gegenseitig stützen und verstärken. Da die aus der Kindheit in die Paarbeziehung eingebrachten Abwehrmechanismen frühe, also kindliche Strategien darstellen und zumeist durch Angst motiviert sind, tendiert das gemeinsame Abwehr-Unbewusste eines Paares zu unreflektierten defensiven Reaktionen. Dadurch werden auch berechtigte, für die Entwicklung des Paarsystems wichtige Bedürfnisse und Wünsche abgewehrt. Die frühen Abwehrmechanismen werden auch dann reaktiviert, wenn von außen Dritte eindringen, weil sie im Paar und in den Partnern auf die dazu passenden Themen stoßen. Jedes Paar muss deshalb lernen, mit seinen frühen und sich kollusiv verstärkenden Abwehrmechanismen umzugehen, sie allmählich bewusst wahrzunehmen und sie zu transformieren, so dass flexible und konstruktive Immunantworten möglich werden. Dies zu entwickeln oder wieder zu entdecken, ist in der Paartherapie ein wichtiger Teil der therapeutischen Arbeit.

IV.4.2 Dysfunktionale Tendenzen des Abwehr-Unbewussten

Abwehrmechanismen können als unbewusste Strategien verstanden werden, mit denen sich das Individuum vor internalen Inkongruenzen, Konflikten und damit vor Stress schützt. Die Forschung zur Dissoziation als fundamentalem Überlebensschutz in traumatisierenden Situationen hat gezeigt, dass diese Abwehr im Gehirn weitgehend unbewusst zwischen Amygdala, Hippocampus, anteriorem cingulärem Cortex und dem präfrontalen Cortex organisiert wird. Die Amygdala als Sensor für Angst ist der meist unbewusste Motor nicht nur der Dissoziation, sondern auch anderer früher Abwehrmechanismen wie der Verleugnung, der Verdrängung, der Reaktionsbildung, der Konversion oder Somatisierung. Die Abwehr von angstauslösenden, schmerzlichen oder bedrohlichen Stimuli geschieht meist unbewusst über den anterioren cingulären Cortex (Berlin, 2011), der als Dissonanz- und Inkonsistenzmonitor fungiert und der rasch unbewusste Kontrollreaktionen einleitet (Grawe, 2004, S. 317 ff.).

Die Abwehrmechanismen der beiden Partner vermitteln sich zunächst unbewusst wieder über Spiegel- und Resonanzprozesse. Zugleich tauschen die Partner ihre jeweils importierten Abwehrmuster interaktiv über verbale und gestische Handlungen aus. In den für Paarbeziehungen typischen Mechanismen der Projektion, der Delegation, der projektiven Identifikation und Regression (Rudolf, 2006) wird der andere Partner für eigene aversive Gefühle verantwortlich gemacht, so dass eigene angstauslösende, tabuisierte Bedürfnisse nicht gespürt werden müssen. Sie können stattdessen am anderen mit Vorwürfen oder Abwertungen bekämpft werden. Da diese Prozesse wechselseitig geschehen, formiert das Paar eine gemeinsame, weitgehend unbewusste Abwehr, die zugleich eine Resonanz in der internalen Abwehr der beiden einzelnen Partner findet.

Das wird am Beispiel der bei Paaren häufig vorkommenden unbewussten Abwehrformation einer gemeinsamen Vermeidungsspirale deutlich (siehe Abbildung 12). Beide Partner vermeiden beispielsweise das Gespräch über Konfliktpunkte oder tabuisierte sexuelle Wünsche beziehungsweise Ängste. Jeder verdrängt diese Impulse bei sich und sieht die Vermeidung zugleich beim anderen, so dass er sich in seiner Vermeidung auf die Vermeidung des anderen verlassen kann. Damit wird die anfänglich noch vorbewusste Vermeidung zu einem habituell eingeschliffenen, unbewussten gemeinsamen Abwehrsystem.

Paare können folgende unterschiedlich strukturierte Abwehrsysteme aufbauen:

- *Rigides Paarabwehrsystem*
  Wünsche, Bedürfnisse, Sehnsüchte und Gefühle werden weitgehend abgewehrt und aus der Kommunikation gehalten, so dass das Paar nach außen oft zwanghaft oder wenig lebendig erscheint. Solche Paarbeziehungen sind stark durch Angst motiviert und vermeiden jede Gefahr von Diskrepanz und Konflikt.
- *Hypersensitiviertes Paarabwehrsystem*
  Ein oder beide Partner reagieren »allergisch« auf bestimmte Trigger mit starken Emotionen, die aber die eigentlichen unbewussten Paarthemen verdecken. So kann ein Paar in einem Eifersuchtskonflikt stecken, wehrt aber damit nicht nur das eigentliche Thema der Trennung ab, sondern bindet sich entgegen dem abgewehrten Thema noch stärker.
- *Durchlässiges Paarabwehrsystem*
  Diese Paare haben schwache Grenzen gegenüber den eigenen Affekten, Bedürfnissen und Impulsen, so dass diese häufig auf verletzende Weise ausagiert werden. Beispiel hierfür sind Streitpaare, bei denen es keinen Schutz vor gegenseitigen Verletzungen gibt.
- *Paarabwehrsystem durch Einbeziehung Dritter*
  Hier werden Dritte miteinbezogen, um damit eigentliche Konflikte zwischen den Partnern zu neutralisieren. Klassisches Beispiel ist die verschwiegene Außenbeziehung, die vom anderen Partner unbewusst gewusst, also geahnt wird und dennoch nicht ins Bewusstsein treten darf. Das eigentliche Thema zum Beispiel von ungelebten Sehnsüchten wird von beiden vermieden und kommt nicht in die Paarbeziehung, sondern wird von einem Partner dissoziativ nach außen realisiert und vom anderen nach innen abgewehrt.
- *Paarabwehrsystem auf niedrigem Strukturniveau*
  Die Partner nutzen frühe, auf niedrigem Strukturniveau angesiedelte Abwehrmechanismen wie Spaltungs- oder Somatisierungsprozesse (Rudolf, 2006). Manche Paare zeigen beispielsweise eine gemeinsame Borderline-Struktur, die durch extreme emotionale Inszenierungen zwischen Trennungsversuchen und symbiotischer Abhängigkeit gekennzeichnet ist.

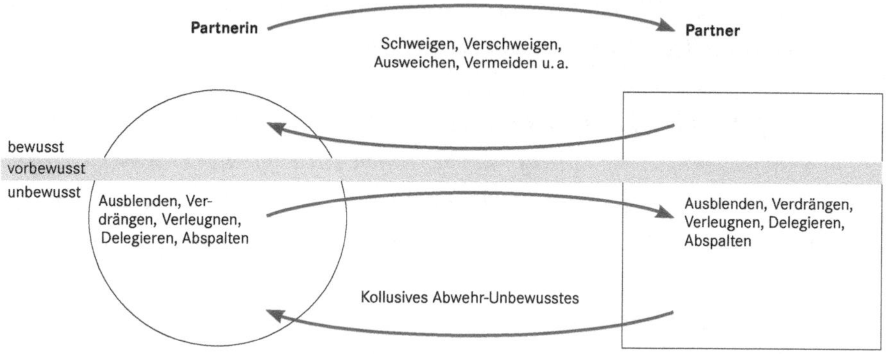

Abbildung 12: Hier wird eine unbewusste Paarvermeidungsspirale gezeigt. Es herrschen Verleugnungsmechanismen vor, die sich kollusiv gegenseitig verstärken. Die unbewusste Vermeidungskollusion stellt ein mögliches Abwehr-Unbewusstes eines Paares mit einem bestimmten Profil seiner Abwehrmechanismen dar. Andere Paare entwickeln eine andere Abwehrstruktur, wie etwa eine von gegenseitigen Projektionen bestimmte Abwehr.

Paartherapeutische Interventionen

In der Paartherapie muss zuerst an und mit den unbewussten Abwehrprozessen gearbeitet werden. Sie zeigen sich in der Kommunikation zwischen den Partnern als Vorwürfe, Abwertungen, als reflexhafte Verteidigung bis hin zur Verachtung (Gottman, 1994). Die destruktiven Kommunikationsformen werden wiederum durch Projektionen, Delegationen und projektive Identifikationen gesteuert. Sie müssen als Schutz der eigenen Person vor weiteren Verletzungen und Benachteiligungen gewürdigt werden. Das Paar braucht von den Paartherapeuten die Sicherheit, dass in der Paartherapie keine neuen destruktiven Prozesse geschehen werden. Deshalb werden sehr konsequent alternative Kommunikationsformen wie das Umformulieren von Vorwürfen in Wünsche vorgeschlagen und eingeübt (Willi, 2002, S. 216 ff.). Erst wenn in der Paartherapie eine sichere Arbeitsbeziehung mit beiden Partnern und ein geschützter Raum entstanden sind, können die unbewussten Abwehrstrategien und unbewussten Abwehrmotive verändert werden. Dies sei hier ausdrücklich betont. Deshalb wird zunächst an der Abwehr über die Kommunikationsmuster gearbeitet:

> *Vergegenwärtigen Sie sich, wie Sie miteinander kämpfen/wie Sie sich am anderen verhaken/wie Sie sich gegenseitig blockieren … Dies ist in Ihrer schwierigen Situation ganz verständlich. Es scheint so, dass Sie beide sich ganz zu Recht schützen müssen und dass es bei Ihnen beiden eine Sorge vor erneuten*

Enttäuschungen/Verletzungen gibt, wenn Sie so in der Partnerschaft handeln, wie Sie zurzeit glauben, handeln zu müssen.

Spüren Sie in sich hinein, welche Sorgen und Befürchtungen hinter Ihren Aktionen stehen. Achten Sie darauf, was bei Ihnen aufsteigt, mit dem Wissen, dass auch bei Ihrem Gegenüber das Handeln von diesen Befürchtungen geprägt wird. Spüren Sie dem genauer nach und formulieren Sie dieses für sich still als Satz, zum Beispiel »Ich kämpfe so sehr, weil ich befürchte, dass …« oder »Ich muss mich schützen, weil ich Sorge habe, dass …« – Sprechen Sie Ihre Sorge aus, beziehungsweise hören Sie der Befürchtung des anderen zu.

In einem Gespräch kann besprochen werden, welche Verletzungen und Kränkungen einerseits, welche Bedürfnisse und Wünsche andererseits in den Kommunikationsmustern abgewehrt werden.

Später kann über systemische Fragen das Abgewehrte, Ausgeblendete und Verleugnete in den bewussten Paardialog gebracht werden. Diese Fragen könnten beispielsweise lauten: »In jeder Paarbeziehung gibt es nicht wahrgenommene Bereiche. Das ist ganz normal und dient zunächst dem eigenen und gegenseitigen Schutz. Was denken Sie, wovor müssten Sie sich selbst, wovor den anderen schützen?«, »Wenn es so etwas geben könnte, von dem Sie wissen, dass es Ihnen schwerfällt, dieses gegenüber dem anderen auszusprechen, was könnte das sein? Was könnte das für Ihren Partner sein, von dem er glaubt, dass er Sie durch das Zurückhalten schützen will?«

Über diese Fragen kann in einem weiteren Schritt in Spiegel- und Resonanzprozessen die Abwehr, das Abgewehrte und die Abwehrmotivation bearbeitet werden:

Schauen Sie sich an und spüren Sie, ob es etwas zwischen oder in Ihnen gibt, das Ihnen schwerfällt, auszusprechen und in die Paarbeziehung einzubringen. Lassen Sie dies in sich aus Ihrem Unbewussten aufsteigen. Es könnte etwas Unbeachtetes, im Schatten Liegendes, vielleicht auch bisher noch Vermiedenes und Unausgesprochenes sein.

Spüren Sie bei sich nach, schließen Sie die Augen und lassen Sie dieses bisher nicht Abgewehrte zunächst nur in sich selbst zu. Das könnten scheinbar unerlaubte Wünsche sei, das könnten nicht ausgesprochene Themen aus der Paargeschichte oder der eigenen Kindheit sein. – Spüren Sie, was Sie in der Paarbeziehung bräuchten, um das bisher Unausgesprochene einzubringen.

Öffnen Sie bitte die Augen und formulieren Sie den benötigten Schutz in einem Satz wie »Ich brauche für das Unausgesprochene …« – Prüfen Sie beide, ob Sie dem anderen das von ihm Benötigte geben können. Das zeigt ein Kopfnicken an.

Schließen Sie noch einmal die Augen und prüfen Sie, ob Sie das Aufgetauchte heute oder später benennen wollen, oder ob Sie es als Geheimnis bewahren wollen. Alles ist hier in Ordnung. Es darf offenbleiben, ob Sie es aussprechen wollen oder nicht, wenn Sie sich jetzt nochmals anschauen.

Wenn es etwas bisher Unausgesprochenes gibt, dann können Sie es direkt aussprechen oder erst später einbringen. Allein dadurch, dass Sie das bisher Vermiedene in sich zugelassen haben, kann sich etwas in Ihrem Paar-Unbewussten lösen, gleichgültig, ob Sie es jetzt oder später aussprechen werden. – Öffnen Sie die Augen und schauen Sie sich bitte mit diesem Wissen gegenseitig an und lassen Sie Ihren inneren Prozess zwischen Ihnen beiden schwingen.

Sollte von einem Partner etwas bisher Unausgesprochenes eingebracht werden, werden der Mut und die Wichtigkeit des Eingebrachten gewürdigt. Der Prozess wird mit dem Hinweis abgeschlossen, dass mögliche weitere, bisher unausgesprochene Themen später eingebracht werden können oder auch wie von selbst einfließen, wenn es an der Zeit sein wird und es für den jeweiligen Partner stimmt. Ziel der Arbeit mit dem Abwehr-Unbewussten des Paares ist es, die bisherige Abwehr behutsam zu lösen und im Einüben von konstruktiven Kommunikationsformen wie dem offenen Ansprechen von Gefühlen und Wünschen eine flexible und adaptive Abwehr zu kreieren.

IV.5 Das Paar-Unbewusste als gemeinsames kreatives Unbewusstes der Liebe

Die Dynamik des Paar-Unbewussten wurde bisher auf der Basis der Neurobiologie, der Psychoanalyse und des Kollusionsansatzes von Jürg Willi beschrieben. Nun wird ein für die Paartherapie wichtiger weiterer Aspekt des Paar-Unbewussten auf dem Hintergrund der Tiefenpsychologie nach Carl Gustav Jung, der Hypnotherapie nach Milton Erickson und den ressourcenorientierten systemischen Ansätzen dargestellt.

Schon Carl Gustav Jung hat das Individuum und seine Psyche als selbstregulierendes System beschrieben, das nach Wahrung der Identität, nach Ganzheit und nach Individuation, also ständiger Weiterentwicklung der Identität hin zur Ganzheit, strebt (Jung, 1991). Dabei korrigiert das Unbewusste zum Beispiel über die Träume Einseitigkeiten der Psyche zugunsten einer ausbalancierten Ganzheit. Das Unbewusste hat bei Carl Gustav Jung in seiner kompensierenden und heilenden Wirkung also eine positive Bedeutung.

Dies wird bei Milton Erickson noch stärker betont, wonach das Unbewusste eine kluge und wissende Instanz in der Persönlichkeit darstellt (Peter, 2009), die salutogenetische Prozesse initiiert und gestaltet. Im Unbewussten liegen die Ressourcen und Lösungsideen für ein vorliegendes psychisches Problem schon bereit. Für Milton Erickson (Erickson u. Rossi, 1981/2010) ist das Unbewusste im Grunde eine therapeutische Metapher, über die der Patient in der Trance an seine Ressourcen gelangt.

Die neurobiologische Forschung hat wie zum Beispiel in der Psychoneuroimmunologie herausgestellt (Schmid, G. B., 2010; Schubert, 2011), dass alle weitgehend unbewusst ablaufenden physiologischen und psychologischen Prozesse darauf angelegt sind, immer wieder die Überlebens- und Funktionsfähigkeit des Körpers und des Gehirns in Form von somatischer und psychischer Gesundheit zu garantieren oder bei Verletzungen und Erkrankungen diese wiederherzustellen. Auf der körperlichen Ebene geschieht dies zum Beispiel in den Prozessen der Wundheilung, bei der die Selbstheilungskräfte des Körpers neues Bindegewebe entstehen lassen, um die Wunde zu schließen. Dies wird durch komplexe, autoregulative Prozesse unter dem Einfluss von Zytokinen als Wachstumsfaktoren gesteuert. Für die psychische Funktionsfähigkeit gibt es auf der Ebene des Gehirns ebenfalls zahlreiche selbstregulatorische Prozesse, die zum Beispiel Stress oder traumatische Erfahrungen gegenregulieren und zu heilen versuchen (Schmid, G. B., 2010).

Insofern lässt sich von einem kreativen, heilkräftigen Unbewussten sprechen, wenn klar ist, dass es als ein zusammenfassender Begriff für die unendlich vielen unbewussten, heilsamen und kreativen Prozesse sowohl des Körpers als auch des Gehirns zu verstehen ist.

IV.5.1 Das kreative Paar-Unbewusste als unbewusster Selbstorganisationsprozess

Wie zeigt sich das kreative und heilende Unbewusste in einer Paarbeziehung? Im Kennenlernen und Verlieben hat das Paar die kreative, nämlich die paarstiftende Wirkung und die Veränderungskraft des Paar-Unbewussten erlebt. Diese existenzielle, im limbischen System in den Belohnungszentren verankerte Erfahrung stellt die Bezugsgröße für die Regulations- und Heilungsprozesse in einer Partnerschaft dar. Die Erfahrung der Liebe lässt die Paarbeziehung als sich selbstorganisierende Struktur immer wieder in folgende Richtungen streben:

- *Tendenz zur Ganzheit*
  Die Partnerwahl und die Erfahrung der Liebe trägt in sich die Tendenz zur Ganzheit. Die bewussten und vor allem die unbewussten Bedürfnisstrukturen der Partner ergänzen sich komplementär zu einer neuen, ganzen Gestalt der Paarbeziehung. Dies wird als anfängliches Glück der Ganzheit und Vollständigkeit erlebt, das bewusst und vor allem unbewusst immer wieder angestrebt wird.
- *Tendenz zur zeitlosen Dauer*
  Nach einem erweiterten Nietzsche-Wort will alle Lust und Liebe Ewigkeit, also eine zeitlose Dauer des Glücks. Wie jedes System strebt auch die Paarbeziehung gegen die Tendenz der Entropie hin zu einem beständigen Bestehen und zur Dauerhaftigkeit der Paarbeziehung. Hierfür sorgt auf der neurobiologischen Ebene vor allem das Bindungssystem, auf der psychosozialen Ebene die Bindung über eine gemeinsame Paargeschichte, gemeinsamen Besitz oder über die Institution der Ehe oder eines Paarvertrags.
- *Tendenz zur Schönheit*
  Die Erfahrung der Schönheit des Partners und der Liebe stellt für Paare ein inneres Ideal von Passung, Übereinstimmung, Stimmigkeit und Harmonie dar. Natürlich liegt die Schönheit im Auge des Betrachters, dennoch folgt

unser ästhetisches Empfinden grundlegenden Regeln. So erleben wir Muster und Gestalten als schön, die auf der Grundlage des Goldenen Schnittes geformt sind. Selbstähnliche Wiederholungen wie in fraktalen Musterbildungen oder Symmetrien bis in die Quantenphysik hinein (Resag, 2010; Stewart, 2008) scheinen zu grundlegenden Regelhaftigkeiten der Natur zu gehören, die wir als ästhetisch stimmig erleben. Dabei wird die Energie in einer optimal ökonomischen Weise in eine stabile Form gebracht. Auch in der Schönheit der Liebe finden die Partner in optimaler, harmonischer Form zueinander. Deshalb ist die – durchaus subjektiv empfundene – Schönheit als ästhetische Erfahrung für die Partnerwahl sehr wichtig, weil sie aufgrund evolutionsbiologischer Kriterien die optimal zueinanderpassenden Partner zusammenführt (Reichholf, 2011; Grammer et al., 2003). Die Stimmigkeitserfahrung im Verlieben und in der Partnerwahl wird zum Beispiel in romantischen Szenen oder beim Feiern von Jahres- und Hochzeitstagen immer wieder neu in einem schönen Rahmen inszeniert, indem sich die Partner füreinander schön machen.

- *Tendenz zur Sinnerfahrung*
  Im Erlebnis von Sinn werden alle Erfahrungen in einen Beziehungs- und damit Bedeutungszusammenhang gestellt. Die Liebe als intensivste Erfahrung, die das eigene Erleben in Beziehung zu einem anderen setzt, wird als in sich stimmiges Kohärenzgefühl erlebt, in dem das eigene Verhalten und das des Partners immer schon Bedeutung und damit Sinn erhält. Partner tendieren dazu, in der Paarbeziehung immer wieder die Kohärenz und Sinnerfahrung zu aktualisieren.

Liebe als Transzendenzerfahrung?

Die Liebe wird von vielen Paaren als Transzendenzerfahrung erlebt und gedeutet. Damit greifen sie auch kulturell und religiös vorgegebene Interpretationsmöglichkeiten auf (Illouz, 2007). Metaphern von der Liebe als »Himmelsmacht« oder »Himmelsgeschenk« oder der Begriff der göttlichen Liebe und Gott als unendliche Liebe unterstützen dabei Paare in der Deutung und Gestaltung ihrer Liebeserfahrung. In zahllosen Schlagern, in Opern und in Filmen wird die Liebe als Sehnsucht nach der absoluten Liebe und als Transzendenzerfahrung bildkräftig beschrieben und idealisiert.

Die Partner erfahren in der Liebe eine Selbsttranszendenz, wenn sie sich für den Partner öffnen oder in der Sexualität im anderen aufgehen. Sie erleben das Aufgehobensein als Geborgenheit in einer größeren, sie umfassenden Sinneinheit, in der sich alles Trennende auflöst (Willi, 2005). In keiner anderen Beziehungsform, außer in einer religiös erlebten Gottesbeziehung, ist eine solche Selbsttranszendenzerfahrung möglich. Diese sich selbsttranszendierende Liebe wird von vielen Paaren als Teil einer größeren, umfassenderen, eben transzendenten Liebe gedeutet. In unserem christlichen Kulturraum wird die göttliche Liebe - immer noch wirkmächtig - von Paulus im ersten Korintherbrief beschrieben und mit dem Satz abgeschlossen »Nun aber bleiben Glaube, Hoffnung und Liebe, diese drei. Die Liebe aber ist die Größte unter ihnen« (Erster Brief des Paulus an die Korinther, Kapitel 13, Vers 13).

Das Paarsystem tendiert bewusst und unbewusst immer wieder dazu, die Kriterien von Ganzheit, Dauer, Schönheit und Sinngefühl zu erreichen. Sie fungieren als positive Attraktoren in der Partnerschaft, die das vorwiegend unbewusste Denken, Fühlen und Handeln der einzelnen Partner so beeinflussen, dass dabei die emergente Gestalt der Partnerschaft erhalten und weiterentwickelt wird (siehe Abbildung 13). Das kreative Paar-Unbewusste stellt einen wichtigen, eben unbewussten Teil des ständig stattfindenden Selbstorganisationsprozesses eines Paares dar. Hierfür scheint es nicht nur individuelle oder zeitlich gebundene Bilder zu geben, sondern auch im kollektiven Unbewussten verankerte Paararchetypen (Kast, 1998), die das Paar-Unbewusste tragen und mit wirkmächtigen Symbolen ausstatten.

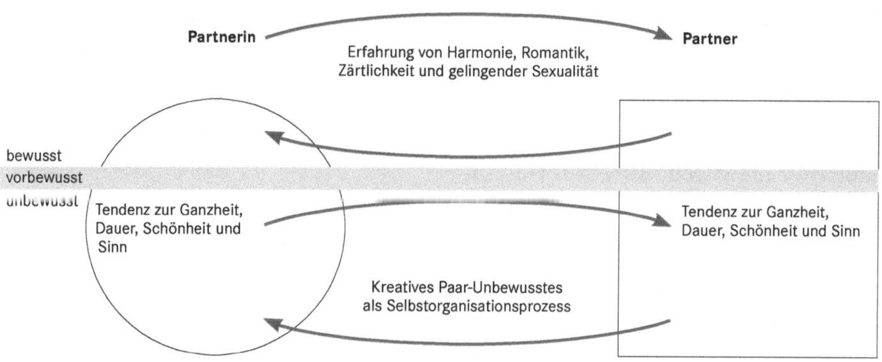

Abbildung 13: Die unbewussten Selbstorganisationsprozesse eines Paares konstellieren im Verlieben ein gemeinsames kreatives Paar-Unbewusstes, das sich an Regelungskriterien wie Ganzheit, Schönheit und Sinn ausrichtet. Auf der bewussten Ebene erlebt das Paar romantische und harmonische Stimmungen. Bei Störungen aktiviert das kreative Paar-Unbewusste Reparaturmechanismen. In der Paartherapie werden diese Copingmechanismen eines Paares wieder installiert und durch bewusste konstruktive, nun einzuübende Kommunikationsformen ergänzt.

IV.5.2 Das kreative Paar-Unbewusste als Selbstheilungs-Unbewusstes

Wie oben dargestellt, haben wir schon als Säugling das Potenzial für kommunikative Reparaturmechanismen entwickelt. Wird diese Fähigkeit von den Eltern einfühlsam und resonant beantwortet und in ihrem Verhalten als Modell für den Säugling erlebbar, werden die kommunikativen Copingfertigkeiten unterstützt und gestärkt. In der Paarbeziehung werden die früh erworbenen Copingmechanismen bei Beziehungsproblemen meist unbewusst aktiviert. In der Verliebtheitsphase entwickeln die Partner auf der Basis ihrer bisherigen interaktionalen Reparaturmechanismen zudem gemeinsam weitere Strategien, die im Folgenden nur kurz benannt werden:

- Nachfragen und Verstehenwollen,
- Perspektiv- und Rollenwechsel,
- Kompromissbereitschaft und Einlenken im Relativieren der eigenen Position,
- Stoppen und Vertagen von Streiteskalationen oder destruktiven Diskussionen,
- Bereitschaft, sich zu entschuldigen,
- Bereitschaft zum Verzeihen und Versöhnen.

Diese bekannten Strategien setzen eine kooperative, respektvolle und empathische Grundhaltung beider Partner voraus; umgekehrt stärken die gemeinsam vorgenommenen interaktionalen Reparaturen diese Grundhaltungen. Paare kommen häufig in die Paartherapie, wenn die bisherigen Reparaturmechanismen nicht mehr funktionieren und die Grundhaltungen von Achtsamkeit und Empathie verlorengegangen sind.

Paartherapeutische Interventionen

Häufig besteht eine erste Aufgabe der Paartherapie darin, die Reparaturmechanismen und damit die Grundhaltungen von Respekt und Empathie wieder zu implementieren. Hier haben am Beginn einer Paartherapie auch übende Verfahren, mit denen basale Kommunikationsfertigkeiten eingeübt werden, ihren Platz (Schindler et al., 2006, S. 94 ff. und S. 192 ff.).

In meinem Ansatz werden in Resonanzprozessen die in der Verliebtheitsphase eingeübten Reparaturmechanismen im Erleben reaktualisiert:

> *Erinnern Sie sich an eine Szene, in der Sie gemeinsam als Paar eine Differenz gelöst haben. Das kann bei jedem von Ihnen eine andere Szene sein. Wenn diese Szene vor Ihrem inneren Auge entstanden ist, schauen Sie sich bitte wie-*

der an und lassen Sie diese gute, sehr wichtige Erfahrung zunächst zwischen Ihnen hin- und herschwingen. Vielleicht taucht dabei ein Lächeln auf Ihren Gesichtern auf.

Schließen Sie bitte mit diesem Lächeln in Ihrem Gesicht die Augen und gehen Sie ganz in diese Szene. Erleben Sie bei sich, wie Sie den Konflikt lösen. Sie spüren diese Erfahrung als Fähigkeit und Wirksamkeit in Ihrem Körper. Schauen Sie, was Ihr Partner beiträgt, um die Differenz/den Konflikt/das Problem zu klären. Spüren Sie, wie das bei Ihnen ankommt und zu welchen Gefühlen und Impulsen Sie das einlädt. Sie sehen bei Ihrem Partner und bei sich, wie Sie in einen gemeinsamen, sich wechselseitig verstärkenden positiven Prozess kommen.

Öffnen Sie die Augen und lassen Sie diese Erfahrung zwischen Ihnen noch einmal schwingen. Vielleicht wird Ihnen dabei klar, was Sie konkret in der nächsten Zeit tun möchten, damit Sie diese gute Erfahrung in das konkrete Zusammenleben heute übersetzen können. Sie können aber auch nur neugierig sein, wie sich diese neu aktualisierte Erfahrung ganz unbewusst, in kleinsten, aber doch sehr wichtigen Veränderungen zwischen Ihnen zeigen wird. In diesem Sinne lassen Sie die gute, lösende Erfahrung wirken, ohne dass wir sie genauer besprechen.

Um die ursprünglichen Selbstorganisationstendenzen des Paares zu reaktualiseren, wird das Paar in eine romantische oder zärtliche Liebesszene geführt. Die schon bekannten Spiegel- und Resonanzprozesse laden das Paar ein, die Sehnsucht nach Ganzheit, nach Dauer und Sinn als körperliche Resonanzerfahrung intensiv zu spüren. Im Gespräch über diese Erfahrungen wird an der Frage gearbeitet, was das Paar konkret dafür tun kann, die bekannten und erwünschten Tendenzen wieder neu zu ermöglichen und zu unterstützen.

V Paarsymptome als Störungen des Paar-Unbewussten – Warum die Liebe so schwierig ist

Beide Partner sind 60 Jahre alt und das Paar kommt zur Paartherapie, weil die Ehefrau zufällig entdeckt hatte, dass ihr Mann im Internet Pornografie konsumiert. Sie erlebt das als Verrat an ihr und der gemeinsamen langen Partnerschaft und ist tief enttäuscht. Er fühlt sich beschämt und schuldig, weist aber darauf hin, dass es schon mehrere Jahre keine Sexualität mehr gibt. Sie erklärt sich das damit, dass beide immer wieder längere Zeit krank waren und deshalb die Sexualität eingeschlafen sei. Er dagegen sieht als eigentliche Ursache für eine schon immer schwierige Sexualität des Paares die sexualfeindliche Erziehung seiner Frau. Sie hält dagegen, dass er nie genügend zärtlich war und sie sich deshalb sexuell nie ganz fallenlassen konnte.

Dieses Paar erlebt offensichtlich eine für beide schmerzliche Erfahrung, die beide beenden wollen. Muss diese Erfahrung als aktuelles Problem oder als Symptom mit einer langen Entstehungsgeschichte verstanden werden? Liegt hier ein konkret zu lösendes Problem oder eine Paarsymptomatik als Ergebnis unbewusster Paarprozesse vor? Befragt man die Partner, so zeigen sich unterschiedliche Perspektiven und Erklärungen, aus denen sich unterschiedliche Lösungsstrategien ableiten lassen. Dabei haben beide unterschiedliche Wünsche: Sie will, dass er den Pornografiekonsum beendet und zärtlicher wird, er will endlich eine befriedigende Sexualität, für die sich seine Frau öffnen soll. Für die Paartherapie, die sich die beiden wünschen, stellen sich eine Vielzahl von Fragen: Wie kann man für die Paartherapie gemeinsame Ziele und damit einen gemeinsamen Therapievertrag konstruieren? Lässt sich ein für beide Partner passendes Erklärungs- und Verstehensmodell finden? Braucht es solch ein Modell für den Veränderungsprozess überhaupt? Welche Interventionsmethoden sind für beide Partner annehmbar und zieldienlich?

In dem von mir vorgestellten Paartherapieansatz lade ich das Paar zunächst zu einer ersten Abklärung der eben genannten Fragen ein. Zunächst erarbeite ich zusammen mit dem Paar über systemische Fragen zur Thematik, zur Paargeschichte und zur Einzelbiografie und über erste tiefenpsychologische Deutungen ein gemeinsames Problemverständnis. Dabei bringe ich die Partner immer wieder über die Spiegel- und Resonanzprozesse in ein Spüren ihrer Gefühle und ihrer verletzten Bedürfnisse und damit in ein Gewahrwerden der unbewussten destruktiven Paarprozesse. Der bisher beschriebene Ansatz eines Paar-Unbewussten und dessen verschiedene Prozessebenen dienen als Landkarte, die nach dem Entstehungsort, der Entstehungslandschaft und dem Entwicklungsweg von belastenden Paarsituationen genauer befragt wird.

V.1 Paarsymptome zwischen Triggern und unbewussten Prozessen

In der Paarpsychologie und Paartherapie gibt es meines Wissens keine einheitliche Ätiologie von Paarproblemen. Meist werden Paarsymptome je nach therapeutischem Ansatz auf spezifische Ursachen wie zum Beispiel auf Kommunikationsprobleme, auf ungleichgewichtige Austauschprozesse oder auf eine destruktive Paarkollusion zurückgeführt. Oft wird auch nicht zwischen Auslösern, Randbedingungen und ursächlichen Prozessen unterschieden. Natürlich lassen sich systemisch gesehen auch keine einlinigen kausalen Ursachen einer Paarproblematik aufzeigen, vielmehr entsteht diese in einem komplexen zirkulären Prozess zwischen den Partnern und dem Paar und seiner wiederum selbstkonstruierten Lebenssituation als Randbedingung der Paarproblematik. Des Weiteren ist unklar, was als Paarproblem zu verstehen ist, zumal nicht selten nur ein Partner die gegenwärtige Paarsituation als Problem definiert und erlebt. Was als Paarsymptom zu verstehen ist, ist somit eine Konstruktion des Paares, die mit der Leidenserfahrung mindestens eines Partners verbunden ist. Ich verwende die Begriffe des Paarsymptoms und der Paarsymptomatik für eine als belastend und destruktiv erlebte Paarsituation. Sie wird mindestens von einem Partner so definiert, dass er für sich und für die Partnerschaft als System einen Veränderungsprozess in einem professionellen Beratungskontext wünscht. Die zwischen den Partnern differierende Einschätzung, ob und in welcher Schwere ein Paarsymptom vorliegt, ist selbst schon Hinweis auf eine bestimmte Paarsymptomatik.

Natürlich stellt sich auch die Frage, ob es für die Paartherapie überhaupt ein Verständnis der Entstehungsgeschichte eines Paarsymptoms braucht. Systemische und lösungsorientierte Ansätze fragen nicht so sehr nach Symptomen und deren Ätiologie, sondern viel stärker nach Lösungen. Meiner Erfahrung nach fühlen sich Paare durch ein einseitig lösungsorientiertes Arbeiten nicht in ihrem Leiden an ihrer Paarsymptomatik und in ihrem Wunsch nach einem Verstehen ihres Leidens gewürdigt, so dass es zu Widerständen im Paartherapieprozess kommt. Doch nicht nur das Paar braucht ein erstes Verständnis der Paarsymptomatik und deren Entstehungsgeschichte, sondern auch die Paartherapeuten benötigen eine Navigationshilfe für den komplexen Lösungsprozess einer Paartherapie, der zwischen einem Woher und einem Wohin seine Richtung und Energie erhält (Weber, 2012).

Die Entstehung von Paarsymptomen lässt sich meist in einer Vorgeschichte verorten, in der es verschiedene mögliche Randbedingungen bis hin zu konkreten Auslösern für eine Paarsymptomatik geben kann. Auch hier kann dies von beiden Partnern unterschiedlich beschrieben und erklärt werden. Für die Paartherapie ist es wichtig, dass die häufigen wechselseitigen Schuldzuschreibungen aufgelöst werden, indem mögliche Auslöser und Entwicklungen gemeinsam erkundet werden. Das Paar soll dabei Einsicht gewinnen sowohl in die Randbedingungen als auch in die Beteiligung beider Partner beim Entstehen der Paarsymptomatik. Näheres wie das Einführen von Gesprächsregeln in der Paartherapie, wie Umgang mit akuten Paarkrisen und die Erarbeitung eines Paartherapievertrags findet sich weiter unten in Kapitel IV.1. und in meinem Buch »Einander neu entdecken« (Kachler, 2024). Nur so ist die Arbeit mit den nun beschriebenen Auslösern einer Paarsymptomatik therapeutisch hilfreich:

- *Unausweichliche Beziehungsdilemmata*
  Jedes Paar muss grundlegende, nicht zu vermeidende Beziehungswidersprüche immer wieder neu in eine spannungsvolle Balance bringen (Willi, 2002, S. 40 ff.). Einige dieser Beziehungsdilemmata sind die systemimmanenten Widersprüche von Egoismus und Altruismus, von Nähe und Distanz, Autonomie und Bindung, Dominanz und Anpassung, Selbstverwirklichung und Verzicht und von Veränderung und Stabilität. Diese Dilemmata lassen sich nicht grundsätzlich auflösen, sondern müssen in einem aktiven Auseinandersetzungsprozess immer wieder in ein letztlich prekär bleibendes Gleichgewicht gebracht werden. Darin zeigt sich die Grundaufgabe der Partner, eine

bezogene Individuation und eine individuierte Bezogenheit (Stierlin, 1974) zu entwickeln, die für beide stimmig ist. Vorübergehende Imbalancen bei den beschriebenen Dilemmata sind ganz normal, können aber die unbewussten Bedürfnissysteme, deren Kollusion und damit die unbewussten Paardynamiken triggern. Dies geschieht zum Beispiel, wenn ein Partner im Aggressionssystem nach mehr Autonomie strebt, während der andere Partner aus seinem Bindungssystem mehr Nähe wünscht. Ebenso kann ein Beziehungsdilemma alte Traumatisierungen und biografische Defiziterfahrungen triggern. Wurde beispielsweise Nähe durch den übergriffigen Vater als gefährlich erfahren, wird der Wunsch des Partners nach Nähe ebenfalls als bedrohlich erlebt und muss abgewehrt werden.

- *Unausweichliche Entwicklungsübergänge*
  Jedes Paar erlebt Übergänge zum Beispiel vom Verliebtsein in die partnerschaftliche Liebe oder vom Paar mit Kindern zum Paar mit erwachsenen, aus dem Hause gehenden Kindern. Diese und zahlreiche andere Übergänge bringen immer auch Imbalancen in die zuvor beschriebenen Beziehungsdilemmata und können zu ganz normalen Paarkrisen führen. Diese wiederum können unbewusste Paarprozesse triggern oder für vorhandene Regulationsstörungen im Paar-Unbewussten zu einer verstärkenden Randbedingung werden. Die Phasenübergänge und die unbewussten Regulationsstörungen können sich zirkulär gegenseitig zu einer Paarsymptomatik wie ständigen Streitigkeiten, Rückzug, Distanzierung oder sexuellem Desinteresse aufschaukeln.
- *Unausweichliche Ereignisse*
  Jedes Paar ist mit externen, unkontrollierbaren Ereignissen wie einem Umzug, der Arbeitslosigkeit eines Partners, einer Erkrankung oder dem Tod eines nahen Angehörigen konfrontiert. Auch der Alltagsstress eines Paares, der Stress bei der Arbeit, Imbalancen zwischen den beruflichen Karrieren beider Partner oder der Stress durch die Kinder sind nur teilweise zu vermeiden oder zu mildern. Auch diese Stresssituationen können Regulationsstörungen im Paar-Unbewussten triggern oder bei schon vorhandenen unbewussten Themen oder Traumatisierungen als Randbedingungen verschärfend wirken.

Diese Auslöser und Randbedingungen sind jedoch keine kausal zu verstehenden Ursachen für Paarsymptome. So kann ein Schicksalsschlag zwar ein Paar sehr belasten, zugleich aber dieses Paar in seiner Beziehung stärken. Beziehungsdilemmata, Auslöser und Randbedingungen werden erst dann zu einem Trigger für eine Paarsymptomatik, wenn diese auf bereitliegende Paarthemen im Paar-Unbewussten treffen. Paarinterne unbewusste Konstellationen können zu Randbedingungen für destruktive Paarprozesse werden, in denen Paarsymptome als neue emergente Gestaltelemente des Paares sich kokreativ zwischen den Partnern ent wickeln.

Aus dem hier entwickelten Verständnis der Paarbeziehung als ein im Wesentlichen unbewusstes System lassen sich folgende Thesen aufstellen:

- Paarsymptome beginnen im Paar-Unbewussten.
- Paarsymptome konstellieren sich aus dem Paar-Unbewussten.
- Paarsymptome manifestieren Störungen im Paar-Unbewussten.
- Paarsymptome symbolisieren unbewusste Paarprozesse.
- Paarsymptome sind Ergebnisse der unbewussten Paardynamiken.
- Paarsymptome geben aus dem Paar-Unbewussten Impulse zur Paarentwicklung.

Im Rückblick auf die Paargeschichte kann man häufig schon recht früh erste Anzeichen für die Entstehung einer Paarsymptomatik erkennen. Aus dem Paar-Unbewussten kommen regelhaft frühzeitige Signale einer beginnenden Paarstörung, die meist zunächst durch das gemeinsame Abwehr-Unbewusste des Paares eliminiert werden. Erst wenn deutliche Gefühle der Störung ins Bewusstsein der Partner eindringen, wird mindestens einer der Partner auf die Störung aufmerksam. Gelingt es dem Paar, die Störung als Ausdruck eines komplexen Beziehungsthemas anzunehmen, die darin sich äußernden Bedürfnisse zu verstehen und diese wiederum produktiv aufzugreifen, kann die Störung zu einem Impuls für die Weiterentwicklung des Paares werden. Fokussieren die Partner sich jedoch auf das sich abzeichnende Symptom und arbeiten sich in wechselseitigen Schuldzuweisungen und Vorwürfen ab, wird das Symptom zu einem negativen Attraktor für das Paar, der wiederum vorwiegend unbewusst seine destruktive Wirkung entfaltet.

V.2 Paarsymptome als unbewusste Spiegel- und Resonanzstörung

Wie beschrieben wird das Paar-Unbewusste über eine unendliche Anzahl von impliziten, vorbewussten und unbewussten Spiegel- und Resonanzprozessen zwischen den Partnern horizontal und in den Partnern vertikal konstituiert. Selbst im Verlieben und in Phasen großer emotionaler Übereinstimmung spiegeln sich die Partner einander nicht eins zu eins, ebenso ist die Resonanz nicht vollständig konkordant. Metaphorisch gesprochen sind die Spiegel in den Partnern nie ganz plan, so dass die internale und horizontale Spiegelung immer leicht verzerrt ist. Ebenso sind zwei resonante Klangkörper wie zwei Geigen oder Celli nicht ganz genau gleich gebaut. Kleinste Abweichungen in Größe und Holz der beiden Geigen verhindern eine perfekte Resonanz. Manchmal sind – um im Bild zu bleiben – die Resonanzkörper sehr unterschiedlich. Meist haben beide Musikinstrumente auch Schrammen, Risse oder Beschädigungen, die die Resonanzfähigkeit beeinträchtigen. Auch Spiegel können blinde oder zersplitterte Stellen besitzen, so dass der Spiegel manches gar nicht, manches nur in Splittern oder Bruchstücken spiegeln kann (siehe Abbildung 14).

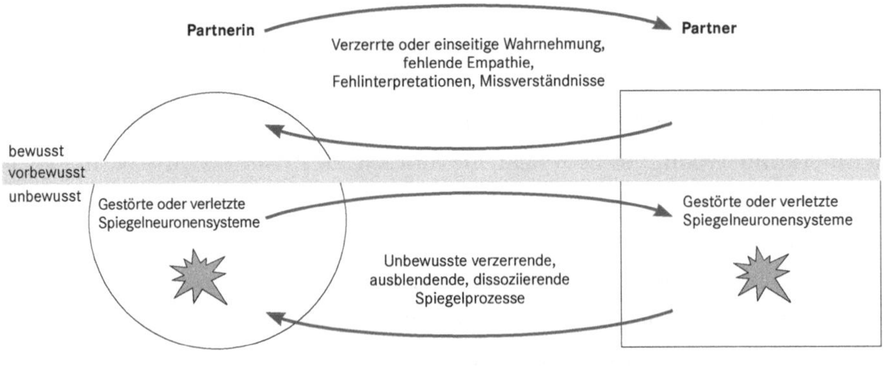

Abbildung 14: Störungen und Verletzungen des Spiegelneuronensystems führen auf der unbewussten Ebene zu verzerrenden Spiegelprozessen, in denen sich die Verzerrungen, Ausblendungen oder Zersplitterungen verstärken. Dies zeigt sich auf der wahrnehmbaren kommunikativen Ebene in einer verzerrenden oder einseitigen Wahrnehmung des Partners, in egozentrisch verzerrten Projektionen, in fehlender Empathie und schließlich ganz konkret als Fehlinterpretationen der Intentionen des anderen und als Missverständnisse.

Bei Paaren verzerren einseitig prononcierte Bedürfnisstrukturen und eine intensivierte unbewusste Paardynamik die Spiegel- und Resonanzmechanismen ebenso wie die in der Biografie erlebten und im Körper *embodied* Verletzungen, Traumatisierungen und emotionalen Defizite der Partner. Nicht selten ist das Spiegelneuronensystem verletzt, beschädigt oder fehlentwickelt, wie das zum Beispiel paradigmatisch vermutlich für autistische Störungen gilt (Poustka et al., 2011).

Für Paare sind folgende Spiegel- und Resonanzstörungen zu berücksichtigen:

- *Fehlsteuerungen in den Spiegel- und Resonanzprozessen*
  Differenzen zwischen den Partnern, die zunächst klein sind, können sich über positive Feedbackschleifen zu massiven, konfliktträchtigen Diskrepanzen aufbauen. Wenn die Partner nicht bewusst gegensteuern, schaukeln sich leichte Verzerrungen zu destruktiven Prozessen auf. Sichtbar wird dies an zunehmenden Missverständnissen, die die Partner sich gegenseitig vorwerfen.
- *Rigidität in den Spiegel- und Resonanzprozessen*
  Passen sich die Resonanzen zwischen den Partnern nicht den verschiedensten Paarsituationen und der Entwicklung des Paares an, führt dies zu starren, manchmal stereotypen Austauschprozessen, die die gegenseitige Empathie und das wechselseitige Verstehen der Partner beeinträchtigen.
- *Verzerrungen in den Spiegel- und Resonanzprozessen*
  Sie führen zu Missverständnissen und Fehlinterpretationen zwischen den Partnern, die wiederum meist als kränkend und verletzend erlebt werden. Die dabei entstehenden Affekte verstärken die Verzerrung.
- *Blinde Flecken in der Spiegel- und Resonanzfähigkeit*
  Sie führen dazu, dass wichtige Bedürfnisse der Partner nicht gesehen werden können, keine Spiegelung finden und deshalb in der Paarbeziehung nicht realisiert werden können.
- *Traumatisierung und Destruktion der Spiegel- und Resonanzfähigkeit*
  Bei manchen Partnern wurde durch frühe massive Traumatisierungen die Spiegel- und Resonanzfähigkeit weitgehend zerstört, so dass kaum gespiegelt, sondern vorwiegend mit frühen Abwehrmechanismen agiert wird. Dies zeigt sich in chaotischen, massiv destruktiven Paarbeziehungen, die häufig zu chaotischen Trennungsprozessen führen.

Wie in den paartherapeutischen Interventionen in Kapitel IV.1 dargestellt, ist das Bedürfnis nach Spiegelung und Resonanz ein eigenständiges Bedürfnis, das gerade in der Liebe und in der Paarbeziehung seine Erfüllung finden kann. Fühlen sich Partner nur verzerrt oder gar nicht gespiegelt, wird dies als schmerzlich erlebt und oft zu einem Trigger für alte unbewusste Verletzungen aus der Biografie oder der Paargeschichte. Deshalb sollte in der Paartherapie auf Probleme bei der Spiegelung und Resonanz eingegangen werden. Hier kann man auf der Kommunikationsebene mit dem Einüben von konstruktiven Kommunikationsformen beginnen (Schindler et al., 2006, S. 94 ff.; Rosenberg, 2016). Bei schweren Störungen der Spiegel- und Resonanzfähigkeit braucht es auch die biografische Arbeit an frühen verzerrten oder dissoziativen Spiegelerfahrungen. Bei Paaren, die grundsätzlich spiegel- und resonanzfähig sind, kann an der Achtsamkeit zwischen den Partnern gearbeitet werden, indem die Partner angeleitet werden, sich selbst und das Gegenüber achtsam wahrzunehmen, genau zu spüren und zu spiegeln (vgl. paartherapeutische Interventionen, Kapitel II.2; dazu auch Jellouschek, 2011, S. 139 ff.).

V.3 Paarsymptome als Folge der Kollusion der unbewussten Bedürfnisse und Paardynamiken

Beide Partner eines Paares, das seit 22 Jahren verheiratet ist und drei Kinder hat, fühlen sich voneinander eingeengt und leiden unter der entleerten Routine zwischen ihnen. Der Ehemann hat ein starkes Bedürfnis nach Sicherheit und Angst, seine Frau zu verlieren. Das zeigt sich etwa darin, dass er sie von der Arbeit häufig zu Hause anruft. Die Ehefrau wiederum wünscht sich intensive Nähe, die sie immer wieder durch große Häuslichkeit herstellt. Differenzen zwischen den beiden Partnern werden minimiert und beginnende Konflikte durch wechselseitige Anpassung im Keim erstickt. Die Partner hatten sich kennengelernt, als er 20 Jahre, sie 18 Jahre alt war; schon nach wenigen Monaten kam es zu einer ungeplanten Schwangerschaft, so dass die Partner sehr früh Eltern wurden.

Hier zeigt sich eine gleichsinnige Kollusion der unbewussten Bedürfnisse. Das Bedürfnis des Mannes nach Sicherheit und der Wunsch der Frau nach Nähe verstärken die Seite der Bindungsbedürfnisse, unterminieren aber die Individuationstendenzen und die für eine produktive Spannung nötige Differenzierung zwischen den Partnern.

Wie in Kapitel IV.1.2 beschrieben, treten die Bedürfnissysteme beider Partner in unterschiedliche Kollusionen ein und bilden unbewusste Paardynamiken, die Energien aus der Intensität der Triebwünsche und Bedürfnisse erhalten. Ein Paarsymptom kann entstehen, wenn

- die Partner in ihrer unbewussten Bedürftigkeit vom anderen nicht mehr befriedigt werden, obwohl dies in der Phase des Verliebens zunächst gelang. Die Paarsymptomatik entsteht dann aus der Enttäuschung und dem nachtragenden Einfordern der im Verlieben verheißenen Erfüllung von Bedürfnissen.
- die unbewussten Bedürfnissysteme sehr konträr sind, so dass beide in ihren Bedürfnissen nicht gesehen und befriedigt werden. Aus Enttäuschung darüber bekämpfen sich die beiden Partner mit destruktiven, meist aus der Kindheit stammenden Kommunikationsstrategien.
- die Partner ausschließlich ein unbewusstes Bedürfnissystem leben, andere dagegen ausschließen. Das ausgeschlossene Bedürfnissystem meldet sich aus dem Paar-Unbewussten und muss über ein Symptom als Kompromissbildung abgewehrt werden.
- eine sich ergänzende Bedürfniskollusion von progressiver und regressiver Position von einem Partner aufgekündigt wird und der andere dies als Verrat oder Abweisung erfährt.

Wir können Paarsymptome als Ergebnis einer Regulationsstörung der unbewussten Paarbedürfnisse und als destruktive Intensivierung der unbewussten Paardynamik verstehen. Sind die Bedürfnissysteme beider Partner zu diskrepant und dissonant, entwickeln sich eskalierende destruktive Resonanzprozesse, in denen die Diskrepanzen durch Feedbackschleifen verstärkt werden. Dabei bleiben zentrale Grundbedürfnisse nicht nur ungestillt, vielmehr verletzen sich die Partner über Enttäuschungs- und Vorwurfsspiralen gerade an den Stellen ihrer Bedürftigkeit immer wieder neu. Die daraus resultierende Distanz zwischen den Partnern führt meist zu Trennungsimpulsen und schließlich häufig auch zur Trennung selbst.

Die Regulationsstörung im Bedürfnis-Unbewussten eines Paares kann aber auch darin liegen, dass die Bedürfnissysteme beider Partner wie im obigen Fallbeispiel zu übereinstimmend und konkordant sind. Dann fehlt die nötige Differenzierung im Paarsystem und damit die für die Lebendigkeit eines Paares nötige Spannung. Die unbewusste Paardynamik, aus der heraus das Paar auch Lebendigkeit und Entwicklung bezieht, verliert damit an Energie und kommt zum Erlöschen.

Das Grundproblem aller unbewussten Kollusionen auf der Ebene des Bedürfnis-Unbewussten eines Paares besteht darin, dass die Verantwortung für die Erfüllung der eigenen Bedürfnisse an den Partner oder die Paarbeziehung delegiert wird. Kollusionen dienen somit unbewusst der Vermeidung der Eigenverantwortung, Selbstfürsorge und Eigenständigkeit. Diese Vermeidung führt nicht nur zu Enttäuschung und Wut, sondern hat zudem starke Nebenwirkungen, die ihrerseits zum Entstehen der Paarsymptomatik beitragen. Mit der Delegation der Verantwortung wird der eigene Selbstwert, die eigene Autonomie und Würde verraten. Dies wiederum wird langfristig dem Partner offen oder unterschwellig vorgehalten und er wird dafür verantwortlich gemacht.

Paartherapeutische Interventionen
Über die Spiegel- und Resonanzarbeit werden die Bedürfnisse für beide Partner spürbar und im paartherapeutischen Gespräch auch verstehbar. Nun geht es darum, dass die Partner zunächst abklären, welche bisher nicht gespürten Bedürfnisse präsent und artikuliert werden. Der jeweils andere Partner wird angeleitet zu spüren, wie weit er diese Bedürfnisse erfüllen will und für welche Bedürfnisse der bedürftige Partner selbst verantwortlich ist. Dabei kann der andere Partner um Unterstützung gebeten werden, doch bleibt es Aufgabe eines jeden Partners, für die eigenen Bedürfnisse zu sorgen. Diese Arbeit an der Selbstverantwortung für die eigenen, meist aus der Biografie importierten Bedürfnisse und damit die Arbeit an der Individuation wird in Kapitel VI.3 ausführlich dargestellt.

V.4 Paarsymptome als unbewusste resonante Reaktualisierung biografischer Erfahrungen

Bei dem zuletzt beschriebenen Paar zeigt sich bei der biografischen Arbeit, dass die Bedürftigkeit im Bindungssystem durch Erfahrungen in der Herkunftsfamilie und in der Kindheit geprägt wurde. Der Ehemann wurde als einjähriges Kind von den Eltern zur Großmutter weggegeben und hat dies als schmerzliche Trennung von seinen Eltern erlebt. Als er als Kind später wieder bei seinen Eltern lebte, drohten die Eltern bei Schwierigkeiten immer wieder mit einer erneuten Weggabe des Kindes. Der Junge versuchte dies über die Erfüllung familiärer Pflichten und über besonders gute schulische Leistungen zu verhindern. Die Ehefrau wuchs zwar in einer vollständigen Familie auf, die Familienatmosphäre war aber kühl und distanziert. Als Kind hatte sie sich immer mehr Nähe und emotionale Wärme, insbesondere von ihrem Vater, gewünscht. Um dies zu erreichen, hatte sie sich sehr angepasst und eigene Bedürfnisse zurückgestellt.

An dieser Fallvignette wird deutlich, dass Partner in ihre Paarbeziehung die ungestillten Bedürfnisse oder Traumatisierungen aus der frühen Kindheit, die früh entwickelten Interaktions- und Bindungsmuster und die Ausgleichs- und Heilungsbedürfnisse einbringen. Die Partnerwahl ist unbewusst so angelegt, dass für die frühen Defizit- und Traumatisierungserfahrungen eine Heilung realisierbar erscheint. Insofern ist für das Entstehen der Paarsymptomatik die unbewusste Resonanz der biografischen Verletzungs- und Traumatisierungserfahrungen ein entscheidender Faktor.

Die Reaktualisierung der kollusiv zueinanderpassenden biografischen Prägungen beider Partner geschieht in folgenden unbewussten Prozessschritten:

- Unausweichliche Enttäuschungserfahrungen in der Paarbeziehung triggern die unbewusst und *embodied* abgespeicherten Defizit-, Verletzungs- und Traumatisierungserfahrungen aus der Kindheit eines oder beider Partner.
- Nun gehen ein oder beide Partner in die regressive Position des ungestillten, verletzten oder traumatisierten Kindes (Kachler, 2024; 2025). Hier werden die im limbischen System verankerten, aus der Kindheit stammenden Gefühle und Bedürfnisse erneut als Mangel oder Wunde erlebt.
- Der Partner in der regressiven Position richtet sein Ausgleichs- und Heilungsbedürfnis an den anderen mit den früh erworbenen, bekannten und daher Sicherheit gewährenden Interaktionsmustern. Er sieht den anderen in der Projektion als idealen Elternteil, der das gewährt, was den realen Eltern nicht möglich war oder der das heilt, was ihm als Kind zugefügt worden war.
- Damit kommt der andere Partner in die verantwortliche Position, in der er die Ausgleichs- und Heilungsbedürfnisse mindestens eine Zeit lang erfüllen kann. Früher oder später wird dies so nicht mehr möglich sein, wie sich das der Partner in der regressiven Position unbewusst wünscht. So bleibt immer ein Teil der frühen Bedürfnisse und Heilungswünsche unerfüllt, was zu erneuten Enttäuschungen und Verletzungen des Partners in der regressiven Position führt.
- Nicht selten gehen beide Partner in eine regressive Position aus ihrer Kindheit. Beide Partner fühlen sich über Spiegelprozesse dabei dem anderen nahe, so dass sie sich in ihren Verlassenheitserfahrungen und Ängsten nicht ver-

lassen fühlen müssen. Doch die an den jeweils anderen gerichteten Heilungswünsche lassen sich aus der kindlichen Position nicht erfüllen, zumal beide mit ihren Verletzungen und Mangelerfahrungen beschäftigt sind. So entstehen neue Enttäuschungen und schließlich wieder die bekannten Verletzungs- und Verlassenheitserfahrungen. Damit werden frühe Erwartungsmuster und Lebensskripte immer wieder erneut bestätigt.

- Die in ihren Ausgleichs- und Heilungsbedürfnissen enttäuschten Partner reaktualisieren in einer zweiten Schleife frühe Frustrations- und Traumatisierungserfahrungen. Sie versuchen, die Enttäuschung mit alten Interaktionsmustern abzuwenden oder ihnen auszuweichen. Manchmal werden destruktive, kindliche Wut- und Zornausbrüche als verzweifelter Hilferuf oder als ohnmächtige Forderung aktiviert, oft aber gehen die enttäuschten Partner in eine trotzige Verweigerung oder einen resignativen Rückzug.

Diese Prozesse werden vorwiegend auf der unbewusst-nonverbalen Ebene agiert. Sie verstärken sich in vielfachen, verzerrten Spiegel- und Resonanzprozessen zwischen den Partnern zu einer belastenden Paarsymptomatik. Das Paarsymptom, wie ständige Streiteskalationen oder Blockaden in der Sexualität, wird in einem nächsten Schritt selbst zum Feld weiterer Auseinandersetzung oder zum Auslöser für Rückzugsprozesse der Partner. So stabilisiert und erhält sich das Paarsymptom durch zirkuläre, destruktive und vorwiegend unbewusste Austauschprozesse (siehe Abbildung 15).

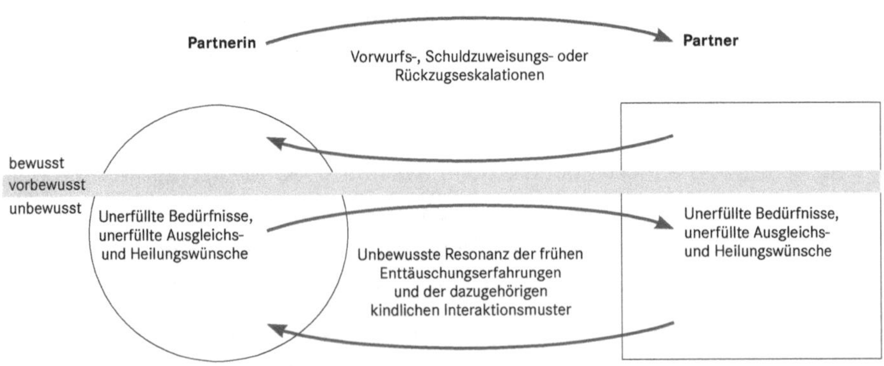

Abbildung 15: Die Enttäuschung von Bedürfnissen und von Ausgleichs- und Heilungserwartungen werden automatisch und schnell im Paar-Unbewussten wechselseitig gespiegelt und triggern sofort die dazugehörigen frühen Interaktionsmuster. Auf der bewussten Ebene agieren die Partner dies als Vorwürfe, Schuldzuweisungen oder beleidigten Rückzug aus. Diese Prozesse wirken über das Embodiment im Körper wieder zurück auf die Enttäuschungsresonanzen.

Auch bei der Enttäuschung der Heilungswünsche der Partner besteht die Grundproblematik darin, dass beide Partner nicht die Verantwortung für die Heilung ihrer erlittenen Verletzungs- und Traumatisierungserfahrung übernehmen, sondern an den Partner delegieren. In der Paartherapie muss es deshalb zunächst darum gehen, dass jeder Partner diese Delegation der Verantwortung wieder zurücknimmt und selbst aktiv übernimmt. Er kann sich dabei die Unterstützung und Begleitung durch den Partner wünschen, aber die Arbeit an den eigenen, aus der Kindheit stammenden Defizit- und Verletzungserfahrungen bleibt seine eigene Aufgabe.

Paartherapeutische Interventionen

Die therapeutische Arbeit an den biografisch verankerten Gefühlen, kindlichen Bedürfnissen, Mangelerfahrungen, Verletzungen und Traumatisierungen wird zunächst im Paargespräch vorbereitet und anschließend in Spiegel- und Resonanzprozessen gestaltet. In der Regel erfolgt keine längere Einzelarbeit an den biografischen Themen der Partner. Das könnte die Paartherapie als systemische Therapie des Paar-Unbewussten in zwei Einzelprozesse auflösen. Zudem ist der Rahmen der Paartherapie für eine gründliche Aufarbeitung lebensgeschichtlicher Themen in der Regel zu begrenzt. Vielmehr werden die für das Paar-Unbewusste zentralen Themen aus der Kindheit und Jugendzeit beider Partner herausgearbeitet, um deren biografische Verankerung und Auswirkung auf die Paarbeziehung zu verstehen. Dies ermöglicht die Verantwortungsübernahme der Partner für die Arbeit an diesen Themen und eine im Rahmen der Paartherapie und der Partnerschaft mögliche Versorgung von Verletzungen und Defiziterfahrungen.

Sollte sich ein biografisches Thema eines Partners, wie zum Beispiel eine sexuelle Missbrauchserfahrung, als für den Rahmen einer Paartherapie zu umfangreich und massiv erweisen, muss überlegt werden, ob die Paartherapie für einen begrenzten Einzelprozess des betroffenen Partners bei einem anderen Therapeuten unterbrochen wird. Dabei muss besprochen werden, was dies systemisch für das Gleichgewicht und die Gleichrangigkeit beider Partner in der später weiterzuführenden Paartherapie und in der Paarbeziehung bedeutet.

Im Folgenden wird die Arbeit an biografischen Mangelerfahrungen, Verletzungen und Traumatisierungen dargestellt (Näheres dazu in Kachler, 2024; 2025). Es sei nochmals betont, dass für diese Arbeit sichergestellt sein muss, dass in der Paarbeziehung keine neue Verletzung an den alten Wunden oder eine Retraumatisierung geschehen kann. Die Paartherapeuten müssen dem

Paar einen klaren, eindeutigen und sicheren Rahmen vorgeben und dies auch transparent den Partnern erläutern.

Die Spiegel- und Resonanzarbeit an den biografischen Themen wird im paartherapeutischen Gespräch über die Kindheit und Herkunftsfamilien so vorbereitet, dass für beide Partner deutlich wird, wie die Themen in der jeweiligen Lebensgeschichte verankert sind. Dabei werden die im Paarsymptom erlebten Gefühle von Enttäuschung, Mangel oder Verletzung auf die biografisch eruierten Situationen und Erfahrungen bezogen:

> *Greifen Sie noch einmal Ihre Enttäuschung/Ihr Gefühl von Mangel/Ihre Verletzung in der Paarbeziehung auf und erspüren Sie diese. Anschließend nehmen Sie die besprochenen Erfahrungen aus Ihrer Kindheit/Jugendzeit/Herkunftsfamilie dazu. Um einen guten Kontakt zu finden, können Sie beide wieder Ihre Augen schließen. Ich bitte Ihr Unbewusstes nun, eine dazu passende Situation aus Ihrer Kindheit/Herkunftsfamilie aufsteigen zu lassen, eine Szene also, in der Sie als Kind damals das erlebt haben, was Sie immer wieder heute emotional in Ihrer Partnerschaft erleben.*

Wie in den paartherapeutischen Interventionen in Kapitel IV.2 ausgeführt, werden die Partner gebeten, die frühen Mangelerfahrungen und Verletzungen des Kindes von damals auszusprechen. In einem nächsten Schritt werden die Partner angeleitet, zu spüren und auszusprechen, was das Kind damals gebraucht hätte.

> *Sie haben beide ausgesprochen, was Sie damals als Kind in dieser schlimmen Situation mit Ihren Gefühlen der Enttäuschung/Verletzung/Mangelerfahrung gebraucht hätten. Sind Sie bereit, zunächst für Ihr eigenes verletztes oder nicht versorgtes Kind von damals zu sorgen/es zu schützen? Ich kann Sie dabei gern auch unterstützen.*

In der Regel erhält man die Zustimmung und Bereitschaft der Partner, für das eigene innere Kind zu sorgen. Sollte dies nicht der Fall sein, wird mit den Einwänden gegen die Fürsorge für das eigene Kind von damals gearbeitet, bis eine – zumindest vorläufige – Zustimmung erfolgt.

In einem nächsten Schritt werden die Partner angeleitet, dem Kind das bisher Vermisste oder Fehlende zu geben:

Wenn Sie beide soweit sind, geben Sie dem Mädchen oder dem Jungen das, was es/er damals gebraucht hätte, wie zum Beispiel mehr Aufmerksamkeit oder Nähe. Vielleicht braucht das Kind auch zunächst Schutz und Sicherheit bei Ihnen als erwachsener Person. Vielleicht nehmen Sie dieses Kind in die Arme oder berühren es behutsam. Vielleicht nehmen Sie das Kind an der Hand und führen es aus dieser schlimmen Situation.

Bleiben Sie ganz bei sich, halten Sie die Augen geschlossen. Deuten Sie an, was Sie jetzt für Ihr Kind tun. Sie (der andere Partner) hören das einfach nur mit, ich komme gleich zu Ihnen. – Wenn Sie (der zuerst arbeitende Partner) gut Ihr Kind versorgen konnten, dann zeigen Sie es mir durch ein Kopfnicken. – Sorgen Sie (der andere Partner) sich um Ihr Kind und deuten Sie an, was Sie für Ihr Kind tun wollen.

Die Partner bleiben dabei in ihrer internalen Trance, während die Paartherapeutin beide Partner mit kurzen, durchaus direktiven Anleitungen in ihrer Arbeit mit dem inneren Kind und seinen Bedürfnissen unterstützt (Kachler, 2024; 2025). Dabei ist zu beachten, dass nicht zu lange mit einem Partner gearbeitet wird. Aus meiner Erfahrung ist es für die Partner hilfreich, in Trance mitzuerleben, wie der andere mit seinem inneren Kind arbeitet. Kann die Versorgung des inneren Kindes bei einem Partner nicht abgeschlossen werden, wird dem Unbewussten der Auftrag gegeben, daran weiterzuarbeiten. Nun werden die kurzen Einzelprozesse wieder in die horizontale Spiegel- und Resonanzebene gebracht:

Öffnen Sie wieder die Augen, schauen Sie sich gegenseitig an mit dem Wissen, dass Ihr Gegenüber sich um sein Kind sorgt. Lassen Sie das zwischen Ihnen hin- und herschwingen. – Sagen Sie Ihrem Partner, dass Sie die Fürsorge/den Schutz für Ihr Kind übernehmen, vielleicht in dem Satz »Ich sorge für mein Kind, indem ich es umarme oder …«

So übernehmen Sie ab jetzt die Verantwortung für Ihr Kind von damals und dessen heute noch offenen Bedürfnisse. Dabei können Sie, falls Sie möchten, Ihren Partner um Unterstützung bitten, zum Beispiel in dem Satz »Ich bitte dich um Unterstützung, wenn ich nach meinem Kind schaue/für mein Kind sorge/mein Kind schütze.«

In aller Regel wird dieser Prozess für beide Partner als emotional nahe und als sehr entlastend erlebt. Man kann mit dem Paar in einem anschließenden Gespräch die praktische Umsetzung sowohl der Fürsorge für das eigene Kind als auch der Unterstützung für den Partner besprechen. Schließlich können die konkreten Auswirkungen dieses Prozesses auf die Paarinteraktion bedacht werden. Insgesamt ergeben sich aus diesem Spiegel- und Resonanzprozess vielfältige Veränderungen, besonders in der Emotionalität und Stimmung des Paares.

V.5 Paarsymptome als unbewusste embodied Paarkörperstörung

Die Partnerin hatte sich von ihrem Mann immer wieder verlassen gefühlt. Ihm schien alles andere, wie beispielsweise sein Verein, wichtiger als sie zu sein. Sie erlebte jedes Mal das Weggehen ihres Mannes als einen Verrat, den sie als Schlag in die Magengrube empfand. Dasselbe Körpergefühl hatte sie empfunden, als ihr Vater sie einige Male schlug. Damals wie heute verschloss sich ihr Körper und wurde kalt und hart. Nach einem Bild gefragt, sieht sie sich in diesem Körpergefühl wie eine Steinkugel mit abwehrenden Stacheln.

Zunächst konnte sie noch die körperliche Nähe ihres Mannes zulassen. Als sie jedoch spürte, dass er die körperliche Nähe als Wiedergutmachung und nachgeholte Entschuldigung funktionalisierte, erlebte sie dies wieder als einen Verrat, nicht nur an ihr selbst, sondern ganz direkt auch an und durch ihren Körper. Aus diesem Körpergefühl heraus wies sie zunehmend seine sexuellen Annäherungen ab, zumal sie bei Zärtlichkeiten einen körperlichen Widerstand und eine Blockade ihres Körpers empfand. Sie spürte, wie ihr Körper sich gänzlich verschloss und wie sie schon bei dem Gedanken an Sexualität eine körperliche Abneigung empfand.

Wie in Kapitel IV.3 beschrieben, nimmt das gemeinsame Körper-Unbewusste für die Paarbeziehung und das körpernahe Erleben der Liebe eine zentrale Stellung ein. Gemeinsame Körperresonanzen verbinden das Paar zu einem gemeinsamen Paarkörper und Körper-Wir, in dem einerseits die körperliche Verbundenheit mit dem anderen erlebt werden kann und in dem andererseits jeder Partner sich in seinem eigenen Körper ganz identisch und zu Hause fühlen kann. Dabei realisieren beide Partner über den Körper grundlegende Bedürfnisse, die sich in der spannungsvollen Ergänzung von weiblichem Körper und Gehirn und männlichem Körper und Gehirn gegenseitig erfüllen oder auch versagt werden. Dieser über den Körper realisierten Bedürfnisse liegt wieder die unbewusste Paardynamik zugrunde.

In diesem Fallbeispiel zieht sich die Frau aus dem gemeinsamen Paarkörper zurück und geht ganz in das Innere ihres eigenen Körpers. Dabei zeigen sich typische, zunächst weitgehend unbewusste Körperprozesse, wie sie für viele sexuelle Störungen, bei denen die Frau die Symptomträgerin ist, kennzeichnend sind. Ausgangspunkt ist zunächst meist die Frustration von Wünschen nach einfühlsamen Gesprächen mit dem Partner, emotionaler Nähe und Verantwortungsübernahme durch den Partner:

- *Unbewusstes Embodiment der Enttäuschungen*
  Die mit der Enttäuschung von Bedürfnissen empfundenen Gefühle wie Ärger, Trauer, Bedrohung und Angst aktivieren das limbische System, besonders die Amygdala, und lösen über die Stressachse psychophysiologische Veränderungen im Körper wie vermehrtes Schwitzen, erhöhten Blutdruck oder die Konstriktion von Gefäßen im Herz oder Bauchbereich aus (Rüegg, 2007, S. 51 ff. und S. 73 ff.). Diese Veränderungen im Körper werden über die Insula wieder ins Gehirn zurückgespiegelt und dann als Körperempfindungen erlebt. Gibt es wie im aufgeführten Fallbeispiel ständige Enttäuschungen, hinterlassen die beschriebenen Prozesse dauerhafte neuronale Muster im limbischen System, die sich wiederum in einem ständigen Körpergefühl von Ärgerlichkeit und Traurigkeit verfestigen. Dabei ist das sympathische Nervensystem aktiviert, so dass eine sexuelle Erregung immer schwieriger wird.
- *Unbewusstes Embodiment der Abwehr als körperlicher Widerstand*
  Die sensitivierte Amygdala setzt den Körper in eine ständige Alarm- und Verteidigungsbereitschaft (Peichl, 2007, S. 34 ff.), um weitere Enttäuschungen und Verletzungen rechtzeitig abzuwehren. Nun ist auch das Aggressionssystem über die Amygdala aktiviert. Jede körperliche Annäherung des Partners wird zu einem erneuten Trigger für die körperlich gefühlte Abwehr, die als Distanzierung oder Beziehungsabbruch dem Partner gegenüber kommuniziert wird. Bei massiven Konfliktsituationen oder sexuellen Störungen beschreibt die Partnerin diese Abwehr als körperlichen Widerstand, der häufig durch ein Bild der Mauer oder der abwehrenden Stacheln symbolisiert wird. Dabei muss der körperliche Widerstand als wichtiger Schutzmechanismus verstanden werden.

- *Unbewusstes Embodiment von Abscheu und Verachtung als Blockade des Körpers*
  Versucht der Partner über Vorwürfe oder Bitten, aber auch über zudringliches Verhalten, die Nähe zu erzwingen, reagiert das limbische System in der Insula mit Gefühlen der Abscheu und des Ekels (Damasio, 2011, S. 129 ff.), besonders gegenüber sexuellen Annäherungsversuchen. Spätestens jetzt ist das sexuelle Lustsystem gänzlich abgeschaltet und zeigt sich in Symptomen wie der Lustlosigkeit.
- *Unbewusstes Embodiment der Dissoziation vom Körper*
  Eine weitere Reaktion auf eindringendes Kommunikationsverhalten des Partners ist die Dissoziation vom Körper. Die Betroffenen beschreiben dies als Rückzug aus dem Körper und als eine Verkapselung des Ichs in der Tiefe des Körpers. Dabei werden der Körper und das Körpererleben, besonders jegliche sexuelle Reaktion, dissoziiert und abgeschaltet. Dies ist evolutionsbiologisch auch sinnvoll, da bei ständiger Gefahr das Fortpflanzungssystem gegenüber dem akuten Überleben nachrangig wird. Paradigmatisch ist das auch bei Essstörungen zu sehen, bei denen über den bedrohten Körper die Sexualfunktionen abgeschaltet werden. In der Paarbeziehung entspricht die Dissoziation auch dem Totstellreflex als dem zuletzt verfügbaren Überlebensmechanismus (Peichl, 2007, S. 34 ff.) angesichts einer unlösbaren Bedrohungssituation. Genau in dieser ausweglosen Ohnmacht wird die Beziehungssituation erlebt und körperlich zum Beispiel im Vaginismus realisiert.
- *Unbewusste Reaktivierung von embodied Traumatisierungen*
  Gibt es in der Biografie der Partnerin sexuell-gewaltförmige Traumatisierungen, dann werden über die Körperempfindungen die damals erlebten Körpergrenzverletzungen reaktiviert (Peichl, 2007, S. 154 ff.) und als damals berechtigter Widerstand, Blockade und Ekel heute unbewusst über den Körper in die Paarbeziehung eingebracht, so als würde in der Gegenwart wieder ein erneuter Übergriff erfolgen. Hier bedarf es in der Regel einer eigenen traumatherapeutischen Bearbeitung der frühen Traumatisierung durch sexuelle oder körperliche Gewalt.

Diese Prozesse wurden hier zur Reduktion der Komplexität zunächst aus der Sicht der Partnerin beschrieben. Es ist aber nochmals ausdrücklich zu betonen, dass die Körperprozesse der Frau ihre Resonanz auch im Körper des Partners finden, so dass sich eine nun destruktive unbewusste Körperresonanz zwischen den Partnern entwickelt. Die Körperabwehr der Partnerin bewirkt beim Partner Enttäuschung, oft auch trotzige Wut, die entweder zu weiteren eindringenden Beziehungsversuchen oder zu resignativem Rückzug und Beziehungsabbruch seitens des Partners führen. Diese zirkulären Prozesse laufen auf der Körperebene zwischen Eindringen und Grenzverletzung einerseits und Abwehr und Blockade andererseits ab. Eine kausale Erklärung ist nicht möglich, weil beide Partner füreinander zur Umwelt werden und eine Interpunktion nicht nur sinnlos, sondern auch destruktiv sein kann.

Bei den sexuellen Störungen des Mannes als Symptomträger zeigt sich meist eine andere Dynamik, die über das Körper-Unbewusste vermittelt wird. Bei männlichen sexuellen Problemen wie der Erektionsstörung oder der Ejaculatio praecox spielen die körperlich erlebten Gefühle der Angst, des Drucks und der Minderwertigkeit auf der Seite des Mannes eine wesentliche Rolle:

- *Interpretation von normalen sexuellen Erfahrungen als Versagen und Abweisung*
  Männer erleben in einer Paarbeziehung immer wieder ganz normale, begrenzte Funktionsstörungen, wie zum Beispiel kurzfristige Erektionsprobleme in Zeiten beruflichen Stresses. Wird diese Erfahrung aufgrund biografischer Vorerfahrungen als Versagen oder als Niederlage gedeutet, erleben das viele Männer als Verunsicherung in Bezug auf ihre sexuellen Fähigkeiten.
  Wird die ganz normale, zeitlich befristete Ablehnung von sexueller Aktivität durch die Partnerin vom Mann als Abweisung oder als grundlegende Ablehnung verstanden, fühlen sich viele Männer in ihrem männlichen Selbstwert verunsichert oder bedroht.
- *Unbewusstes Embodiment der Verunsicherung*
  Die Verunsicherung alarmiert über die Amygdala das Angstsystem (Peichl, 2007, S. 28 ff.), das wiederum die Stressachse des sympathischen Nervensystems aktiviert (Rüegg, 2007, S. 55 ff. und S. 73 ff.). Bei einer nächsten Annäherung an die Partnerin oder bei einer nächsten sexuellen Aktivität generiert das Stresssystem die noch unbewusst bleibenden Stresssymptome wie erhöhten Blutdruck, beschleunigten Herzschlag oder angespannte Muskulatur. Die Stresssymptome beeinträchtigen – immer noch weitgehend unbewusst – das sexuelle Lust- und Spielsystem. Wird unter diesem Druck eine erneute Funktionsstörung erlebt, wird dies als Versagen über die Insula im Körper verankert. Bei einer erneuten Abweisung wird die Verunsicherung auf der Selbstwertebene bestätigt und ebenfalls über die Insula im Körper als somatischer Marker abgespeichert.

- *Unbewusste Reaktivierung von embodied biografisch verankerten Versagens- und Abweisungserfahrungen*
  Spätestens jetzt werden früher erlebte Versagens- und Abweisungserfahrungen sexueller und nicht sexueller Art in der Biografie über neuronale Netzwerke im biografischen Gedächtnis getriggert (Peichl, 2007, S. 154 ff.). Auch wenn diese biografischen Erfahrungen unbewusst bleiben, so verstärken sie als frühe somatische Marker die Versagens- und Abweisungserfahrungen in der jetzigen Paarbeziehung.
  Neben frühen biografischen Versagens- und Abweisungserfahrungen sind auch frühe Erfahrungen einer starken bis hin zu einer übergriffigen Mutter und eines als für die Männlichkeitsentwicklung wichtigen fehlenden Vaters für die hier beschriebene Dynamik nicht zu unterschätzen. Schließlich muss auch bei Männern mit sexuellen Übergriffserfahrungen in der Biografie gerechnet werden.
- *Unbewusstes Embodiment der Versagens- und Abweisungsangst*
  Nun verselbstständigt sich die *embodied* Verunsicherung zusammen mit den getriggerten biografischen Erfahrungen zu einer Versagens- und Abweisungsangst, die über die Insula im Körper nun auch zunehmend bewusst erlebt wird und die zu einer Blockierung des sexuellen Lustsystems führt. Diese Blockierung ist willentlich nicht aufzuheben, vielmehr zeigt sie sich in unwillkürlich, autonom ablaufenden Funktionsstörungen wie der Erektionsstörung oder der Ejaculatio praecox, was wiederum die Versagensgefühle verstärkt.
- *Unbewusstes Embodiment von Vermeidung oder frustraner Aggression*
  Das über den Penis konkret erlebte und sichtbare Versagen führt über die sehr früh aktivierte Amygdala häufig zu Vermeidungsreaktionen, oft auch zu Ausweichverhalten wie dem Konsum von Pornografie. Die Frustration durch die sexuelle Symptomatik oder durch weitere Abweisungen seitens der Partnerin aktiviert auch das Aggressionssystem in der Amygdala. Die gegen sich selbst gerichtete frustrane Aggression blockiert weiter das Lust- und Spielsystem; die gegen die Partnerin gerichtete Aggression verhindert ein offenes, lösungsorientiertes Gespräch über die nun manifeste sexuelle Symptomatik des Mannes.

Hier wurde die unbewusste Körperdynamik von männlichen sexuellen Funktionsstörungen aus der Perspektive des Mannes beschrieben. Natürlich finden auch in der Entwicklung einer männlichen Sexualstörung viele unbewusste, *embodied* Resonanzen zwischen den Partnern und somit auch in der Frau statt. Die von der

Frau erlebte Enttäuschung teilt sich unbewusst über das Embodiment dem Partner mit, was von ihm unbewusst als weiterer Druck erlebt wird. Viele Frauen versuchen zunächst, mit Rücksicht und Schonung den Partner zu unterstützen, was aber längerfristig vom Mann als weiterer Hinweis auf seine Schwäche gedeutet wird. Der Partnerin bleibt über längere Sicht nur der wütende Protest, eine ständig virulente Unzufriedenheit oder der Verzicht auf Sexualität. Letzteres ist am ehesten zu leisten, wenn auch sie über die Prozesse der Enttäuschung ihr sexuelles Lustsystem auf der Körperebene unbewusst dissoziiert und damit »abschaltet«. Nun hat sich eine gemeinsame sexuelle Störung entwickelt, an der zwar beide Partner beteiligt sind, die aber vom Mann über den Körper schmerzlich erlebt, sichtbar ausgedrückt und im Symptom symbolisiert wird. Dies gilt auch für sexuelle Störungen, in der wie oben beschrieben die Frau zur Symptomträgerin wird. Da beide Partner sich der unwillkürlichen und in weiten Teilen noch immer unbewussten Körperdynamik ausgeliefert fühlen, stellt sich bei beiden ein Ohnmachtsgefühl ein, das die Symptomatik weiter verfestigt.

Die derzeitig wohl häufigste sexuelle Störung der Lustlosigkeit kann von einem oder von beiden Partnern agiert werden. Für diese Appetenzstörung werden vor allem externe Faktoren wie Stress oder ständige sexuelle Verfügbarkeit (Clement, 2014) als Hintergrund genannt. Aus meiner Sicht spielen auch hier unbewusste Körperresonanzen die zentrale Rolle. Dabei schwingt das Paar sich auf der unbewussten Körperebene auf eine körperlich erlebte gemeinsame Abwärtsregulierung des sexuellen Lustsystems ein. Dabei sind scheinbar leichte Verletzungen oder wechselseitiger Druck die körperlichen Mediatoren, die als somatische Marker das sexuelle Begehren schon im Entstehen blockieren.

Natürlich sind die unbewussten Paarkörperprozesse auch bei anderen Paarsymptomen wie massiven Streitigkeiten bis hin zur Gewalt beteiligt, indem die unbewussten Körperresonanzen die emotionalen Eskalationsprozesse intensivieren. Am deutlichsten sichtbar sind die Regulationsstörungen im Körper-Unbewussten eines Paares freilich bei sexuellen Störungen.

Paartherapeutische Interventionen

Störungen des Körper-Unbewussten eines Paares, die sich meist im Bereich der Sexualität auswirken, sind schwer zu bearbeiten, da sich die genannten Prozesse in das limbische System als stabile neuronale Muster einschreiben und diese über den Körper leicht zu triggern sind. Es braucht in der Paartherapie deshalb viel Zeit, Schutz und Sicherheit, damit sich die Körpermuster über neue Erfahrungen allmählich neu formatieren können. Hier können nur einige Hinweise zu diesen Prozessen, insbesondere zur sexualtherapeutischen Arbeit, gegeben werden.

Die paartherapeutischen Interventionen in Kapitel IV.3 haben gezeigt, wie man in der Paartherapie den Körper und damit das Körper-Unbewusste in Resonanz bringt, um an die mit der Paarsymptomatik verbundenen Gefühle, Bedürfnisse und biografischen Erfahrungen zu gelangen. Hier nun der weitere Prozess:

> *Ihre Körper haben Ihnen beiden gezeigt, welches unbewusste Thema/Verletzung/Abwehr in Ihrer Paarproblematik steckt. Spüren Sie dies noch einmal im und durch den Körper. Dazu können Sie die Augen schließen, um die damit verbundenen Körperempfindungen intensiv wahrzunehmen. An welchen Stellen will sich Ihr Thema zeigen und spürbar werden? Wie spüren Sie an dieser Körperstelle Ihre Verletzung/Ihre Abwehr? Gehen Sie mit Ihrer Achtsamkeit dorthin und lassen Sie Ihre Körperempfindung so gelten, wie sie sich jetzt zeigen will.*

In der Spiegel- und Resonanzarbeit über den Körper, also in der körperpaartherapeutischen Arbeit, wird der Körper als wissende Instanz, als solidarischer Begleiter und als weiser, intuitiver Lösungsratgeber utilisiert:

> *Spüren Sie Ihren Körper, die Gefühle von Abwehr/Enttäuschung, und fragen Sie Ihren Körper, wozu Ihr Körper Ihnen diese Gefühle zur Verfügung stellt. – Was signalisiert Ihr Körper Ihnen und Ihrer Paarbeziehung/Was tut Ihr Körper damit Sinnvolles für Sie als Mann/Frau, was für Ihre Paarbeziehung? – Sprechen Sie das aus, vielleicht in dem Satz »Mein Körper schützt mich vor …« oder »Mein Körper zeigt mir und uns, dass …«*

Bei sexuellen Störungen muss beachtet werden, dass meistens ein Partner in seinem Körper die Abwehr organisiert, der andere sich über seine sexuellen Wünsche für Lust und Nähe in der Partnerschaft einsetzt. Hier müssen beide Seiten als berechtigt und für die Paarbeziehung als bedeutsam gewürdigt werden. So steht die Frau in ihrer sexuellen Blockade beispielsweise für den Wunsch nach mehr Behutsamkeit und emotionaler Nähe, der Mann in seinen sexuellen Wünschen für leidenschaftliche Lebendigkeit. Die Paarbeziehung braucht beide Pole, damit sich die sexuelle Störung auflösen und das Paar sich in einer neuen Form der zärtlichen und sexuellen Nähe finden kann.

Für die Partnerin in der Position der Körperabwehr und für den Mann, der bei Erektionsproblemen oder bei einer Ejaculatio praecox in der Position der verkörperten Versagensangst steht, wird so weitergearbeitet:

> *Wenn Sie noch einmal in Ihren Körper gehen und im Körper und mit dem Körper Ihre berechtige Abwehr/Angst spüren, dann fragen Sie Ihren Körper, was er braucht, damit es ihm gut gehen kann. – Formulieren Sie dies in einem Satz wie »Mein Körper braucht …« oder »In meinem Körper brauche ich …«*

Anschließend wird geklärt, wie dieser Partner dafür selbst Verantwortung übernehmen will und wie der andere Partner ihn dabei unterstützen kann. Häufig wird eine Grenze gegenüber den sexuellen Wünschen des Partners formuliert, die sehr gewürdigt und unterstützt werden muss.

Der Partner, der bei einer sexuellen Störung die Seite des Lust-, Nähe- und Spielsystems vertritt, wird zu folgendem Körperprozess eingeladen:

> *Wenn Sie noch einmal in und über Ihren Körper Ihr berechtigtes Bedürfnis und Anliegen nach sexueller Nähe/nach körperlicher Lust spüren, dann fragen Sie Ihren Körper, ob er bereit ist, entweder mit seinen Bedürfnissen noch eine Weile zu warten oder seine Bedürfnisse so zu äußern, dass sie behutsam und zärtlich in die Partnerschaft kommen. – Formulieren Sie dies, vielleicht in dem Satz: »Mein Körper ist bereit, noch eine Weile zu warten/seine Bedürfnisse zärtlich/auf eine neue Weise einzubringen.«*

Bleibt eine Zustimmung aus, wird gewürdigt, wie wichtig der Pol der Leidenschaft für die Paarbeziehung ist. Gleichzeitig wird der andere Partner angeleitet, gut bei sich und seinen Körpergefühlen eines vorläufigen Neins zu bleiben. Die zum gegenwärtigen Zeitpunkt unlösbare Differenz wird einfühlsam benannt und dem Paar-Unbewussten zur Weiterarbeit bis zur nächsten Sitzung übergeben. Sollte sich über die Prozesse im Paar-Unbewussten keine Annäherung der Positionen ergeben, wird dies als Hinweis des Unbewussten gesehen, eine mögliche Trennung als Lösung für das Paar in Erwägung zu ziehen.

Das Grundprinzip für die Körperarbeit als Spiegel- und Resonanzarbeit des Paarkörper-Unbewussten, besonders bei sexuellen Störungen, lautet in Abwandlung des Satzes von Stierlin (1974) »bezogene Körperlichkeit und verkörperte Bezogenheit«.

Therapeutisch sehr erfolgsversprechend ist die hier vorgeschlagene Arbeit mit dem Körper-Unbewussten auch bei Verletzungen, die sich die Partner zum Beispiel durch eine Außenbeziehung zugefügt haben. Psychische Verletzungen werden im Gehirn wie körperliche Verletzungen verarbeitet (Eisenberger u. Lieberman, 2004), in der Insula prozessiert und über den Körper *embodied.* Hier wird die Körperresonanzarbeit mit einem Versöhnungsritual verbunden.

Lassen sich die *embodied* Verletzungs- oder Distanzierungsgefühle eines oder beider Partner über die Körperresonanzarbeit nicht auflösen, ist das häufig ein deutlicher Hinweis auf eine Trennung als beste Lösung einer Paarsymptomatik. Auch in ambivalenten Trennungssituationen kann der Körper der beiden Partner als Hinweisgeber für die Entscheidung für oder gegen eine Trennung utilisiert werden.

V.6 Paarsymptome als Funktion des Abwehr-Unbewussten

Die Frau hat eine fünfjährige Außenbeziehung zum Mann eines eng befreundeten Ehepaares. Die beiden Ehepaare machen oft gemeinsame Urlaube und weite Reisen. Zwar hat ihr Ehemann immer wieder ein »komisches Gefühl«, aber er fragt nur halbherzig nach. Ihr gelingt es, die Außenbeziehung, in der es häufig zum Geschlechtsverkehr kommt, in ihrer Ehe gänzlich abzuspalten. Sein Abwehrmechanismus des Ausblendens wiederum wird durch Alkoholkonsum unterstützt. Als manifestes Symptom erlebt das Paar ständige und heftige Auseinandersetzungen. Sie beklagt sich, dass er sie nicht wahrnimmt und zu wenig in die Ehe investiert; er beklagt sich über ihre immer wieder abweisende Haltung und über ihre zahllosen Vorwürfe. Das Paar kann diese Symptomatik nicht als Hinweis auf eine geleugnete und abgespaltene zugrundeliegende Paarthematik sehen und verstehen. Erst als der Ehemann seine Frau zufällig »erwischt«, bricht das ganze System mit heftigsten Emotionen zusammen.

Hier wird, wie in Kapitel IV.4 beschrieben, deutlich, wie das Abwehr-Unbewusste von Paaren am Beispiel der Paarsymptomatik einer Außenbeziehung arbeitet. Bei diesem Paar finden sich zwei Abwehrstrategien unbewusst kollusiv zusammen und bilden ein gemeinsames Abwehrsystem. Dabei wird nicht nur die Außenbeziehung gemeinsam abgewehrt, sondern vor allem die darunter liegenden, in der Partnerschaft nicht gelebten Bedürfnisse und die Verletzungen und Traumatisierungen aus der Biografie der Partner (siehe Abbildung 16). Bei einer sexuellen Störung sorgt häufig die Körper-Abwehr für den Schutz des wichtigen Bedürfnisses nach Integrität der Körpergrenzen und der Autonomie.

Paarsymptome, bei denen das Abwehr-Unbewusste eines Paares mitwirkt, können also verstanden werden als

- *Schutz der eigenen Bedürfnisse der Partner*
  In der Abwehr schützen ein oder beide Partner ein wichtiges Bedürfnis. Sehr häufig schützt sich ein Partner auch vor einer befürchteten Reinszenierung früherer biografisch erlebter Defizit- und Traumaerfahrungen. Der andere Partner wirkt häufig unbewusst an diesem Schutz mit, indem er auf eigene Bedürfnisse wie sexuelle Wünsche oder den Wunsch nach Autonomie verzichtet.
- *Kompromiss zwischen dem Abgewehrten und der gemeinsamen Abwehrstruktur*
  Die abgewehrten Bedürfnisse und Traumatisierungen haben ihre eigene mächtige Psycho- und Paardynamik. Abgewehrte Bedürfnisse und Differenzen bleiben auf der Ebene des limbischen Systems und damit als somatische Marker auf der Körperebene gespeichert. Sie können jederzeit durch kleinste Auslösereize getriggert und reaktualisiert werden. Psychodynamisch ausgedrückt, meldet sich das Verdrängte und Abgewehrte aus dem Paar-Unbewussten immer wieder, zunächst als Körperempfindung und dann als Affekt und Gefühl, sozusagen als Stimme des Bedürfnis-Unbewussten eines Paares. Dort stößt das auftauchende Abgewehrte allerdings wieder auf die gemeinsame Abwehr des Paares, häufig vermittelt durch die Angstreaktionen in der Amygdala. Dieser Konflikt kann in einem Kompromiss eines Paarsymptoms gelöst werden. So können beispielsweise die Autonomiewünsche eines Partners immer wieder auftauchen und werden so lange abgewehrt, bis sie über eine Außenbeziehung gelebt werden.
- *Folge der Kollusion der Abwehrmechanismen beider Partner*
  Massive, hyperaktivierte und frühe, auf niedrigem Strukturniveau organisierte Abwehrmechanismen (vgl. Kapitel IV.4.2) entfalten selbst eine destruktive Dynamik. Dies geschieht, weil sie entweder zwanghaft die Lebendigkeit eines Paares unterbinden oder wie bei der Borderline-Abwehr-Struktur eines Paares neue Verletzungen generieren.

Ist das Paarsymptom als Schutzmechanismus und als Kompromiss konstituiert, fokussiert sich das Paar in der Interaktion meist auf das Symptom, zum Beispiel in langen Diskussionen über die Frage, warum er öfter und sie weniger oft Sexualität leben will. Bei dem Streit, wie oft das Paar die Eltern der Partnerin besuchen und einladen soll, wird die Abwehr durch die Einbeziehung von Dritten nicht nur konstelliert, sondern die Diskussion selbst wird zu einer weiteren unbewussten Abwehrstrategie. Dies kann als zweite, interaktionale Abwehr verstanden werden, weil sich auch hier das Paar nicht mit der zugrundeliegenden Abwehr und den wiederum darunter liegenden Bedürfnisdifferenzen auseinandersetzen muss. In dieser doppelten Abwehrformation besteht der – freilich kurzfristige – Gewinn der Symptombildung eines Paares. Zugleich binden das Paarsymptom und die Beschäftigung mit diesem das Paar langfristig, auch wenn beide Partner dafür einen hohen Preis zum Beispiel in Form von Unzufriedenheit zu entrichten haben. Solange der Gewinn der Abwehr den Preis für diese überwiegt, wird das Paar unbewusst an der Abwehr festhalten. Bricht die Abwehr zusammen, wie zum Beispiel beim Aufdecken einer Außenbeziehung, gerät das Paar in eine akute Krise. Diese ist häufig der Anlass für das Aufsuchen einer Paartherapie.

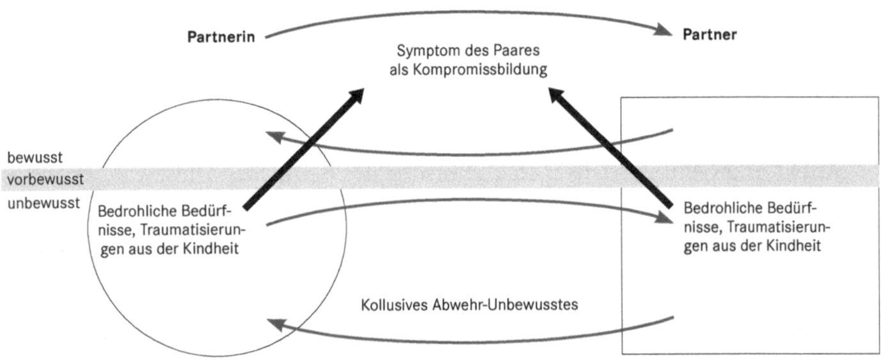

Abbildung 16: Die ins Unbewusste abgewehrten Bedürfnisse und in der Kindheit erfahrenen Traumatisierungen melden sich als Stimme des Bedürfnis-Unbewussten oder des biografischen Verletzungs-Unbewussten eines Paares. Sie stoßen häufig auf eine angstmotivierte Abwehr, so dass ein Kompromiss zwischen Abwehr und Abgewehrtem nötig ist. Dieser Kompromiss zeigt sich auf der bewusst zugänglichen Ebene als Paarsymptom, das leidvoll von mindestens einem Partner erlebt wird.

Paartherapeutische Interventionen

In der Paartherapie kann zunächst an der unbewussten Kollusion der Abwehrmechanismen gearbeitet werden, indem dem Paar die zur Abwehr gehörigen Interaktionsprozesse bewusst gemacht werden. Statt abwehrender Kommunikationsstrategien können mit den Partnern konstruktive Kommunikationsformen eingeübt werden, so zum Beispiel können die Partner lernen, wechselseitige Vorwürfe als Wünsche zu formulieren. Bei massiven Paarsymptomatiken genügt dies jedoch nicht. Vielmehr sollte zunächst besprochen werden, dass über die Abwehrstrategien zwar angstbesetzte Themen vermieden werden, dies jedoch destruktive Nebenwirkungen für die Paarbeziehung hat. Dabei wird auch der systemische Grundgedanke eingeführt, dass die Abwehrformation einen Lösungsversuch darstellt. Es wird erläutert, dass in diesem Lösungsversuch unbewusst auch auf biografisch geprägte Strategien zurückgegriffen wird.

Nun kann in einem Spiegel- und Resonanzprozess erfahren werden, welche Bedeutung und Funktion die gemeinsame unbewusste Paarabwehr für das Paar hat:

> *Wir haben besprochen, dass Ihr Paarproblem/Ihre Kommunikationsform auch verhindert, dass Sie sich mit den zugrundeliegenden Themen beschäftigen. Das ist auch sehr verständlich, könnte dies zunächst auch sehr bedrohlich sein. Spüren Sie in Ihren Körper hinein und stellen Sie sich die Frage, wovor Sie Ihr Paarproblem schützen will. – Fragen Sie nach innen/Ihren Körper, welche guten Gründe es gibt, dieses Problem/diese Kommunikationsform zu entwickeln und weiter auszuführen.*
>
> *Wenn Sie sich über die guten Gründe für Ihr Paarproblem/Ihre Paarkommunikation klar geworden sind, formulieren Sie dies bitte als Satz wie »Ich brauche unser Problem/unsere Kommunikation, um mich zu schützen oder um …« – Schauen Sie sich wieder an und sprechen Sie dem anderen gegenüber diesen Satz aus.*

Das der Abwehr zugrundeliegende Bedürfnis beider Partner kann nun besprochen werden. Dabei gilt es, die Frage zu klären, inwieweit die beiden Partner für dieses Bedürfnis selbst sorgen wollen. In einem weiteren Schritt kann in einem nächsten Spiegel- und Resonanzprozess erarbeitet werden, wo und wie die Partner die Abwehrmechanismen in ihrer Biografie entwickelt haben:

> *Es wurde deutlich, dass in der Art und Weise, wie Sie miteinander umgehen, alte bekannte Strategien stecken. Schauen Sie sich beide noch einmal an und lassen Sie noch einmal bei sich entstehen, wie Sie Ihre Konflikte/Probleme austragen, ebenso die dazugehörigen Gefühle.*

Denken Sie noch einmal, wie sich Ihre beiden Strategien gegenseitig bedingen, aufschaukeln und verhaken. Spüren Sie, in welche Gefühle Sie dieser Prozess führt. – Wenn Sie diese Gefühle spüren, dann lassen Sie sich von ihnen zu den Ursachen Ihrer Strategien führen.

Vielleicht haben Sie die Kommunikationsformen und Strategien von einem Ihrer Elternteile übernommen, vielleicht mussten Sie sie als Kind selbst zum eigenen Schutz entwickeln. – Schauen Sie, wozu diese Strategien damals notwendig und nützlich waren. Formulieren Sie still für sich dies in einem Satz wie »Für mein Kind von damals brauchte ich die Strategie, um geliebt zu werden oder um mich zu schützen vor …«

Schauen Sie sich wieder in die Augen und sprechen Sie Ihre Sätze aus. – Hören Sie von Ihrem Partner, wie er damals mit diesen Strategien für sein Kind sorgen musste. – Gehen Sie nochmals nach innen und fragen Sie Ihr Unbewusstes, wie Sie heute für sich und Ihr Kind in Ihnen in einer für die Partnerschaft konstruktiven Weise sorgen können. – Formulieren Sie die Lösungsidee Ihres Unbewussten in dem Satz »Ich werde für mich und mein Kind auf neue Weise sorgen, indem ich …«

Mit den Partnern wird besprochen, wie sie in der Paarbeziehung für ihre biografischen Bedürfnisse und Anliegen konkret sorgen können und welche neuen Kommunikationsformen hierzu nötig sind.

V.7 Paarsymptome zwischen unbewusstem Lösungsversuch und unbewusster destruktiver Eigendynamik

Die beiden Partner haben sich nach 25 Jahren Ehe und konfliktträchtiger Zusammenarbeit im eigenen Betrieb weit voneinander entfernt. Der Ehemann lernt eine andere Frau näher kennen. Als er merkt, dass dies seine Ehe gefährden könnte, berichtet er seiner Ehefrau von der Nähe zu der anderen Frau und beendet diese aufkeimende Beziehung. Seine Ehefrau reagiert mit heftigen Eifersuchtsbezeugungen und mit einer – seit langem nicht mehr erlebten – intensiven Sexualität. Er versucht, ihre Eifersucht zu zerstreuen, was bei ihr das Misstrauen weiter verstärkt. Beide spüren, dass diese Spirale für die Paarbeziehung destruktiv wird und suchen eine Paartherapie auf. Dort können beide Partner sehen, dass in der Eifersuchts- und Misstrauensthematik auch ein unbewusster Lösungsversuch und eine Chance für das Paar liegen können.

In der systemischen Theorie hat es sich eingebürgert, jedes Problem in einem System als Lösungsversuch des Systems zu verstehen. Dies ist zwar therapeutisch hilfreich, muss für die Dynamik von Paarsymptomen jedoch differenziert werden. Aus meiner Sicht kann der Beginn einer Paarsymptomatik als Lösungsversuch des Paarsystems verstanden werden, dann aber kann die Paarsymptomatik eine destruktive Eigendynamik gewinnen. Dies wird am Fallbeispiel der Eifersuchtsdynamik deutlich. Der Partner, der Anlass zur Eifersucht gibt, versucht, das Interesse des anderen über den Umweg eines Flirts zu gewinnen. Der darauf reagierende Partner will ihn mit seiner Eifersucht wieder in die Paarbeziehung holen. Gelingt es dem Paar, die Eifersuchtsdynamik als diesen Lösungsversuch zu verstehen, kann die Eifersucht als Impuls aufgegriffen werden, sich als Paar wiederzufinden. Wird jedoch die Eifersucht aufgrund der Verletzung sehr massiv, gewinnt dieser Lösungsversuch des Paares eine eigene destruktive Dynamik. Er wird nun zu einem eigenen Attraktor im System, der unbewusst die Interaktionen des Paares steuert. Ein Ausstieg aus den destruktiven Eskalationen ist zwar theoretisch jederzeit möglich, aber wird wegen der nun zunehmend stattfindenden Verletzungen immer schwerer. Nun sucht jeder Partner für sich selbst eine Lösung. Sie besteht darin, sich über die Aggression zu schützen und über Racheaktionen das Bedürfnis nach Ausgleich zu befriedigen. Was zunächst als Lösungsversuch des Paares begonnen hat, wird zu einem verletzenden Gegeneinander der Lösungsversuche der beiden Partner. Natürlich bleibt das Paar über die Destruktion miteinander verbunden, doch kann man nicht mehr von einem Lösungsversuch des Paares sprechen. Das Paar hat den Kontakt zu seinem heilenden, kreativen Paar-Unbewussten verloren.

Bezogen auf das kreative, heilsame Paar-Unbewusste lassen sich Paarsymptome in folgenden Prozessschritten beschreiben:

- als anfänglicher Lösungsversuch des Paares für eine aus dem Inneren des Paares stammende oder durch externe Bedrohung ausgelöste Imbalance. Das kreative Paar-Unbewusste setzt bekannte Reparaturmechanismen in Gang, die zu diesem Zeitpunkt die Störung ausgleichen und ins Gleichgewicht bringen können. Eine gelingende Klärung und Integration der Paarstörung als Lösungsimpuls stärkt die Paarbeziehung.

- als symbolische Darstellung des zugrundeliegenden Paarthemas. Die Sprache der Bilder, Metaphern und Symbole ist nicht nur die Sprache des Unbewussten, sondern auch die Sprache des kreativen Paar-Unbewussten. Dieses gestaltet seine Lösungsversuche über eine metaphorische und symbolische Inszenierung (vgl. Kapitel IV.2.3). Dabei wird sichtbar, welche Grundbedürfnisse und welche Heilungsmöglichkeiten realisiert werden sollen. Gelingt es dem Paar, diese inszenierende Symbolsprache des Paar-Unbewussten zu verstehen, kann es das Lösungsangebot des Paar-Unbewussten nutzen. Finden die Lösungsvorschläge des Paar-Unbewussten beim Paar keinen Widerhall, werden diese abgewehrt und dissoziiert.
- als Verlust des Kontakts zum kreativen Paar-Unbewussten. Dem Paar stehen die bisher wirksamen interaktionalen Reparaturmechanismen nicht mehr zur Verfügung, so dass die Partner zu destruktiven Interaktionsformen greifen müssen.
- als verzweifelter Lösungsversuch, der zunehmend destruktive Lösungsstrategien aus der Biografie der Partner reaktualisiert. Noch wird um eine Lösung gerungen, doch die Strategien sind häufig inadäquat und folgen dem Muster »mehr desselben«, so dass die Partner im Paarsymptom massive Enttäuschungen erleben.
- als Schutz- und Abwehrversuch der einzelnen Partner. Die Partner spüren, dass die bisherigen Lösungsversuche bedroht oder schon gescheitert sind. Nun geht es jedem darum, sich vor weiteren Enttäuschungen und Verletzungen zu schützen. Meist wird dies wieder mit destruktiven Interaktionsformen ausagiert, so dass sich die verständlichen individuellen Schutzversuche zugleich als Aggressions- und Angriffsakte auswirken. Die Schutzversuche bleiben nicht nur unwirksam, sondern führen über Eskalationen zu weiteren Verletzungen und Kränkungen.
- als Lösungsversuch, dessen Nebenwirkungen und Kosten zunehmend größer werden. Das Gesamtsystem kippt, weil beide Partner eine zunächst unbewusst bleibende, dann aber ganz rationale Rechnung anstellen mit dem Ergebnis, dass sie benachteiligt werden und dass es kaum Aussicht auf eine Lösung gibt. Es stellen sich Wut, Verzweiflung oder Resignation ein, die sich wiederum aggressiv oder als Rückzug in der Paarbeziehung auswirken.
- als aussichtsloser Kampf der Lösungsversuche der einzelnen Partner. Jeder Partner versucht, im Paarsymptom auf eigene Rechnung eine Lösung für sich zu finden. Zwar ist das Paar über gegenseitige Abwertungen, Verachtung

und Hass miteinander verbunden, aber spätestens jetzt erscheint die Trennung die beste Lösung für mindestens einen der Partner zu sein.

Paarsymptome sind in diesem Kontinuum zwischen kreativem Heilungsversuch des Paar-Unbewussten und destruktiver Eigendynamik anzusiedeln. Paare kommen meist in die Paartherapie, wenn zumindest der Kontakt zum kreativen Paar-Unbewussten verloren ist und die anfänglichen Lösungsversuche gescheitert sind. Je weiter sich ein Paar vom gemeinsamen Heilungsversuch in Richtung des Kampfes der Einzellösungsversuche entfernt hat, umso schwieriger wird die Paartherapie. In dieser geht es zunächst darum, die Symptome als gemeinsamen Lösungsversuch oder als verständliche, verzweifelte Einzellösungsversuche zu würdigen und zugleich deren destruktive Nebenwirkungen und ihren Preis zu benennen. Dann werden die Einzellösungsversuche wieder in Beziehung zueinander gebracht mit der Frage, ob die Partner die Energie der Einzellösungsversuche für die Paarbeziehung nutzen wollen. Schließlich kann wieder am anfänglich gemeinsamen Lösungsversuch und an den gemeinsamen Ressourcen im Paar-Unbewussten angeknüpft werden.

Paartherapeutische Interventionen

Zunächst werden im Gespräch mit systemischen Fragen die Schutz- und Abwehrbedürfnisse in den Einzellösungsversuchen der Partner herausgearbeitet. Diese müssen von den Paartherapeuten als berechtigt und einfühlbar gewürdigt werden. Die Partner werden zudem einfühlsam auf die Nebenwirkungen, auch für den agierenden Partner, aufmerksam gemacht. Dies kann in einen Spiegel- und Resonanzprozess zwischen den Partnern gebracht werden:

> *Wenn ich es recht verstehe, dann mussten Sie beide sich in letzter Zeit wehren und schützen. Schauen Sie sich wieder an und gehen Sie in Beziehung miteinander, auch wenn Ihnen das vielleicht schwerfällt. Dabei können Sie spüren, wie Sie sich beide schützen mussten. – Gehen Sie nach innen, vielleicht lassen Sie die Augen zufallen. Spüren Sie in Ihrem Körper Ihr Schutzbedürfnis und formulieren Sie es zunächst als inneren Satz wie »Ich habe versucht, mich/mein Bedürfnis nach … zu schützen.«*
>
> *Schauen Sie sich wieder an und sprechen Sie jeweils Ihren Satz aus. Spüren Sie, wie sich dieser Satz beim Aussprechen anfühlt. – Spüren Sie als das Gegenüber, wie sich dieser Satz beim Hören anfühlt. – Wir haben gesehen, dass dieser*

Selbstschutz auch Nebenwirkungen hatte, sowohl für den, der dies tut, als auch für das Gegenüber. Sprechen Sie dies in einem Satz des Bedauerns aus: »In meinem Versuch, mich zu schützen, habe ich dich verletzt. Das tut mir leid.«

Mit den Partnern wird an konstruktiven Möglichkeiten gearbeitet, wie sie sich schützen können, solange beide Partner diesen Schutz noch brauchen. Es wird besprochen, woran die Partner spüren würden, dass sie sich in der Paarbeziehung nicht mehr vor dem anderen schützen müssen.

Mit dem Paar wird zunächst im Gespräch und dann in einem Spiegel- und Resonanzprozess zum Beginn des Paarsymptoms als anfänglichem Lösungsversuch zurückgekehrt, um das Paarsymptom in seiner symbolischen und szenischen Darstellung zu verstehen und zu bearbeiten:

Gehen Sie an den Beginn Ihrer Paarproblematik zurück. Schauen Sie sich wie auf einer Bühne oder wie vom Hubschrauber aus an, was damals zwischen Ihnen geschehen ist. Sie sehen dabei auch, wie Sie beide um eine Lösung gerungen haben, aber auch, wie dieser Lösungsversuch immer schwieriger wurde. – Wenn Sie dieses Ringen um eine Lösung nochmals von außen oder von oben anschauen, welches Bild, welches Symbol oder welche Überschrift taucht da in Ihnen auf?

Im systemischen Gespräch werden die beiden Symbole auf die darin enthaltenen Lösungsansätze und -ideen befragt. Dies kann in die Resonanz des Paares gebracht werden:

Wir haben gesehen, dass sich Ihre Paarproblematik anfangs als Lösungsversuch verstehen lässt, in dem Sie Ihr gemeinsames Thema/Ihre Schwierigkeit … unbewusst und bewusst lösen wollten. Schauen Sie sich wieder an, schließen Sie die Augen und schauen Sie noch einmal auf diesen Lösungsversuch. – Öffnen Sie die Augen und sprechen Sie aus, was und wie Sie die damalige Situation lösen wollten, in einem Satz wie »Ich wollte die Situation damals für uns klären/lösen/bereinigen …, indem ich …«

Schließlich werden die Bedürfnisse und Sehnsüchte, die den Lösungsversuch aus dem kreativen Paar-Unbewussten in Gang brachten, herausgearbeitet:

> *Wenn Sie noch einmal auf Ihre Paarproblematik als Lösungsversuch und Lösungsvorschlag Ihres gemeinsamen Unbewussten zurückschauen, welche Sehnsucht oder welches Bedürfnis kommt Ihnen da entgegen? – Drücken Sie es aus in einem Satz wie »In unserem Lösungsversuch wünsche ich mir/sehne ich mich nach …«*

Nachfolgend kann die Arbeit an den Bedürfnissen einsetzen oder man kann das Paar direkt in den Kontakt mit dem kreativen, heilsamen Paar-Unbewussten (vgl. die paartherapeutischen Interventionen in Kapitel IV.5) und dessen Ressourcen, Symbolen und Bildern bringen:

> *Nachdem deutlich wurde, welche Bedürfnisse und welche Sehnsucht in dem anfänglichen Lösungsversuch für Ihre Paarthematik steckt, bitte ich Sie, genau diese Bedürfnisse und Sehnsüchte zwischen Ihnen beiden schwingen zu lassen. Schauen Sie sich dabei wieder an. – Gehen Sie nach innen, lassen Sie die Augen zufallen und fragen Sie Ihr kreatives Paar-Unbewusstes, also Ihre Liebe, welche konkreten Lösungsvorschläge Ihre Liebe und Ihr Paar-Unbewusstes für Ihre Paarthematik für Sie bereithält, und lassen Sie diese Lösungsidee in Form eines Gedankens, eines Bildes, eines Symboles oder einer anderen Empfindung in Ihnen aufsteigen oder einfallen.*

Die Arbeit an der Paarsymptomatik als Lösungsversuch zeigt, wie der hier vorgestellte tiefenpsychologisch-hypnosystemische Ansatz als lösungsorientierter Ansatz zu verstehen ist, bei dem in der Tradition von Milton Erickson das Paar-Unbewusste als Ressource utilisiert wird. Das wird noch deutlicher, wenn ich im folgenden Kapitel meinen Paartherapieansatz im Zusammenhang darstelle.

VI Die Therapie mit dem Paar-Unbewussten – Wie Paartherapie spielend leicht wird

Das Paar, beide Partner Anfang 40, kommt zur Therapie, nachdem der Mann im Jahr zuvor an einem Burnout mit Klinikaufenthalt gelitten hatte. In dieser Zeit hatte die Frau ihren Mann sehr gestützt und unterstützt. Dies war für ihn zunächst sehr wichtig, zunehmend aber fühlte er sich bevormundet. Sie dagegen sah sich in ihren Bemühungen von ihm nicht gewürdigt. Darüber kam es zu Konflikten und einer Entfremdung zwischen den Partnern.

Im Erstgespräch werden die Struktur der Versorgungskollusion und der Wunsch nach neuer Nähe herausgearbeitet. Das Paar ist bereit, an den unbewussten Paarthemen zu arbeiten. Im zweiten und dritten Gespräch werden einerseits die Paargeschichte und die paarrelevanten Biografien der Partner eruiert, andererseits wird an einer ersten Verbesserung der dysfunktionalen Kommunikation gearbeitet. Dabei zeigt sich deutlich, dass das Paar sich im Bindungssystem über die Angst stark bindet. Dies wird in einer Versorgungskollusion realisiert und interagiert.

In einem ersten Spiegel- und Resonanzprozess in der vierten Sitzung tauchen für diese zentrale Paarthematik folgende Bilder auf: Sie sieht ihren Mann als verletzten Jungen, den sie verbindet. Er sieht sich als kleinen, in eine Höhle zurückgezogenen Bären, zu dem seine Frau vorzudringen versucht. In einem reflektierenden Gespräch werden die bisher unbewussten Abwehrmechanismen und Bedürfnisse beider Partner herausgearbeitet.

Diese werden in weiteren Spiegel- und Resonanzprozessen einer Lösung zugänglich gemacht. So wird das Paar im letzten Drittel der Paartherapie beispielsweise gebeten, aus der Resonanz mit dem Partner und mit den eigenen Bedürfnissen das Symbol des Baumes für sich und die eigene Position im Paarsystem entstehen zu lassen. Bei der Frau zeigt sich ein Apfelbaum, bei ihm eine Zypresse. Anschließend wird das Paar gebeten, in der Paartrance jeweils die beiden Bäume zu einem Paar zusammenzufügen, so dass beide Bäume einerseits Individualität und Gestalt bewahren können, sie andererseits in guter Weise aufeinander bezogen sein können. In der Resonanztrance werden die Partner aufgefordert, ihr gemeinsames Paar-Unbewusstes zu fragen, wie viel Abstand und Nähe, welchen gemeinsamen Boden und wie viel Licht und Regen die beiden Bäume und deren Beziehung brauchen.

In der konkreten Paarinteraktion hat sich inzwischen eine klare Verantwortungsdifferenzierung entwickelt. Er kann besser für sich selbst sorgen, sie kann ihre Hilfsimpulse besser kontrollieren und sich mehr in den Mittelpunkt ihres eigenen Denkens und der Paarbeziehung stellen.

An dieser kurzen Fallvignette wird noch einmal deutlich, wie Paartherapie als eine Therapie des Paar-Unbewussten und als Therapie *mit* dem Paar-Unbewussten zu verstehen ist. In den bisherigen Kapiteln wurden die zum jeweiligen Thema gehörigen paartherapeutischen Interventionen dargestellt. Diese werden nun in den Gesamtentwurf einer Paartherapie des Paar-Unbewussten und in deren Prozessablauf eingeordnet. Es werden die wesentlichen Algorithmen und Prozessschritte einer Paartherapie des Paar-Unbewussten beschrieben. Ich möchte an dieser Stelle ausdrücklich betonen, dass erfahrene Paartherapeutinnen und Paartherapeuten einzelne Elemente aus diesem Ansatz in ihre bisher praktizierte Paartherapie übernehmen können. Ich empfehle hier auch, einzelne Interventionsmethoden, insbesondere die Spiegel- und Resonanzarbeit mit dem Paar-Unbewussten im Rahmen der bisher praktizierten Paartherapie, zu erproben. Insgesamt wird das Einbeziehen der unbewussten Prozesse eines Paares jeden Paartherapieansatz bereichern und erweitern.

In der bisherigen Darstellung waren besonders der Kollusionsansatz von Jürg Willi, das systemische Denken und die Ergebnisse der Neurowissenschaften und der Hirnforschung zentral. Für die Interventionen in einer Paartherapie des Paar-Unbewussten werden der tiefenpsychologische Ansatz und die systemischen Ansätze noch einmal aufgegriffen und durch die Ansätze der Hypnotherapie und des hypnosystemischen Ansatzes erweitert und zu einem Gesamtansatz integriert. Die beiden letztgenannten Ansätze bringen nicht nur ein weiteres, vertieftes Verständnis des Paar-Unbewussten, sondern auch neue und hochwirksame Interventionsmethoden für die unmittelbare und direkte Arbeit mit dem Paar-Unbewussten und an den unbewussten Paardynamiken, die sich aus der Kollusion der Bedürfnisse der beiden Partner konstellieren.

VI.1 Die Arbeit mit dem Paar-Unbewussten und den unbewussten Paardynamiken im Prozess der Paartherapie

Die Arbeit mit dem Paar-Unbewussten und am Paar-Unbewussten beginnt mit dem ersten telefonischen oder E-Mail-Kontakt zwischen der Paartherapeutin und dem Paar, weil sich hier nicht nur das Paar-Unbewusste in der Art der Kontaktaufnahme zeigt, sondern in der resonanten Gegenübertragung des Paartherapeuten sich auch schon das unbewusste System der Paartherapie konstelliert.

Die Arbeit mit dem Paar-Unbewussten und den unbewussten Paardynamiken ist eingebettet in den Gesamtprozess einer Paartherapie mit ihren typischen Phasen (Willi, 2008, S. 42 ff.; Koschorke, 2013; Weber, 2012):

- *Erstgespräch*
  Die Paartherapie beginnt mit der Frage, wofür das Paar eine Lösung und eine neue Entwicklung braucht. Deshalb wird das Paar in seiner vorgetragenen Problembeschreibung und Schilderung der aktuellen Situation sehr rasch nach Lösungswünschen befragt. Die Zusammenfassung der Problembeschreibung durch den Paartherapeuten sollte zudem im Sinne einer Probedeutung schon erste Hypothesen der unbewussten Kollusionsthematik des Paares andeuten. Häufig lässt sich für das Paar am Ende des Erstgesprächs probeweise eine erste Hypothese zu einer möglichen, bisher unbewussten Thematik und unbewussten Paardynamiken formulieren. Dies wird verbunden mit einer Erklärung über den theoretischen Hintergrund und die Arbeitsweise einer möglichen Paartherapie. Schon hier wird der Begriff des Paar-Unbewussten in seinen verschiedenen Dimensionen, insbesondere der unbewussten Paardynamiken (vgl. Kapitel IV) eingeführt und erklärt. Das fließt in einen ersten Therapievertrag ein, in dem mögliche Lösungs- und Entwicklungsrichtungen benannt werden und in dem beide Partner dem Ansatz der vorgeschlagenen Paartherapie zustimmen.
- *Diagnostische Phase, Deeskalation und Krisenintervention*
  Kommt das Paar in eine akute Paarkrise, zum Beispiel nach dem Aufdecken einer Außenbeziehung oder bei einer massiven Streiteskalation, ist zuerst ein Strukturieren und Ordnen der Krisengefühle, dann eine Deeskalation der destruktiven Interaktionsmuster und das Setzen von Stopp-Signalen bei Eskalationen nötig. Ansonsten wird in maximal ein bis zwei Sitzungen die Paargeschichte näher eruiert. Neben dem Verlauf der bisherigen

Partnerschaft sind das Kennenlernen, die Partnerwahl und das Verlieben wichtige Themen, bei denen schon früh Spiegel- und Resonanzprozesse eingesetzt und damit eingeübt werden. Weitere Fragen beschäftigen sich mit Einschnitten und Weichenstellungen in der Paargeschichte, in der die unbewusste Kollusion des Paares aktualisiert wurde. Häufig sind auch längere, unbewusste Entwicklungen zu sehen, in denen sich eine destruktive Paardynamik durchgesetzt hat. Dies wird immer wieder mit dem Blick auf die Einzelbiografien und Herkunftsfamilien der Partner verbunden. Der Fokus liegt vor allem auf den unbewussten Themen, die sich in der Paarbeziehung reinszenieren.
Auch in dieser ersten Therapiephase ist es wichtig, immer wieder die Partner nach der gewünschten Lösungsrichtung zu fragen, um den Zweck des Beratungssystems »Paartherapie« als Veränderungs- und Transformationssystem zu betonen.

- *Vertrag zur Veränderung der unbewussten Kollusion und Paardynamiken*
  Nach der Eingangsphase von zwei bis drei Sitzungen wird ein erweiterter Vertrag formuliert, der die Veränderung der unbewussten Kollusion und der unbewussten Paardynamik explizit aufgreift. Dazu gehört auch die Frage, wie sich diese Veränderungen auf der Ebene des Paar-Unbewussten im konkreten Zusammenleben des Paares zeigen sollen.
- *Arbeit an destruktiven Kommunikationsstrukturen als Arbeit am gemeinsamen Paar-Unbewussten*
  Bevor mit dem Paar-Unbewussten gearbeitet werden kann, müssen destruktive Kommunikationsformen wie Vorwürfe, Abwertungen oder ablenkende Rationalisierungen bearbeitet werden, so dass beide Partner die Paartherapie als Arbeit an ihrer eigenen Person und damit letztlich an der eigenen Psychodynamik verstehen. Hier können bekannte Methoden aus den systemischen, verhaltenstherapeutischen oder kommunikationstheoretischen Ansätzen benutzt werden. Zugleich werden destruktive Kommunikationsformen als Ausdruck des Abwehr-Unbewussten des Paares verstanden und gedeutet. Es kann über Spiegel- und Resonanzprozesse direkt an den unbewussten Paarabwehrmechanismen gearbeitet werden.
- *Arbeit mit und am Paar-Unbewussten als Spiegel- und Resonanzarbeit*
  Der Kern dieser Paartherapie ist die Spiegel- und Resonanzarbeit aus, im und mit dem Paar-Unbewussten. Häufig genügen wenige Spiegel- und Resonanzprozesse, weil diese sehr rasch und effektiv zum Zentrum der Paardynamik und damit zur Paarsymptomatik vorstoßen. Die Spiegel- und Resonanz-

prozesse führen in Transformationsprozesse, die eine Lösung der Paarsymptomatik ermöglichen. Manchmal münden diese Prozesse auch in einer Trennung des Paares, die als eine schmerzliche, aber letztlich einzig mögliche Lösung gedeutet wird.

- *Reflektierende Paargespräche*
  Auch wenn viele der hypnotherapeutischen und hypnosystemischen Interventionsmethoden auf der Ebene des Paar-Unbewussten bleiben und dort wirken, wird das Paar über systemische Fragen angeleitet, die erlebten Prozesse, Veränderungen und Schwierigkeiten zu reflektieren. Dies ermöglicht den Partnern, nun auch ganz bewusst Veränderungen in der alltäglichen Kommunikation einzuleiten.
- *Beobachtungs- und Handlungsimpulse für das Paar*
  In der Sitzung werden aus den Spiegel- und Resonanzprozessen heraus konkrete Beobachtungsaufgaben und Veränderungsimpulse entwickelt und dem Paar als Experimente bis zur nächsten Sitzung vorgeschlagen. Die Impulse zielen auf eine konkrete, handlungsrelevante Veränderung der verschiedenen kollusiven Themen ab. Die damit gemachten Erfahrungen werden in der nächsten Sitzung ausgewertet und fließen in den weiteren Prozess ein.

Die Paartherapie mit dem Paar-Unbewussten führt die Partner an sensible Bereiche ihrer Person und ihrer Paarbeziehung. Deshalb braucht es für die Spiegel- und Resonanzprozesse folgende Voraussetzungen:

- Klare, eindeutige, von beiden Partnern gewollte Lösungsverträge, die die Arbeit mit dem Paar-Unbewussten als Vertragsbestandteil in den Fokus der Paartherapie stellen.
- Emotionale Stabilität der beiden Partner, damit über die Spiegel- und Resonanzarbeit keine destruktive Regression eintritt. Sollte sich ein Partner oder das Paarsystem in einer instabilen Regression befinden, hat Stabilisierungs- und Strukturierungsarbeit Vorrang.
- Stabile und sichere Beziehung der Partner zum Paartherapeuten oder zur Paartherapeutin, die eine stabile, schützende Sicherheit gewährt, damit sich die Partner auf die Spiegel- und Resonanzprozesse als Arbeit am Paar-Unbewussten einlassen können.
- Klare und eindeutige Vereinbarung, dass die Partner in den Sitzungen achtsam mit dem anderen und den unbewussten Prozessen umgehen und zwischen den Sitzungen das erarbeitete, bisher unbewusste Material nicht gegeneinander verwenden.

- Strukturierte und an den Zielen des Therapievertrags orientierte Prozessgestaltung durch die Paartherapeutin. Die Paartherapeutin hat den Gesamtprozess im Blick, kann aber in einer flexiblen Prozessgestaltung auf die Bedürfnisse der Partner eingehen.

Besondere Behutsamkeit und Umsicht braucht es in folgenden Konstellationen:

- bei vorhandener oder möglicher Außenbeziehung,
- bei akuten Trennungsabsichten eines Partners,
- bei festgestellter oder möglicher körperlicher und sexueller Gewalt.

In diesen Konstellationen muss gesichert sein, dass während der Paartherapie keine weitere Außenbeziehung oder Gewalt stattfindet. Die Enttäuschungen und Verletzungen müssen in Versöhnungsprozessen bearbeitet sein und es muss geklärt werden, ob und mit welchem Ziel die Partner eine vertiefte Arbeit an ihrer unbewussten Paarthematik vornehmen wollen. Die Arbeit mit dem Paar-Unbewussten und an den unbewussten Paardynamiken kann in diesen Fällen deshalb – freilich mit großer Vorsicht – meist erst in der Spätphase einer Paartherapie einsetzen. Dabei können beide Partner in den Spiegel- und Resonanzprozessen über den Körper auch spüren, ob ihre Paarbeziehung noch eine Chance hat oder ob nicht eine Trennung die bessere Lösung wäre. Hier kann die Arbeit mit dem Paar-Unbewussten eine Entscheidung und eine gelingende Trennung unterstützen.

VI.2 Die Spiegel- und Resonanzarbeit als zentrale Intervention einer tiefenpsychologisch-hypnosystemischen Paartherapie

Die tiefenpsychologisch-hypnosystemische Paartherapie realisiert sich im Wesentlichen in den Spiegel- und Resonanzprozessen, da wir das Paar-Unbewusste als interaktionales Spiegel- und Resonanzunbewusstes beschrieben hatten. In dem als Paartrance verstandenen Spiegel- und Resonanzprozess werden tiefenpsychologische, systemische, hypnotherapeutische und hypnosystemische Interventionsmethoden integriert.

Ausgangspunkt einer direkten Arbeit mit dem Paar-Unbewussten sind die zahlreichen unbewusst ablaufenden Spiegel- und Resonanzprozesse zwischen den Partnern. Wenn sich die Partner über die Anleitung durch die Paartherapeuten auf die Spiegel- und Resonanzprozesse einlassen, kommen sie in eine vertiefte Paar- und Einzeltrance und damit an ihr gemeinsames Paar-Unbewusstes.

Der Spiegel- und Resonanzprozess ist in der Paartherapie am einfachsten über den Blick und den Spiegel des Gesichts zu initiieren. Dabei gibt es in der Regel folgende Prozessschritte:

- *Ausgangspunkt wählen*
  Der Ausgangspunkt einer Spiegel- und Resonanzarbeit als Zugang zum Paar-Unbewussten ergibt sich aus dem Paargespräch. Dies kann ein gemeinsam erarbeitetes Thema, ein vom Paar angestrebtes Ziel oder ein emotional dichter Moment in der Therapiesitzung sein, in dem über eine Schilderung, eine Geste oder ein manifestes Gefühl das kollusive Thema spürbar wird:

> *Halten Sie diesen Augenblick/diese Geste/dieses Gefühl fest. Ich lade Sie ein, gemeinsam auf die Ebene des gemeinsamen Unbewussten, man könnte auch sagen, Ihres Paar-Unbewussten, zu gehen und daran zu arbeiten. Sind Sie dazu bereit?*

Ebenso ist es möglich, dass der Paartherapeut ein für das Paar zentrales Thema benennt, um darüber das Paar in eine Resonanz zu bringen:

> *Wir haben über dieses Thema … /Ihren Konflikt/Ihren Veränderungswunsch/ über Ihre Grundthematik/Kollusion … gesprochen. Ich möchte Ihnen vorschlagen, daran auf der Ebene Ihres gemeinsamen Unbewussten/Paar-Unbewussten weiterzuarbeiten.*

- *Rituelle Ausrichtung der Partner zueinander*
  Im üblichen Paargespräch sind die Partner in der Regel in ihrer Körperhaltung und Blickrichtung auch auf den Paartherapeuten bezogen. Für die Spiegel- und Resonanzprozesse geht es um eine direkte Kontaktaufnahme zwischen den Partnern, bei der der Paartherapeut eindeutig außen steht. Der direkte Blickkontakt wird rituell inszeniert und ist eine Tranceeinladung an das Paar, nun über die Blicke zwischen den Partnern in eine Transformationstrance zu gehen:

Drehen Sie Ihre beiden Stühle zueinander, so dass Sie sich direkt anschauen können. – Wählen Sie den für Sie beide stimmigen Abstand Ihrer Stühle. – Ich bin jetzt draußen und begleite Sie von außen, während Sie sich ganz zugewandt sind. – Setzen Sie sich so bequem, dass Sie in Ihrer Aufmerksamkeit ganz beim anderen und zugleich ganz bei sich sind. – Stimmt das so für Sie beide? Kann ich mit dem nächsten Schritt beginnen?

- *Horizontale Spiegel- und Resonanzarbeit zwischen den Partnern*
  Die Partner werden über den Blick und damit auch über den Spiegel der Gesichter in einen Spiegel- und Resonanzprozess geführt. Dabei bringen sich die Partner über den Blick als Fokussierung auf den anderen gegenseitig in eine Paartrance, die im weiteren Prozess zur Transformation in die erwünschte Lösungsrichtung utilisiert wird. Die Paartrance kann auch über die Synchronisierung des Atems oder das Halten der Hände intensiviert werden. Die Paartherapeutin unterstützt und vertieft die Paartrance und damit den Spiegel- und Resonanzprozess zwischen den Partnern durch behutsame begleitende Tranceeinladungen:

Ich bitte Sie, den Blickkontakt zu Ihrem Partner bewusst aufzunehmen. Schauen Sie sich gegenseitig achtsam in die Augen, so als wären Ihre Augen und Gesichter Spiegel füreinander. Sie sehen Ihren Partner und wissen zugleich, dass Sie von ihm gesehen werden. Dabei nehmen Sie Ihren Partner wahr und werden von ihm wahrgenommen. Sie kommen in den Kontakt mit Ihrem gemeinsamen Unbewussten, ganz spontan und immer mehr, intensiver und intensiver.

Lassen Sie zwischen Ihnen hin- und herschwingen, was in dieser Situation/mit diesem Gefühl/bei diesem Thema/in diesem Konflikt ... zwischen Ihnen hin- und herschwingen will, so als würde ein Pendel oder eine Energiewelle zwischen Ihnen schwingen.

Vielleicht nehmen Sie auch wahr, wie Ihr Partner atmet, und dabei schwingt sich jeweils der eigene Atem auf den Atem des anderen ein. Sie sind beide ganz in einer resonanten Verbundenheit und in Verbundenheit mit Ihrem Paar-Unbewussten, das schon Entwicklungsanregungen und Lösungsimpulse für Ihre Paarthematik/Paarkollusion in sich trägt.

- *Vertikale Spiegel- und Resonanzarbeit in den Partnern*
  Die horizontale Beziehungsresonanz zwischen den Partnern findet ihre internale Resonanz in den Partnern, insbesondere als *embodied* Spiegelung und Resonanz. Deshalb werden die Partner angeleitet, sich jeweils nach innen, insbesondere auf Körperempfindungen und Gefühle, zu fokussieren. Dabei wird die Differenzierung zwischen den Partnern und die Individuierung der Partner betont, über das Körperempfinden erlebbar gemacht und im Körper der Partner verankert:

> *Ich möchte Sie bitten, das, was sich jetzt im Blick zwischen Ihnen ereignet, in sich und besonders in Ihrem Körper eine Resonanz finden zu lassen. Spüren Sie, was in Ihnen und in Ihrem Körper geschieht, so als würde auch Ihr eigener Körper noch intensiver ins Schwingen geraten.*
>
> *Dazu können Sie die Augen schließen, damit Sie ganz bei sich sind und sich selbst gut spüren. Sie können das bei sich unterstützen, indem Sie Ihren Atem tiefer und langsamer werden lassen. – Dabei wissen Sie, dass Ihr Partner das gleichzeitig auch ganz für sich tut und erlebt, während Sie ganz bei sich, in Ihrem Körper und bei Ihren Gefühlen sind.*
>
> *Vielleicht spüren Sie in einer bestimmten Körperregion eine Empfindung, vielleicht im ganzen Körper. Nehmen Sie das bei sich wahr, behutsam und achtsam. Lassen Sie es gelten als etwas, was zu Ihnen und Ihrem Körper gehört und das sich als Widerhall/Resonanz/Spiegel Ihrer Beziehung/Ihres gemeinsamen Paar-Unbewussten in Ihnen zeigen will.*

- *Arbeit mit Ritualsätzen in der Spiegel- und Resonanzarbeit*
  Was zunächst nonverbal geschieht, wird in den Spiegel- und Resonanzprozessen verbal eingebracht. Damit dies nahe an den Gefühlen und den Körperprozessen bleibt, werden den Partnern Ritualsätze vorgeschlagen. Diese Sätze sollen kurz und formelhaft sein, damit das Paar nicht in ein kognitives Reflektieren oder Argumentieren kommt, sondern rituell in der Paar- und Eigentrance bleiben kann. Die Ritualsätze haben eine hohe emotionale Wirkung, die den Gesamtprozess im Fluss hält. Zudem kann der Paartherapeut mit Formulierungsangeboten auch die wesentlichen emotionalen Gehalte der Resonanzprozesse herausstellen und fokussieren. Zunächst werden die Körperempfindungen und Gefühle in Ritualsätze gefasst:

> *Formulieren Sie Ihr Körperempfinden/Ihr Gefühl, und zwar in einem prägnanten Satz, vielleicht in dem Satz: »Ich spüre in meinem Körper …« Schauen Sie sich dabei bitte an. Achten Sie darauf, was Sie beim Aussprechen spüren. – Sie als Gegenüber achten bitte darauf, was Sie beim Hören und Empfangen spüren.*

Falls ein Partner bei einer vorgeschlagenen Formulierung zögert oder dieser nicht zustimmen kann, wird eine für ihn stimmige Formulierung gesucht, die jedoch den Ritualcharakter bewahren sollte. Vorbehalte gegenüber einem vorgeschlagenen Ritualsatz geben dem Paartherapeuten wichtige Informationen über den Therapieprozess. Deshalb gilt für die Spiegel- und Resonanzarbeit die Grundregel, dass »Widerstand« Vorrang hat und utilisiert werden muss.

- *Arbeit mit tiefenpsychologischen, systemischen, hypnotherapeutischen und hypnosystemischen Interventionen in der Spiegel- und Resonanzarbeit*
  Im Prozess einer Spiegel- und Resonanzarbeit können – wie weiter unten beschrieben – die genannten Interventionsmethoden, wie zum Beispiel eine Imagination oder eine Paarskulptur, integriert werden. Die Partner bleiben dabei in der gemeinsamen Trance des Spiegel- und Resonanzprozesses.

Die Spiegel- und Resonanzarbeit pendelt zwischen den horizontalen Spiegelungen zwischen den Partnern und den internalen Spiegel- und Resonanzprozessen in den Partnern. Kriterium für den Wechsel und die Dauer der einzelnen Spiegel- und Resonanzschritte ist die individuierte Bezogenheit und die bezogene Individuation (Stierlin, 1974; siehe Abbildung 17). Bei den meisten Paarsymptomen ist die Individuiertheit der Partner geschwächt, deshalb muss oft länger an der internalen Eigenresonanz der Partner über das genaue Spüren der Körperempfindungen gearbeitet werden. Dabei muss auf ein Gleichgewichtigkeit zwischen den beiden Partnern geachtet werden.

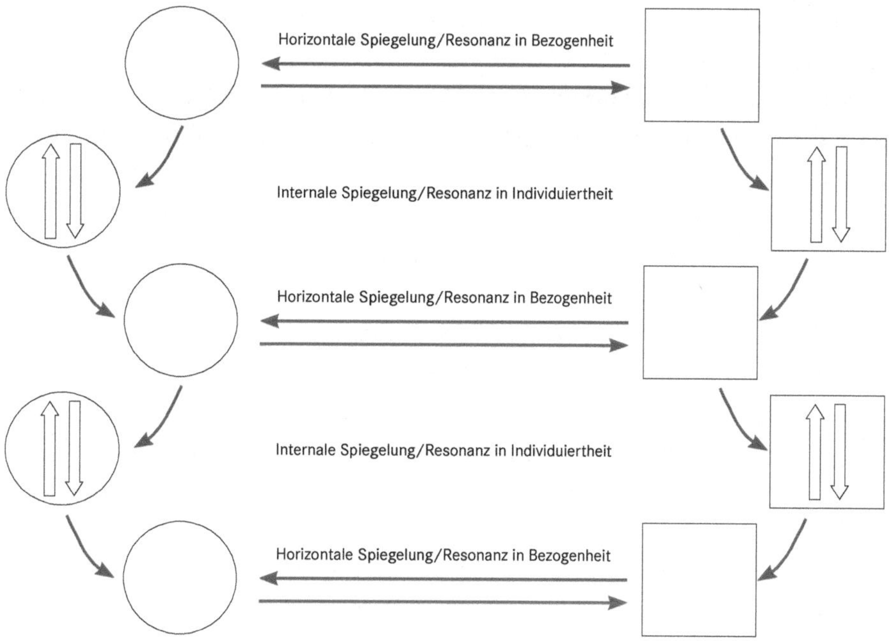

Abbildung 17: Die hypnosystemische Spiegel- und Resonanzarbeit schwingt ständig zwischen den beiden Partnern und zwischen horizontaler Spiegelung und Resonanz in der Bezogenheit und der internalen Spiegelung in der differenzierten Individuiertheit der Partner. Der Prozess vollzieht eine ständige Pendelbewegung zwischen Bezogenheit und Individuiertheit. Er ermöglicht eine intensive Lernerfahrung der beiden Partner für deren Paarbeziehung. Der Gesamtprozess trägt in sich die Richtung und Tendenz zur Vertiefung der unbewussten Themen einerseits und zur Transformation in Richtung Lösung und konstruktiver Entwicklung andererseits.

In der Spiegel- und Resonanzarbeit kommen Paare sehr rasch an ihre unbewussten Muster, Themen, Gefühle, Abwehrmechanismen, Bedürfnisse und biografischen Prägungen, kurz gesagt an die unbewussten Psycho- und Paardynamiken. Es gibt zwei Möglichkeiten der Weiterarbeit:

- *Reflektierendes Paargespräch mit Veränderungsimpulsen*
  Die in der Resonanzarbeit zu Tage getretenen, bislang unbewussten Themen werden im Paargespräch über systemische Fragen, Rückmeldungen des Paartherapeuten, gemeinsame Deutungen und mögliche Lösungsideen weiterbearbeitet. So können beispielsweise die Bedürfnisstrukturen der beiden Partner und deren kollusive Verstrickung in der Paarsymptomatik genauer analysiert werden. Daraus werden konkrete Veränderungsschritte abgeleitet, die dem Paar als konkrete Beobachtungsaufgaben oder Experimente bis zur nächsten Sitzung mitgegeben werden.

- *Weiterführung der Spiegel- und Resonanzarbeit bis zu den gewünschten Lösungsschritten*
  Die aus dem Paar-Unbewussten aufsteigenden Themen, Gefühle und Bedürfnisse werden in weitere Spiegel- und Resonanzprozesse geführt. Dabei wird nicht Bewusstheit angestrebt, sondern auf der Ebene des Paar-Unbewussten Verarbeitungs- und Lösungsprozesse angeregt. Das Paar-Unbewusste selbst wird in weitergehenden Resonanzprozessen als Lösungsinstanz einbezogen:

Schauen Sie sich noch einmal in die Augen und lassen Sie das bisher Gefühlte und Erlebte zwischen Ihnen hin- und herschwingen. – Spüren Sie nach innen und in Ihren Körper. Dazu können Sie die Augen schließen. Lassen Sie das bisher Erlebte noch einmal in Ihrem eigenen Körper schwingen und klingen.

Nun bitte ich Ihr Paar-Unbewusstes, Ihnen eine Lösungsidee/Lösungswunsch/Lösungsbild/einen kleinsten Lösungsschritt für Ihr Thema/Ihr unbewusstes Zusammenspiel auftauchen/einfallen zu lassen. Dabei wird Ihnen Ihr gemeinsames Unbewusstes auch sagen, was Ihr Anteil für eine mögliche Lösung/Entwicklung sein könnte und was Sie dafür tun könnten. – Achten Sie genau darauf, was in Ihnen jetzt oder ein wenig später auftauchen will. Zugleich sind Sie innerlich mit Ihrem Partner verbunden, bei dem ebenfalls Lösungen entstehen.

Wenn sich bei Ihnen eine Idee entwickelt, zeigt mir das ein kleines Kopfnicken von Ihnen. – Ja, jetzt sind bei Ihnen beiden Lösungsideen da. Öffnen Sie die Augen, schauen Sie sich bitte wieder an und lassen Sie die Ideen zwischen Ihnen schwingen.

Ich bitte Sie, die aus Ihrem gemeinsamen Unbewussten aufgestiegene Lösungsidee auszusprechen: »Ein Lösungsschritt könnte sein, dass ich …«

Ist dieser Impuls zur Lösung gut vorbereitet, werden mit großer Sicherheit Lösungsideen auftauchen. Die resonante Lösungsarbeit aus dem kreativen Paar-Unbewussten kann – wie im Folgenden gezeigt wird – mit der Anregung, Bilder und Symbole entstehen zu lassen, noch weiter unterstützt werden.

Sollte bei einem Partner keine Lösungsidee auftauchen, wird mit diesem »Widerstand« in einer Prozessschleife gearbeitet. Zuerst wird die Frage eingeworfen: »Wozu ist es sinnvoll, dass im Moment noch keine Lösungsidee/Entwicklungsidee auftauchen soll/darf?« Dann folgt die Frage: »Was brauchen Sie/

Ihr gemeinsames Unbewusstes/Ihre Paarbeziehung noch, damit eine Lösungsidee jetzt oder später entstehen darf/kann/will?« Die Arbeit mit diesen Fragen erbringt zudem wichtige neue Hypothesen über noch offene unbewusste Paarprozesse, die beide Partner betreffen.

In der hier beschriebenen Spiegel- und Resonanzarbeit realisiert sich die tiefenpsychologisch-hypnosystemische Paartherapie mit dem Paar-Unbewussten als konkrete Interventionsmethodik. Die Spiegel- und Resonanzarbeit eröffnet dabei zunächst den Zugang zu unbewussten Paarthemen und aktiviert anschließend das kreative, heilsame Paar-Unbewusste. Die Spiegel- und Resonanzarbeit lädt also zu Lösungen für die Paarsymptomatik aus dem Unbewussten ein.

VI.3 Tiefenpsychologische Interventionen in der Spiegel- und Resonanzarbeit mit dem Paar-Unbewussten

In die Spiegel- und Resonanzprozesse können nun tiefenpsychologische Interventionen integriert werden. Ich verwende hier »tiefenpsychologisch« als Überbegriff für die Psychoanalyse im Gefolge von Sigmund Freud und für die Analytische Psychologie nach Carl Gustav Jung. Für die Paartherapie wichtig sind besonders die beziehungsorientierten Ansätze der Psychoanalyse (Altmeyer u. Thomä, 2006; Buchholz u. Gödde, 2013; Mertens, 2013), hier ist auch die Objektbeziehungstheorie (Kernberg, 2014) bedeutsam.

Natürlich wäre es vermessen, die gesamte psychoanalytische und tiefenpsychologische Tradition im Detail zu kennen und zu berücksichtigen, deshalb beziehe ich mich für die psychoanalytischen Aspekte der Paartherapie mit dem Paar-Unbewussten im Wesentlichen auf die verschiedenen Arbeiten von Jürg Willi. Der Fokus liegt bei ihm auf der unbewussten Dynamik des dyadischen Systems und der Kollusion des Paares, die in der Paartherapie bewusst gemacht und durchgearbeitet werden (Willi, 2008, S. 87 ff.).

In Abwandlung des bekannten Diktums von Sigmund Freud »Wo Es war, soll Ich werden« gelten für den tiefenpsychologischen Aspekt der Paartherapie die folgenden Leitlinien:

- Wo Paar-Unbewusstes war, soll Paar-Bewusstes werden.
- Das bewusst gewordene Paar-Unbewusste soll in Richtung der Lösung verändert werden.

Ein wesentliches Ziel der tiefenpsychologischen Arbeit im Rahmen einer Paartherapie des Paar-Unbewussten ist es also, die unbewussten Prozesse in der Kommunikation in den Szenen, Gefühlen und Bedürfnismotiven der Partner bewusstwerden zu lassen, um die zentrale Kollusion und Paardynamik eines Paares herauszuarbeiten und diese in Richtung der gewünschten Lösung zu verändern. Die Kollusionen eines Paares finden ihre Themen auf der Ebene des Bedürfnis-Unbewussten, der Einzelbiografie der Partner, auf der Körperebene und auf der Ebene der Abwehrmechanismen und konstellieren so die unbewussten Paardynamiken. Meist hat ein Paar neben der zentralen Kollusion ein bis zwei weitere Kollusionen entwickelt, die in einem komplexen, zirkulären Verhältnis zueinander als eine das Paar dominierende unbewusste Paardynamik stehen.

Methoden für die Arbeit an den unbewussten Kollusionen sind die einfühlsame und würdigende Beschreibung der progressiven und regressiven Positionen der Partner sowie die Deutung und die Analyse der Kollusion vor dem Hintergrund der Einzelbiografien der Partner und der gemeinsamen Paarbiografie. Dabei sind folgende Prozessschritte nötig:

- Die Kollusion wird zusammen mit dem Paar erarbeitet und als Kollusionsformel formuliert (Willi, 2008, S. 82 ff.). Hypothesen für die Kollusion entstehen durch die gemeinsame Analyse der Partnerwahl, der Paargeschichte und der systemischen Wahrnehmung der dem Paar unbewusst bleibenden Paarmuster und Paarstrukturen. Wichtig dabei ist es, die regressive und progressive Position der Partner positiv zu konnotieren und in ihrer wechselseitigen Verschränktheit und der daraus folgenden destruktiven Wirkung zu beschreiben.
- Die Kollusion wird auch aus der Einzelbiografie und der Psychodynamik der Partner abgeleitet und verifiziert. Da sich die Kollusion auf der Ebene der Bedürfnisse, des Körpers und der Abwehrmechanismen aus der biografischen Prägung der beiden Partner als unbewusste Paardynamik konstelliert, braucht es den Rückgriff auf die Einzelbiografie der Partner im Blick auf das gemeinsame kollusive Thema. Die Einzelbiografie wird im Paarsetting fokussiert auf mögliche kollusive Paarmotive befragt. Die aus der Einzelbiografie abgeleiteten Hypothesen werden sofort auf die Bedürfnisstruktur des anderen Partners und auf ein mögliches kollusives Zusammenspiel bezogen, damit es nicht zu einer Einzeltherapie kommt.

Wenn mit dem Paar die kollusiven Themen, die Positionen in der Kollusion und die Kollusionsformel erarbeitet ist, kann das Ergebnis in einen Spiegel-

und Resonanzprozess eingebracht werden. Ziel dabei ist es, die der Kollusion zugrundeliegenden Bedürfnisse zu bearbeiten:

> *Wir haben Ihr bisher unbewusstes Zusammenspiel/Ihre Kollusion herausgearbeitet. Wir haben auch gesehen, welche unterschiedlichen Positionen Sie dabei einnehmen. Ich lade Sie ein, in einer gemeinsamen Arbeit dieses Zusammenspiel/diese Kollusion zu bearbeiten.*
>
> *Machen Sie sich bitte dieses Zusammenspiel/diese Kollusion noch einmal bewusst, schauen Sie sich dabei an und lassen Sie dieses zwischen Ihnen hin- und herschwingen. – Spüren Sie in Ihren Körper und befragen Sie ihn/bitten Sie Ihr Unbewusstes um eine Antwort, welches Bedürfnis/welcher Wunsch/welche Sehnsucht hinter Ihrem Zusammenspiel/Ihrer Kollusion steckt.*
>
> *Bringen Sie dieses Bedürfnis zunächst für sich still in einen Satz, beispielsweise so: »Ich spüre in mir das Bedürfnis ...« oder »Ich wünsche mir/sehne mich in unserer Beziehung nach ...«*
>
> *Wenn Sie für sich eine passende Formulierung gefunden haben, bitte ich Sie, wieder die Augen zu öffnen und sich anzuschauen. Sprechen Sie Ihr Bedürfnis/Ihren Wunsch dem anderen gegenüber aus.*

Auch hier kann wieder eine Schleife eingebaut werden, indem die Partner befragt werden, was sie beim Aussprechen und Hören der Bedürfnisse empfunden haben. Das führt häufig zu einer Differenzierung der Bedürfnisse und zu einer Reformulierung der rituellen Wunsch- und Bedürfnissätze, die das bisherige unbewusste kollusive Zusammenspiel beschrieben haben. Sie werden anschließend wieder als ausdrückliche Ritualsätze in den Spiegel- und Resonanzprozess eingebracht, der in einen Transformations- und Lösungsprozess übergeht. Dabei muss das Paar im Sinne der bezogenen Individuation und der individuierten Bezogenheit drei Fragen klären, die zu einer Lösung der Kollusion und Paardynamik führen:

- Welche der von den Partnern genannten Bedürfnisse und Wünsche aus der Kollusion kann und will der jeweils andere Partner ganz oder teilweise erfüllen? Hier wird den Partnern ausdrücklich erlaubt, das Bedürfnis des anderen nicht, nur teilweise oder auf eine andere als die erwünschte Weise zu erfüllen. Beide Partner sind in ihrer Autonomie in der Partnerschaft frei. Allerdings müssen beide Partner mit der Enttäuschung des anderen umgehen.

- Für welche Bedürfnisse und Wünsche kann der jeweilige Partner selbst Verantwortung übernehmen und an deren Befriedigung oder Versagung arbeiten? Dieser Fokus ist zwar für die Partner ungewohnt, zielt aber auf die Individuation in der Paarbeziehung und ist daher wesentliche Voraussetzung für das Verlassen der Positionen in der Kollusion und für die Lösung derselben.
- Kann und will der andere Partner ihn bei dieser Verantwortungsübernahme und Eigenarbeit begleiten oder unterstützen? Durch diesen Fokus wird die Bezogenheit, die zugleich dem Partner die Autonomie lässt, gefördert. Dies kann in einem Unterstützungsvertrag geschehen, in dem konkret vereinbart wird, wann und wie sich die Partner gegenseitig bei der Individuationsarbeit des jeweils anderen unterstützen.

Mit der Bearbeitung dieser Fragen kann die unbewusste Kollusion auf der Bedürfnisebene aufgelöst werden, weil beide Partner aus der progressiven und regressiven Position in eine eigenverantwortliche Position gehen und dabei dennoch den anderen begleiten.

Im Spiegel- und Resonanzprozess wird der Prozess der Verantwortungsdifferenzierung und -übernahme wie folgt angeleitet:

> *Kehren Sie nochmals zu den ausgesprochenen Bedürfnissen/Sehnsüchten/Wünschen zurück. Nehmen Sie diese genau wahr. Dabei können Sie die Augen schließen, damit Sie wieder ganz bei sich sind.*
>
> *Prüfen Sie für sich, für welche Aspekte Ihres Wunsches/Bedürfnisses Sie selbst sorgen/Verantwortung übernehmen möchten. Lassen Sie die Antwort auf diese Frage aus Ihrem Unbewussten aufsteigen mit dem Wissen, dass Ihr Partner gerade genau dasselbe bei sich tut.*
>
> *Formulieren Sie die Antwort zunächst still für sich in einem Satz wie »Ich sorge für mein Bedürfnis/Wunsch, indem ich …« oder »Ich übernehme Verantwortung für mein Bedürfnis/Wunsch, indem ich …«*

Aus meiner Erfahrung erleben Partner das Aussprechen der Verantwortungsübernahme als deutliche Entlastung und Befreiung für beide. Gibt es Vorbehalte oder Einwände, wird diesem »Widerstand« und den dahinterstehenden

Bedürfnissen in einer Prozessschleife nachgegangen, bis die Ritualsätze der Selbstverantwortung formuliert werden können. Anschließend kann mit dem Paar auch ein neuer Paarvertrag auf der Basis der Selbstverantwortung beider erarbeitet werden, der in die Resonanz zwischen den Partnern implementiert wird:

> *Sie haben nun erarbeitet, dass Sie Ihre Beziehung auf der Basis von Selbstverantwortung und einer ebenbürtigen Beziehung gestalten wollen. Ich lade Sie ein, diesen neuen Paarvertrag anstelle der alten Kollusion dem anderen gegenüber auszusprechen. Schauen Sie sich dabei wieder an, lassen Sie die neuen Erfahrungen zwischen sich schwingen.*
>
> *Ich bitte Sie, den neuen Paarvertrag in den erarbeiteten Worten gegenüber dem anderen auszusprechen. Achten Sie darauf, wie es Ihnen als Sprecher/in geht und wie es Ihnen als Empfänger/in des neuen Vertrags geht.*
>
> *Nachdem Sie beide den neuen Vertrag ausgesprochen und empfangen haben, lassen Sie diese neue Erfahrung zwischen Ihnen hin- und herschwingen und zugleich in Ihrem eigenen Körper schwingen.*

Ein solcher neuer Paarvertrag könnte beispielsweise von dem Partner, der bisher in der regressiven Position einer Versorgungskollusion war, nun so formuliert werden: »Ich übernehme die Verantwortung für meine emotionalen Bedürfnisse und sorge für sie selbst. Damit gewinne ich an Stärke und kann stolz auf mich sein. Wenn du mir etwas aus freien Stücken geben willst, dann freue ich mich.« Der andere Partner, der sich bisher in der progressiven Position befand, könnte nun ausdrücken: »Ich nehme meine Verantwortung für dich zurück und komme dadurch dir gegenüber auf eine ebenbürtige Ebene. Und wenn ich dir emotional etwas geben will, dann tue ich das aus Freiheit.« Der neue Paarvertrag kann bis zur nächsten Sitzung durch konkrete Handlungsimpulse und Experimente unterstützt werden. So kann beispielsweise der Partner in der ursprünglichen regressiven Position die Anregung erhalten, in konkreten Einzelsituationen für sich zu sorgen und darüber Stolz zu spüren. Der ursprünglich versorgende Partner kann ausdrücklich benennen, wenn er bewusst aus seiner Position aussteigt, und dabei Autonomie wahrnehmen. Hier werden die Auflösung der Kollusion und die Implementierung des neuen Paarvertrags auf der Verhaltens- und Einstellungsebene eingeübt.

VI.4 Systemische Interventionen in der Spiegel- und Resonanzarbeit mit dem Paar-Unbewussten

Ich hatte das Paar-Unbewusste als systemisches, zirkuläres Unbewusstes beschrieben, das auf der unbewussten Ebene aus zwei Einzelpersonen eine eigene emergente Gestalt, nämlich das Paarsystem, entstehen lässt. Dieses systemische Paar-Unbewusste ist mehr als die Summe der einzelnen unbewussten Austauschprozesse, Muster, Regeln und Strukturen des Paares. Der systemische Aspekt des Paar-Unbewussten lässt sich über systemische Fragen, über Skulpturen und andere Methoden symbolisieren, so dass mit ihm als symbolisierte Gestalt, als Metapher und eigenständige Instanz gearbeitet werden kann (vgl. die paartherapeutischen Interventionen in Kapitel II.4). Zudem hilft der systemische Blick auf unbewusste Austauschprozesse, Paarmuster, Regeln und Paarstrukturen, um Hypothesen zu entwickeln, welche unbewussten Themen, welche Paardynamik und welche Kollusionen im Paar-Unbewussten wirken.

Für diesen Zugang zum Paar-Unbewussten sind vor allem systemische Fragetechniken (Kindl-Beilfuß, 2014) hilfreich. Hier einige Beispiele:

> *Schauen Sie sich bitte an, wie Sie beide geben und nehmen/sich durchsetzen und nachgeben/sorgen und sich versorgen lassen. – Wie ist das zwischen Ihnen verteilt? – Was glauben Sie, wie und mit welchem Gewicht ist Ihr Mann/Ihre Frau beteiligt? – Was fällt Ihnen bei Ihnen selbst auf, was in diesem Zusammenspiel zwischen Ihnen im Alltag automatisch und unbewusst geschieht? – Wenn Sie das von außen anschauen und diesen bisher unbewussten Anteil dazunehmen, welche Muster sehen Sie bei diesem Thema zwischen Ihnen? – Was müssten Sie tun, damit Ihnen dieses bisher unbewusste Muster mehr auffällt und ins Bewusstsein kommt? Was müssten Sie tun/denken/sagen, damit sich das Muster verstärkt/abschwächt? – Fällt Ihnen für das bewusst gewordene Muster spontan eine Metapher oder ein Bild ein?*

Ähnliche systemische Fragen lassen sich bezüglich der unbewussten Regeln, Normen, Tabus und Positionen im Paarsystem stellen. Natürlich kann auch die Paartherapeutin dem Paar direkte Hinweise und Rückmeldungen geben, um von außen die im Paar unbewusst bleibenden Muster, Strukturen und Themen zu spiegeln. Der Paartherapeut muss dabei behutsam und neutral gegenüber den in den Mustern und Strukturen auftauchenden, bisher unbewussten Gefühlen und Themen bleiben.

Um die Verbindung zum tiefenpsychologischen Kollusionsaspekt herzustellen, werden systemische Fragen zu den Bedürfnissen, die sich in den Mustern und Strukturen zeigen und realisieren, gestellt:

> *Wenn Sie Ihr Muster von geben und nehmen/durchsetzen und nachgeben/bewundern und bewundert werden/Verantwortung übernehmen und Verantwortung überlassen noch einmal anschauen und in Ihre Position gehen, wie fühlt sich das an? Sie können dazu die Augen schließen, um sich körperlich in dieser Position genauer zu spüren. – Fragen Sie Ihr Unbewusstes, welche Wünsche und Bedürfnisse sich in diesen Mustern/Positionen und über Ihre dabei aufsteigenden Gefühle zeigen. – Was glauben Sie, welche Wünsche und Bedürfnisse Ihr Partner in seiner Position erfüllt bekommt und welche nicht? – Wenn Sie beide diese Muster und Positionen verstärken, welche Bedürfnisse werden dann ganz sicher enttäuscht und verletzt? – Welches Bedürfnis Ihres Partners würde über eine positive Veränderung der Muster und Positionen am ehesten zum Zuge kommen und befriedigt werden? – Wenn einer von Ihnen seine Position in diesem Muster verändern würde, aus welchem Wunsch heraus würde er das tun und auf welches seiner Bedürfnisse würde er dabei achten?*

Die über systemische Fragen erarbeiteten Muster, Positionen oder Kollusionen können über die in der systemischen Therapie bekannte Skulpturarbeit (Satir, 2013) im Rahmen eines Spiegel- und Resonanzprozesses bearbeitet werden.

Dabei gestaltet jeder Partner aus seinen Körperempfindungen heraus seinen Teil der Paarskulptur in Beziehung zur Körperhaltung des anderen. Nachdem den Partnern das Ziel und der Prozess einer Aufstellungsarbeit im Spiegel- und Resonanzprozess erklärt wurde, wird das Paar zu folgendem Prozess eingeladen:

> *Wie ich Ihnen erklärt habe, möchte ich Sie über Ihren Körper, man könnte auch sagen, über Ihr Körper-Paar-Unbewusstes, einladen, Ihr Thema/Konflikt/Kollusion/Ihre Paardynamik in einen Lösungsprozess übergehen zu lassen. Dazu stehen Sie bitte auf und treten einander in dem Abstand gegenüber, in dem Sie sich beide wohlfühlen.*
>
> *Nehmen Sie über den Blick Kontakt zueinander auf und lassen Sie Ihr Thema/Ihren Konflikt/Ihre Kollusion/Ihre Paardynamik zwischen Ihnen schwingen.*

Wenn Sie ganz in Ihrem Körper und in Ihren dazugehörigen Gefühlen sind, versuchen Sie, in Ihrem Körper den Impuls für eine dazu stimmige Geste und Haltung wahrzunehmen.

Bringen Sie den Impuls ohne Worte in eine Bewegung Ihrem Partner gegenüber, so dass Ihr Körper seine für ihn passende Haltung, Mimik und Gestik einnimmt. Wenn Sie das beide aus Ihrem Paar-Unbewussten geschehen lassen, entsteht eine Paarskulptur, die Ihr Thema/Konflikt/Kollusion/Ihre Paardynamik zum Ausdruck bringt.

Schauen Sie den anderen in seiner Haltung und Geste an und nehmen Sie sich selbst in Ihrer Körperposition wahr. Spüren Sie, was Sie in dieser gemeinsamen Skulptur erleben. – Sie können das in einem kurzen Satz zum Ausdruck bringen, zum Beispiel in dem Satz »Jetzt fühle ich …« oder »In unserer Skulptur erlebe ich …« – Vielleicht verändert sich beim Aussprechen oder beim Hören der Gefühle noch einmal Ihre Haltung und Geste und damit Ihre gesamte gemeinsame Skulptur.

Die Paartherapeutin unterstützt das Paar mit Hinweisen oder Hilfestellungen bei der Erstellung der Skulptur und beim Aussprechen der Gefühle in Form von Ritualsätzen. Wenn für beide Partner die gefundene Aufstellung stimmt, wird der Lösungsprozess angeregt:

Spüren Sie noch einmal in Ihren Körper und nehmen Sie den Körper Ihres Partners wahr. Achten Sie darauf, welcher Veränderungsimpuls in Ihrem Körper aufsteigen will. Was möchte Ihr Körper, man könnte auch sagen Ihr gemeinsames Körper-Paar-Unbewusstes, für sich so verändern, dass sich Ihr Körper gut anfühlen kann? Wenn Ihr Körper diesen Veränderungsimpuls gut spürt, bitte ich Ihren Körper, diesen Impuls in eine Bewegung umzusetzen.

Während Ihr eigener Körper seine Gesten und Haltung verändert, nehmen Sie gleichzeitig wahr, wie sich der Körper Ihres Partners verändert. – Das unterstützt und verstärkt vielleicht Ihre Körperveränderungen in Richtung einer neuen Entwicklung und Lösung, vielleicht fordert es Sie aber noch einmal zu neuen Körperveränderungen heraus. So kann ein Spiel Ihrer beider Körper beginnen. Lassen Sie Ihre beiden Körper erproben, welche Haltung und Geste in der Beziehung zum Körper des anderen für ihn am besten ist. Lassen Sie die Lösungsskulptur in einem Tanz Ihrer Körper entstehen, bis es für die Körper von Ihnen beiden stimmt.

Wenn Ihre beiden Körper die für sie stimmige Lösungsskulptur gefunden haben, dann halten Sie diese Skulptur im Körper fest, spüren Sie intensiv in Ihre Körper und lassen Sie diese Körpererfahrung zwischen Ihnen im Blick/im Atem/in der Berührung schwingen.

Nehmen Sie die Körpererfahrung und das Bild der Lösungsskulptur nach innen und lassen Sie diese Erfahrung in der kommenden Zeit in Ihnen und zwischen Ihnen wirken. Beobachten Sie neugierig, welche Veränderungen daraus entstehen werden, gleich heute und morgen oder erst in den nächsten Tagen und Wochen.

Auch hier unterstützt die Paartherapeutin den Veränderungsprozess von der Ausgangs- zur Lösungsskulptur. Die Partner werden ermutigt, bestimmte Körperhaltungen und Gesten zur Probe einzunehmen. Prozessfördernd sind auch systemische Fragen wie »Was braucht Ihr Körper jetzt, damit er sich in die Richtung bewegen kann, die für ihn gut ist? Braucht er mehr Nähe oder mehr Abstand, mehr Spannung oder mehr Lockerheit, mehr Bezogenheit oder mehr Abgrenzung?«

Diese Skulpturarbeit ist hochwirksam, wenn darauf geachtet wird, dass sich die Partner dabei in einem ständigen Spiegel- und Resonanzprozess und damit in einer intensiven Paarkörpertrance befinden.

VI.5 Hypnotherapeutische Interventionen in der Spiegel- und Resonanzarbeit mit dem Paar-Unbewussten

Ich beziehe mich hier auf die Hypnotherapie in Gefolge von Milton Erickson (Erickson u. Rossi, 1981/2010), wonach eine Trance als Fokussierung auf internale, körperlich-unwillkürliche und imaginative, also weitgehend unbewusste Prozesse zu verstehen ist (Schmidt, 2005; Revenstorf u. Peter, 2009; Bongartz u. Bongartz, 2000). Die Trance als die bewusst und methodisch herbeigeführte Fokussierung auf unwillkürliche internale Prozesse ist der Königsweg zum und ins Unbewusste. Deshalb ist die Hypnotherapie ein zentraler Schlüssel für die Interventionen in einer Paartherapie mit dem Paar-Unbewussten. Dabei kann man den Bewusstseinszustand eines Paares als Trance verstehen: Die Partner fokussieren sich gegenseitig durch ihre wechselseitige Kommunikation auf ein bestimmtes, durch unwillkürliche Prozesse dominiertes Erleben. Umgangssprachlich ausgedrückt »hypnotisieren« sich die beiden Partner ständig wechselseitig und laden sich über ihre Interaktionen zu einem bestimmen Erleben ein.

- *Liebestrance*
  Die Partner »hypnotisieren« sich wechselseitig, zum Beispiel im Verlieben oder in einer romantischen Situation, in einen besonderen Erlebenszustand, der viele unwillkürliche Körperprozesse wie die »Schmetterlinge im Bauch«, den beschleunigten Herzschlag oder die sexuelle Erregung aktiviert. Das Paar erlebt durch zärtliche Berührungen, liebevolle Worte und intensiven Blickkontakt einen besonderen, vom alltäglichen Erleben deutlich unterscheidbaren Zustand. Die Partner benutzen dabei Sprachmuster, wie sie auch in der Hypnotherapie angewandt werden; so zum Beispiel positive Nominalisierungen, Truismen oder suggestive Fragen (Bongartz u. Bongartz, 2000, S. 55 ff.). In diesem besonderen Erlebenszustand des Verliebens oder der romantischen Situation zeigen sich typische Trancephänomene (Bongartz u. Bongartz, 2000, S. 14 ff.) wie die Zeitdilatation oder Zeitverkürzung: Die Zeit scheint stillzustehen und verfliegt doch wie im Flug. Eine Amnesie stellt sich in dem Sinne ein, dass die Partner alle Schwierigkeiten und Sorgen vergessen. Insgesamt kann dieser gemeinsame Zustand mit einem Flow-Erlebnis verglichen werden.
- *Paaralltagstrance*
  Hier bewältigt das Paar die alltäglichen Aufgaben und Pflichten des Zusammenlebens in einem selbstverständlichen, automatisierten interaktiven Austausch. Das Paar erlebt sich dabei als Team, das auf einer freundschaftlichen Ebene gut »funktioniert«. Die Alltagstrance darf in ihrer Bedeutung nicht unterschätzt werden, stärkt sie über die gemeinsame Kompetenzerfahrung und die kooperative Selbstwirksamkeit als Wir-Wirksamkeit die Bindungsebene des Paares. Umgekehrt sind Alltagsthemen häufig das Feld, auf denen die unbewussten Kollusionen auf destruktive Weise ausagiert werden.
- *Problemtrance*
  Ein Paar versetzt sich in einem heftigen Streit über Vorwürfe, über aggressive Stimmen oder zornige Blicke in einen aversiven Erlebenszustand. Die Partner fokussieren sich durch ihre Interaktionen gegenseitig auf ein aggressiv

erregtes Erleben bei Streitsituationen, aversiv vermeidend bei beleidigtem oder resignativem Rückzug. Dabei zeigen sich typische Trancephänomene, wie zum Beispiel die Dissoziation von den kommunikativen Fähigkeiten der Partner oder die verengte Wahrnehmung in einem Tunnelblick (Schmidt, 2005, S. 13 f.). Auch hier werden Sprachmuster wie in der Hypnotherapie, zum Beispiel Generalisierungen und suggestive Fragen, verwandt, allerdings mit destruktiven Auswirkungen.

Wie in der Hypnotherapie üblich, wird die Problemtrance des Paares aufgegriffen und utilisiert, so dass eine Transformation in Richtung der gewünschten Lösungstrance und schließlich des gewünschten Lösungszustandes möglich wird:

- *Lösungstrance*
  Die Partner laden sich wechselseitig zum gewünschten Verhalten und zu konstruktiven Interaktionen ein. Sie fokussieren sich dabei zunehmend auf ein emotional und körperlich positives Erleben, das sich über die Belohnungszentren der Gehirne beider Partner wechselseitig verstärkt. Das Paar gelangt wieder in Kontakt mit seinem kreativ-heilsamen Paar-Unbewussten, das sich im Verlieben als Paarideal entwickelt hat. Die Lösungstrance führt das Paar wieder in eine Liebestrance auf einer neuen Ebene, in der das Paar auch emotional wieder zueinander findet.

Damit das Paar in der Paartherapie zur Lösungstrance gelangt, braucht es in der Paartherapie den Paartherapievertrag, das Arbeitsbündnis, das gemeinsam konstituierte Paartherapiesystem und eine Transformationstrance in den Therapiesitzungen, in der neue Erlebensweisen zugänglich und eingeübt werden.

Wie in der Hypnotherapie üblich, geht es auch in der Paartherapie des Paar-Unbewussten gerade nicht um ein Bewusstwerden, sondern um die Utilisierung der unbewussten Paardynamik in Richtung einer konstruktiven Transformation. Die Partner sind gerade auf der bewusst zugänglichen Ebene miteinander verhakt oder in Eskalationen gefangen. Bewusste Lösungsversuche wie die Diskussion von Sachthemen waren bisher nicht nur nicht hilfreich, sondern haben ungewollt zur Eskalation und zu neuen Verletzungen geführt. Die Paartherapie in Trance umgeht die bewusste Ebene und arbeitet auf der unbewussten Ebene, auf der die Ressourcen des kreativen Paar-Unbewussten aktiviert werden können. Nun werden alternative Denk-, Fühl- und Verhaltensweisen sehr viel leichter als auf der kognitiv-rationalen Ebene zugänglich.

Deshalb lauten die Leitideen für die paartherapeutische Arbeit:

- Wo destruktives Paar-Bewusstes war, soll kreativ-heilsames Paar-Unbewusstes werden.
- Wo destruktives Paar-Unbewusstes war, soll kreativ-heilsames Paar-Unbewusstes werden.

Ausgehend von dem hypnotherapeutischen Gedanken, dass ein Paar sich immer schon in einer Paartrance befindet, wird diese utilisierend aufgenommen und mit systemischen Fragen, mit Fragen zum Arbeitsvertrag in der jetzigen Sitzung und schließlich mit den Anleitungen zu einer Spiegel- und Resonanztrance in eine Arbeits- und Transformationstrance für die Zeit der Paartherapiesitzung überführt. Mit und in dieser Transformationstrance des Paares kann nun gearbeitet werden, so dass sich auf der unbewussten Ebene Lösungen oder neue Entwicklungen für das Paar einstellen können. Dies wird unten am Beispiel der hypnotherapeutischen Bild- und Symbolarbeit näher ausgeführt.

Der bewusste, auch verändernde Zugang zu unbewussten Prozessen erfolgt über die rechte Hemisphäre in das limbische System (Schore, 2005; Schore u. Schore, 2008). Die rechte Hemisphäre verarbeitet nichtsprachlich-emotionale Inhalte und generiert im Unterschied zur linken Hemisphäre räumliches, assoziatives und bildhaftes Denken. Die Arbeit mit Metaphern, Bildern und Symbolen eröffnet in der Tiefenpsychologie zum Beispiel über die Traumdeutung den Zugang zum Unbewussten. Während diese Verfahren über Deutungen eher auf das Verstehen abzielen, arbeitet die Hypnotherapie in der Trance mit Metaphern und Bildern direkt an den Veränderungen auf der unbewussten Ebene (Bongartz u. Bongartz, 2000, S. 207 ff.). Imaginationen erreichen über die rechte Hemisphäre und das limbische System die physiologische Ebene und können dort zum Beispiel das unbewusst arbeitende Immunsystem stärken (Schmid, G. B., 2010). Umgekehrt werden Emotionen, Konflikte und Traumata über die Symbole und Bilder unbewusst beispielsweise im Traum reguliert und moderiert (Hartmann et al., 2001; Van der Helm et al., 2011).

Daraus ergibt sich auch für die Paartherapie des Paar-Unbewussten, dass Metaphern, Bilder und Symbole den Zugang zum Paar-Unbewussten eröffnen. Über Bilder und Symbole werden dem Paar-Unbewussten in der Trance Impulse in Richtung der gewünschten Lösung und Entwicklung gegeben. Umgekehrt kann das Paar-Unbewusste in der Spiegel- und Resonanztrance angeregt werden, Lösungsbilder zu kreieren. Das zeigen auch meine Erfahrungen mit der

Bild- und Symbolarbeit im Rahmen der Spiegel- und Resonanzprozesse in vielen meiner Paartherapien.

Ausgangspunkt dieser Arbeit mit Bildern und Symbolen können Kommunikationsmuster, Strukturen des Paares, Kollusionsthemen oder Abwehrkollusionen, aber auch Körperempfindungen, Gefühle und Bedürfnisse sein:

Gehen Sie in Ihr Muster/Struktur/Gefühl/Bedürfnis. Schauen Sie Ihren Partner wieder an und lassen Sie das zwischen Ihnen schwingen, was schwingen will, so dass Sie beide miteinander, mit dem Thema und mit sich verbunden sind und in eine gemeinsame Trance gehen.

Gehen Sie ganz zu sich, spüren Sie Ihren Körper, und schließen Sie vielleicht dafür die Augen, während Sie sich Ihr Empfinden in Ihrem Körper vergegenwärtigen.

Ich bitte Sie/Ihr Unbewusstes/Ihr gemeinsames Paar-Unbewusstes, eine Metapher/Bild/Symbol für diese Paarsituation aufsteigen oder einfallen zu lassen. – Wenn das Bild oder Symbol da ist, dann öffnen Sie die Augen, schauen Sie wieder Ihren Partner an und bringen Sie Ihr Bild oder Symbol ein in einem Satz wie »Mein Symbol für unser Thema ist … « oder »Mir ist das Symbol … eingefallen.«

Sie haben das Symbol/Bild Ihres Partners gehört. Schließen Sie wieder Ihre Augen. Kehren Sie wieder zu Ihrem Symbol zurück. – Fragen Sie Ihr Unbewusstes, was Ihr eigenes Symbol braucht, um den Konflikt/das Problem/das Muster/die Struktur so zu verändern, dass sich eine mögliche Lösung/Entwicklung für Ihre Paarbeziehung zeigen kann. Das könnte sich darin zeigen, dass sich die Größe, Farbe, Form, Kontur oder etwas ganz anderes an Ihrem Symbol verändern wird.

Wenn Ihr Unbewusstes Ihnen diese Antwort zukommen lassen konnte, dann lassen Sie das wiederum Ihrem Symbol zukommen. – Wenn Ihr Symbol das bekommen hat, was es braucht, dann achten Sie darauf, wie sich Ihr Symbol verändert, so lange, bis Sie den Eindruck haben, dass es passt und stimmt.

Öffnen Sie die Augen und erzählen Sie Ihrem Partner, wie sich Ihr Symbol entwickeln konnte. Der andere hört zu und lässt es auf sich wirken. – Schauen

Sie sich noch einmal an und sehen Sie in den Augen des anderen dessen verändertes Symbol und spüren Sie, was zwischen Ihnen neu möglich werden kann. Vielleicht nehmen Sie beide veränderten Symbole zu einem Symbolpaar zusammen und spüren, wie sich das anfühlt.

Lassen Sie die beiden veränderten Symbole in sich und zwischen Ihnen wirken. Seien Sie neugierig, wie sich die veränderten Symbole in Ihrer Paarbeziehung in kleinen, aber wichtigen Veränderungen auswirken werden.

Auch hier kann ein systemisches oder tiefenpsychologisch orientiertes Auswertungsgespräch folgen, wenn daraus konkrete Veränderungsimpulse abgeleitet werden. Die Wirkung auf der unbewussten Ebene ist allerdings stärker, wenn das Paar den Prozess im Paar-Unbewussten weitergehen lässt.

VI.6 Hypnosystemische Interventionen in der Spiegel- und Resonanzarbeit mit dem Paar-Unbewussten

Gunther Schmidt hat seit 1980 die Integration von systemischen Ansätzen und der Hypnotherapie begründet (Schmidt, 2004; 2005). Beschäftigte sich die Systemische Therapie zunächst mit dem System, seinen Strukturen und Regeln, so fokussierte die Hypnotherapie auf inneres, unwillkürliches Erleben. Im hypnosystemischen Ansatz wird beides systematisch aufeinander bezogen: Die Partnerschaft, in der sich die einzelnen Partner wieder als System mit ihren internalen Systemstrukturen befinden, wirkt auf beide Partner. Sie sind aufeinander bezogene Teile im umgebenden Paarsystem. Das Paarsystem und die beiden Systeme der einzelnen Partner sind aus hypnosystemischer Sicht in folgenden Prozessen miteinander verbunden:

- Die unmittelbaren Interaktionen des Paares wirken als wechselseitige Tranceeinladungen, die die Partner an den anderen richten. Mit dem Begriff der »Einladung« wird deutlich, dass jeder Partner prinzipiell frei ist, der Tranceeinladung, also der Fokussierungseinladung des anderen Partners auf ein bestimmtes Erleben, zu folgen oder sie abzulehnen. Letzteres ist allerdings schwierig, weil die Tranceeinladung vorwiegend auf der unwillkürlich-impliziten, also unbewussten Ebene erfolgt. Deshalb sind auch die Problemtrancen eines Paares von diesem selbst schwer zu verändern. Es braucht den Anstoß und die Einladung zur Transformation als »Trance«-formation von außen – in der Regel durch den bewusst gestalteten Transformationsprozess der Paartherapie.

- Die – meist unbewussten – Regeln, Positionen und Strukturen eines Paares wirken ebenfalls als Tranceeinladung an beide Partner. Daraus ergibt sich eine von Gunther Schmidt genannte »Regeltrance« (Schmidt, 2005, S. 56 f.). Umgekehrt gestalten die beiden Partner aus ihrer spezifischen Paartrance – meist unbewusst – die Regeln, Positionen und Strukturen ihrer Partnerschaft. Die dominante Position des einen Partners lädt den anderen in ein Erleben des Unterordnens oder der Minderwertigkeit ein. Dies ist bis in die Körperebene physiologisch wirksam und wird von entsprechenden Bildern, in denen sich der Partner beispielsweise als kleiner Junge oder Mädchen sieht, verstärkt.

Das Paarsystem befindet sich also ständig in einer Paartrance, die Ausdruck des Paarsystems und – tiefenpsychologisch ergänzt – der unbewussten kollusiven Paardynamik ist. Methodisch werden nun die systemischen und hypnotherapeutischen Methoden zu einem hypnosystemischen Vorgehen kombiniert, indem über systemische Fragen nach den Auswirkungen der Muster und Positionen auf das Erleben der Partner gesucht wird:

> *Stellen Sie sich nochmals Ihr Muster von Dominanz und Nachgeben vor. Sie können dazu kurz die Augen schließen. Sie erleben sich in Ihrer jeweiligen Position und sehen Ihren Partner in seiner Position. – Welche Resonanz findet dieses Muster in Ihrem Körper? Wie wirkt sich das in Ihrem Körper/Ihrem körperlichen Empfinden/Wohlbefinden aus? – Wenn Sie umgekehrt Ihr körperliches Empfinden wie Ihr Wutgefühl im Bauch/wie Ihre Enge in der Brust wieder in die Beziehung einbringen, wie wirkt sich das auf Ihr bekanntes Muster aus/wie verändert es Ihre beiden Positionen/wie eskaliert oder mildert es Ihr gemeinsames Muster?*

Die destruktiven Rituale, Muster oder Abwehrmanöver beider Partner lassen sich auch in – durchaus auch witzige – Bilder fassen:

> *Denken Sie nochmals an Ihr Muster von Dominanz und Nachgeben. Lassen Sie das zwischen Ihnen schwingen. – Schließen Sie Ihre Augen und lassen Sie*

dazu ein Bild entstehen/bitten Sie Ihr Unbewusstes, ein Bild entstehen zu lassen. Welches Bild für Ihr Muster/Ihre Positionen in Ihrer Partnerschaft taucht auf/entsteht vor Ihrem inneren Auge?

Dies lässt sich weiterführen über die hypnosystemische Interventionsmethode der imaginativen Paaraufstellung auf der inneren Bühne, auf der sich die unbewussten Strukturen, Positionen und die Regeln einer Paarbeziehung abbilden:

Machen Sie sich diese Szene Ihres Streites/Ihrer Enttäuschungs- oder Verletzungssituation noch einmal bewusst. Schauen Sie sich dabei an und lassen Sie die Gefühle zwischen Ihnen schwingen.

Schließen Sie die Augen und stellen Sie sich eine Bühne wie im Theater oder Kino vor. – Setzen Sie sich beide in den Zuschauerraum in einen Sessel. Sie sehen die Bühne von Ihrem Zuschauersessel aus vor sich. Lassen Sie die Ausgangssituation Ihres Streites zwischen Ihnen beiden vorne auf der Bühne entstehen. – Wenn Sie diese Situation dort auf der Bühne sehen, dann zeigen Sie mir das mit einem leichten Kopfnicken an.

Lassen Sie die Szene auf der Bühne langsam wie in Zeitlupe ablaufen. Sie beobachten, was da vorne zwischen den beiden geschieht. Welche Muster/welche Regeln/welche Positionen zwischen den beiden sehen Sie da? Was wird Ihnen dabei bewusst, was bisher vielleicht unbewusst, ungewollt zwischen Ihnen ablief? – Stoppen Sie die Szene an der Stelle, an der die bisher unbewussten Muster/Strukturen/Positionen Ihrer Paarbeziehung sichtbar werden. So sehen Sie vor sich die Skulptur Ihrer Paarbeziehung.

Schauen Sie diese Skulptur an und fassen Sie das, was Sie auf der Bühne sehen, still in ein bis zwei Sätze: »Ich sehe da vorne zwei Partner, die zum Beispiel einander zugewandt sind/miteinander kämpfen. Die Frau steht da wie …; der Mann steht da wie …« – Öffnen Sie bitte die Augen und beschreiben Sie in diesen Sätzen die Paarskulptur auf der Bühne.

Die Paartherapeutin unterstützt die Partner mit Fragen und Formulierungsangeboten, die Paarskulptur angemessen zu beschreiben. Die Skulpturarbeit auf der inneren Bühne lässt sich auch mit der Bild- und Symbolarbeit kombinieren:

Lassen Sie für die Partner auf der Bühne zwei Bilder und Symbole entstehen. Dabei könnten sich die Partner in zwei Tiere oder zwei verschiedene Bäume oder aber in ganz andere Symbole verwandeln. Bitten Sie Ihr Unbewusstes, diese Bilder entstehen zu lassen und lassen Sie Ihrem Unbewussten Zeit dafür. – Wenn die Bilder da sind, dann zeigt mir das ein kurzes Kopfnicken. – Öffnen Sie Ihre Augen und beschreiben Sie kurz Ihrem Partner gegenüber dieses symbolische Paar auf Ihrer inneren Bühne.

Nachfolgend wird der Prozess der Paaraufstellung auf der inneren Bühne der beiden Partner in Richtung Lösung weitergeführt.

Sie haben beide auch das Bild des symbolischen Paares/die Paaraufstellung von Ihrem Partner gehört. Nehmen Sie es zu sich. Lassen Sie es bei sich schwingen und wirken. Vielleicht verändert sich etwas bei Ihrem symbolischen Paarbild, vielleicht nehmen Sie die Symbole Ihres Partners zu Ihrem Paar. Lassen Sie geschehen, was aus Ihrem gemeinsamen Paar-Unbewussten heraus auf Ihrer inneren Bühne an Veränderung und Entwicklung zwischen den Symbolen und mit den Symbolen geschehen will.

Sehr häufig verändert sich das symbolische Paar der beiden Partner in Richtung einer Lösung. Diese kann aber auch direkt angestoßen werden:

Schließen Sie bitte wieder die Augen, schauen Sie noch einmal Ihr symbolisches Paarbild/Ihre Paarskulptur an und lassen Sie es noch einmal auf sich wirken. Fragen Sie Ihr Unbewusstes, was dieser Mann und diese Frau/dieses eine und dieses andere Symbol auf der Bühne brauchen, damit die beiden und die Paarbeziehung sich in die ersehnte Lösungsrichtung entwickeln können.

Wenn Ihr Unbewusstes in Ihnen die Antwort aufsteigen lassen konnte, dann zeigt mir das wieder ein Kopfnicken von Ihnen. – Geben Sie den beiden auf der Bühne das, was sie für eine Lösung/gelingende Beziehung brauchen.

Lassen Sie das aufgestellte/symbolische Paar in ihrer Beziehung sich so entwickeln, wie es sich aus Ihrem gemeinsamen kreativen Paar-Unbewussten in Richtung der Lösung entwickeln will. Lassen Sie Ihrem Paar-Unbewussten dafür wieder Zeit. – Schauen Sie sich die veränderte Paarskulptur/das veränderte Paar der Symbole an. Vielleicht sind Sie überrascht, vielleicht freuen

Sie sich, vielleicht sind Sie noch ein wenig skeptisch. Nehmen Sie die Veränderung und Entwicklung dieses Paares einfach nur wahr und lassen Sie es bei sich wirken.

Wenn es passend und stimmig für die beiden Partner/Symbole auf der Bühne ist, dann können Sie auf die Bühne gehen und in Ihre eigene Position hineintreten, so dass Sie die Veränderungen und Entwicklungen dieses Paares, also Ihrer Paarbeziehung, von innen her erleben können.

Zeigen sich Schwierigkeiten oder Vorbehalte im Prozess bei einem Partner, werden diese von den Paartherapeuten würdigend aufgegriffen und kurz bearbeitet, um dann wieder in den Tranceprozess zu gehen. Dieser wird so weitergeführt:

Öffnen Sie langsam wieder Ihre Augen, schauen Sie sich gegenseitig ganz fest in die Augen, mit der Erfahrung einer Lösung/Veränderung/Entwicklung Ihrer Paarbeziehung auf Ihrer inneren Bühne. Vielleicht zaubert Ihnen der Gedanke daran ein Lächeln ins Gesicht.

Beschreiben Sie kurz, was bei Ihnen mit Ihrer Paarbeziehung geschehen ist. Der andere hört zu und lässt es auf sich wirken.

Nachdem Sie den anderen gehört haben, lassen Sie die Lösung/Entwicklung/Veränderung auf der Bühne des anderen bei sich wirken und nehmen Sie diese Wirkung auf die eigene innere Bühne mit. Vielleicht ändert sich bei der eigenen Paarskulptur/beim eigenen symbolischen Paar noch etwas, vielleicht bleibt es so, wie es war. Beides ist in Ordnung.

Sehen Sie sich gegenseitig an, mit dem Nachklingen der eigenen Lösung und mit dem Wissen der Lösung bei Ihrem Partner. – Wir werden den Prozess jetzt nicht besprechen, sondern wirken lassen und Ihr gemeinsames Unbewusstes bitten, diese Veränderung auf Ihre Partnerschaft auswirken zu lassen.

Am Ende des Prozesses kann durchaus ein kurzes Gespräch stehen, in dem konkrete Handlungsimpulse für das Paar abgeleitet und diese bis zur nächsten Sitzung mitgegeben werden. In der Regel aber ist die Wirkung größer, wenn das Paar den Prozess auf der unbewussten Ebene weiterarbeiten lässt.

Abschluss und Ausblick

In der zuletzt dargestellten Intervention der symbolischen Paarskulptur auf der inneren Bühne zeigt sich noch einmal, wie sich tiefenpsychologische, systemische, hypnotherapeutische und nicht zuletzt hypnosystemische Ansätze in der Therapie des Paar-Unbewussten verbinden lassen. Integriert ist diese Arbeit wie auch alle anderen paartherapeutischen Interventionen in Spiegel- und Resonanzprozesse zwischen den Partnern. Ausgangspunkt war die genaue Analyse der unbewussten Paarprozesse insbesondere der unbewussten Paardynamiken vor dem Hintergrund neuester neurobiologischer Erkenntnisse und der Ergebnisse der Hirnforschung. Daher lassen sich die unbewussten Paarprozesse als Paar-Unbewusstes im Sinne eines Spiegel- und Resonanzunbewussten beschreiben.

Damit bin ich mit der Darstellung der Paartherapie des Paar-Unbewussten als Arbeit an den unbewussten Paardynamiken an ein erstes Ende gelangt. Manches konnte aufgrund des begrenzten Rahmens in diesem ersten Entwurf einer Paartherapie des Paar-Unbewussten nicht dargestellt werden. So zum Beispiel die wichtige Frage nach der Übertragung- und Gegenübertragungsdynamik zwischen den Paartherapeuten und den Paaren, also die Frage, welche unbewussten Spiegel- und Resonanzprozesse zwischen den Paartherapeuten und dem Paar stattfinden. Dies und anderes bleibt zukünftigen weiteren Darstellungen einer Paartherapie des Paar-Unbewussten vorbehalten. Ich jedenfalls bin gespannt auf die Reaktionen, Anregungen und Kritik aus den Reihen meiner Kolleginnen und Kollegen. Ich bin mir sicher, dass dieser Ansatz für die Paarpsychologie, die Paartherapie und damit für die hilfesuchenden Paare viele fruchtbare Anregungen bereithält. Ich wünsche mir, dass dieser Impuls aufgegriffen, in Diskussionen und in Beiträgen anderer weiterentwickelt wird.

Ich verstehe dieses Buch als einen ersten Anfang. Er soll die Tür öffnen für neue, spannende Blicke in den Himmel der Liebe und in den dunklen Kontinent der Destruktion der Liebe – nicht zuletzt deshalb, damit der Liebe immer wieder geholfen werden kann.

Literatur

Acevedo, B. P., Aron, A., Fisher, H. E., Brown, L. L. (2012). Neural Correlates of Long-Term Intense Romantic Love. Social Cognitive and Affective Neuroscience 7 (2): 145–159.

Allen, J. G., Fonagy, P. (Hrsg.) (2009). Mentalisierungsgestützte Therapie. Das MBT-Handbuch – Konzepte und Praxis. Stuttgart: Klett-Cotta.

Aloisi, A. M. (2007). Geschlecht und Hormone. In: Lautenbacher, S., Güntürkün, O., Hausmann, M. (Hrsg.): Gehirn und Geschlecht. Neurowissenschaft des kleinen Unterschieds zwischen Frau und Mann (S. 3–18). Heidelberg: Springer Medizin Verlag.

Altmeyer, M., Thomä, H. (Hrsg.) (2006). Die vernetzte Seele. Die intersubjektive Wende in der Psychoanalyse. Stuttgart: Klett-Cotta.

Aron, A., Fisher, H., Mashek, D. J., Strong, G., Li, H., Brown, L. L. (2005). Reward, Motivation, and Emotion Systems Associated with Early-Stage Intense Romantic Love. Journal of Neurophysiology 94 (1): 327–337.

Bänziger, T., Scherer, K. R. (2005). The role of intonation in emotional expressions. Speech Communication 46 (3–4): 252–267.

Bargh, J. A. (2006). What Have We Been Priming All These Years? On the Development, Mechanisms, and Ecology of Nonconscious Social Behavior. European Journal of Social Psychology 36 (2): 147–168.

Baron-Cohen, S., Tager-Flusberg, H., Lobardo, M. V. (Hrsg.) (2013). Understanding Other Minds. Perspectives from Developmental Social Neuroscience. New York: Oxford University Press.

Bartels, A., Zeki, S. (2000). The Neural Basis of Romantic Love. NeuroReport 11: 3829–3834.

Bartels, A., Zeki, S. (2004). The Neural Correlates of Maternal and Romantic Love. NeuroImage 21: 1155–1166.

Batki, A., Baron-Cohen, S., Wheelwright, S., Connellan, J., Ahluwalia, J. (2000). Is there an Innate Gaze Module? Evidence from Human Neonates. Infant Behavior & Development 23 (2): 223–229.

Bauer, J. (2005). Warum ich fühle, was du fühlst. Intuitive Kommunikation und das Geheimnis der Spiegelneurone. Hamburg: Hoffmann & Campe.

Bechara, A., Damasio, A. R. (2005). The Somatic Marker Hypothesis. A Neural Theory of Economic Decision. Games and Economic Behavior 52 (2): 336–372.

Bereczkei, T., Gyuris, P., Weisfeld, G. E. (2004). Sexual Imprinting in Human Mate Choice. Proceedings of the Royal Society B: Biological Sciences 271: 1129–1134.

Berlin, H. A. (2011). The Neural Basis of the Dynamic Unconscious. Neuropsychoanalysis 13 (1): 5–31.

Bohleber, W. (2013). Editorial. Der psychoanalytische Begriff des Unbewussten und seine Entwicklung. Psyche – Zeitschrift für Psychoanalyse und ihre Anwendungen 67 (09–10): 807–816.

Bongartz, W., Bongartz, B. (2000). Hypnosetherapie (2. Auflage). Göttingen u. a.: Hogrefe.

Brennan, K. A., Wu, S., Love, J. (1998). Adult Romantic Attachment and Individual Differences in Attitudes toward Physical Contact in the Context of Adult Romantic Relationships. In: Simpson, J. A., Rholes, W. S. (Hrsg.): Attachment Theory and Close Relationships (S. 394–428). New York: Guilford Press.

Brisch, K. H. (1999). Bindungsstörungen. Von der Bindungstheorie zur Therapie. Stuttgart: Klett-Cotta.

Buchholz, M. B., Gödde, G. (2013). Balance, Rhythmus, Resonanz. Auf dem Weg zu einer Komplementarität zwischen »vertikaler« und »resonanter« Dimension des Unbewussten. Psyche – Zeitschrift für Psychoanalyse und ihre Anwendungen 67 (09–10): 844–880.

Burgoon, J. K. (1985). Non-Verbal Signals. In: Knapp, M. L., Miller, G. R. (Hrsg.): Handbook of Interpersonal Communication (S. 344–390). Beverly Hills, Ca.: Sager Publications.

Buss, D. M. (2006). Strategies of Human Mating. Psychological Topics 15 (2): 239–260.

Cacioppo, S., Bianchi-Demicheli, F., Hatfield, E., Rapson, R. L. (2012). Social Neuroscience of Love. Clinical Neuropsychiatry 9 (1): 3–13.

Clement, U. (2014). Systemische Sexualtherapie (6. Auflage). Stuttgart: Klett-Cotta.

Conci, M. (2005). Sullivan neu entdecken. Leben und Werk Harry Stack Sullivans und seine Bedeutung für Psychiatrie, Psychotherapie und Psychoanalyse. Gießen: Psychosozial-Verlag.

Cortina, M., Liotti, G. (2007). New Approaches to Understanding Unconscious Processes. Implicit and Explicit Memory Systems. International Forum of Psychoanalysis 16 (4): 204–212.

Cozolino, L. (2007). Die Neurobiologie menschlicher Beziehungen. Kirchzarten: VAK Verlag.

Craig, A. D. (2009). How Do You Feel – Now? The Anterior Insula and Human Awareness. Nature Reviews Neuroscience 10 (1): 59–70.

Damasio, A. R. (2002). Ich fühle, also bin ich. Die Entschlüsselung des Bewusstseins (3. Auflage). München: Ullstein Taschenbuch.

Damasio, A. R. (2011). Selbst ist der Mensch. Körper, Geist und die Entstehung des menschlichen Bewusstseins. München: Siedler.

Decety, J., Ickes, W. (Hrsg.) (2011). The Social Neuroscience of Empathy. Cambridge: MIT Press.

Diamond, L. M. (2004). Emerging Perspectives on Distinctions Between Romantic Love and Sexual Desire. Current Directions in Psychological Science 13 (3): 116–119.

Dimberg, U., Petterson, M. (2000). Facial reactions to happy and angry facial expressions: Evidence for right hemisphere dominance. Psychophysiology 37 (5): 693–696. https://doi.org/10.1017/S0048577200990759.

Downing, G. (2006). Frühkindlicher Affektaustausch und dessen Beziehung zum Körper. In: Marlock, G., Weiss, H. (Hrsg.): Handbuch der Körperpsychotherapie (S. 333–351). Stuttgart: Schattauer.

Dunbar, R. I. M. (2010). The Social Role of Touch in Humans and Primates. Behavioural Function and Neurobiological Mechanisms. Neuroscience and Biobehavioral Reviews 34 (2): 260–268.

Eisenberger, N. I., Lieberman, M. D. (2004). Why Rejection Hurts. A Common Neural Alarm System for Physical and Social Pain. Trends in Cognitive Science 8 (7): 294–300.

Ekman, P. (2011). Gefühle lesen. Wie Sie Emotionen erkennen und richtig interpretieren (2. Auflage). Heidelberg: Spektrum Akademischer Verlag.

Emanuele, E., Politi, P., Bianchi, M., Minoretti, P., Bertona, M., Geroldi, D. (2006). Raised Plasma Nerve Growth Factor Levels Associated with Early-Stage Romantic Love. Psychoneuroendocrinology 31 (3): 288–294.

Erickson, M. H., Rossi, E. I. (1981/2010). Hypnotherapie. Aufbau – Beispiele – Forschungen (10. Auflage). Stuttgart: Klett-Cotta.

Esch, T., Stefano, G. B. (2005). The Neurobiology of Love. Neuroendocrinology Letters 26 (3): 175–192.

Farroni, T., Csibra, G., Simion, F., Johnson, M. H. (2002). Eye Contact Detection in Humans from Birth. Proceedings of the National Academy of Science 99 (14): 9602–9605.

Fisher, H. E., Aron, A., Brown, L. L. (2006). Romantic Love. A Mammalian Brain System for Mate Choice. Philosophical Transactions of the Royal Society B 361: 2173–2186.
Fonagy, P. (2009). Soziale Entwicklung unter dem Blickwinkel der Mentalisierung. In: Allen, J. G., Fonagy, P. (Hrsg.): Mentalisierungsgestützte Therapie. Das MBT-Handbuch – Konzepte und Praxis (S. 89–152). Stuttgart: Klett-Cotta.
Fuchs, T. (2010). Das Gehirn – ein Beziehungsorgan. Eine phänomenologisch-ökologische Konzeption (3. Auflage). Stuttgart: Kohlhammer.
Fuchs, T. (2016). Intercorporeality and Interaffectivity. Phenomenology and Mind 11: 194–209.
Furness, J. B., Kunze. W. A. A., Clerc, N. (1999). The Intestine as a Sensory Organ. Neural, Endocrine, and Immune Responses. American Journal of Physiology – Gastrointestinal and Liver Physiology 277 (5): 922–28.
Gallese, V. (2009). Mirror Neurons, Embodied Simulation, and the Neural Basis of Social Identification. Psychoanalytic Dialogues 19: 519–536.
Gallese, V., Sinigaglia, C. (2010). The Bodily Self as Power of Action. Neuropsychologia 48 (3): 746–755.
Gillath, O., Canterberry, M. (2012). Neural Correlates of Exposure to Subliminal and Supraliminal Sexual Cues. Social Cognitive & Affect Neuroscience 7 (8): 924–936.
Gillath, O., Mikulincer, M., Birnbaum, G. E., Shaver, P. R. (2008). When Sex Primes Love. Subliminal Sexual Priming Motivates Relational Goal Pursuit. Personality & Social Psychology Bulletin 34: 1057–1069.
Gottman, J. M. (1994). What Predicts Divorce? The Relationship Between Marital Processes and Marital Outcomes. Hillsdale: Lawrence Erlbaum.
Grammer, K. (1995). Signale der Liebe. Die biologischen Gesetze der Partnerschaft. München: Deutscher Taschenbuch Verlag.
Grammer, K., Fink, B., Møller, A. P., Thornhill, R. (2003). Darwinian Aesthetics. Sexual Selection and the Biology of Beauty. Biological Reviews of the Cambridge Philosophical Society 78 (3): 385–407.
Grawe, K. (2004). Neuropsychotherapie. Göttingen u. a.: Hogrefe.
Greenberg, L. S., Goldman, R. N. (2010). Die Dynamik der Liebe und der Macht. Emotionsfokussierte Paartherapie. München: Ernst Reinhardt.
Güntürkün, O., Hausmann, M. (2007). Funktionelle Hirnorganisation und Geschlecht. In: Lautenbacher, S., Güntürkün, O., Hausmann, M. (Hrsg.): Gehirn und Geschlecht. Neurowissenschaft des kleinen Unterschieds zwischen Frau und Mann (S. 87–104). Heidelberg: Springer Medizin Verlag.
Hartmann, E., Zborowski, M., Kunzendorf, R. (2001). The Emotion Pictured by a Dream. An Examination of Emotions Contextualized in Dreams. Sleep and Hypnosis 3 (1): 33–43.
Hassin, R. R., Uleman, J. S., Bargh, J. A. (Hrsg.) (2005). The New Unconscious. New York: Oxford University Press.
Hess, Th. (2006). Lehrbuch für systemische Arbeit mit Paaren. Ein integrativer Ansatz mit Elementen aus Paarberatung, Einzeltherapie und Mediation (2. Auflage). Heidelberg: Carl Auer.
Heyes, C., Catmur C. (2022). What Happened to Mirror Neurons? Perspectives on Psychological Science 17 (1): 153–168. https://doi.org/10.1177/1745691621990638.
Hole, G., Bourne, V. (2010). Face Processing. Psychological, Neuropsychological and Applied Perspectives. New York: Oxford University Press.
Holt-Lunstad, J., Birmingham, W. A., Light, K. C. (2008). Influence of a »Warm Touch« Support Enhancement Intervention Among Married Couples on Ambulatory Blood Pressure, Oxytocin, Alpha Amylase, and Cortisol. Psychosomatic Medicine 70 (9): 976–985.
Illouz, E. (2007). Der Konsum der Romantik. Liebe und die kulturellen Widersprüche des Kapitalismus. Frankfurt a. M.: Suhrkamp.
Jacob, G., Arntz, A. (2013). Schematherapie. Göttingen u. a.: Hogrefe.
Jakubiak, B. K. (2022). Affectionate Touch in Satisfying and Dissatisfying Romantic Relationships. Journal of Social and Personal Relationships 39 (8): 2287–2315.

Jellouschek, H. (2005). Die Paartherapie (4. Auflage). Stuttgart: Kreuz.
Jellouschek, H. (2011). Achtsamkeit in der Partnerschaft. Was dem Zusammenleben Tiefe gibt. Stuttgart: Kreuz.
Jung, C. G. (1991). Praxis der Psychotherapie. Beiträge zum Problem der Psychotherapie und zur Psychologie der Übertragung. Gesammelte Werke, Bd. 16 (5., vollständig revidierte Auflage). Düsseldorf, Zürich: Walter.
Kachler, R. (2024). Einander neu entdecken: Ego-State-Arbeit mit Paaren. Ein hypnosystemischer Ansatz für Therapie und Beratung. Heidelberg: Carl-Auer.
Kachler, R. (2025). Die Therapie des Inneren Kindes: Konzepte und Methoden für Beratung und Psychotherapie (3. Auflage). Stuttgart: Klett-Cotta.
Kaplan-Solms, K., Solms, M. (2000). Neuro-Psychoanalyse. Eine Einführung mit Fallstudien. Stuttgart: Klett-Cotta.
Kast, V. (1998). Paare – Beziehungsphantasien oder Wie Götter sich in Menschen spiegeln. Stuttgart: Kreuz.
Kernberg, O. F. (1992). Objektbeziehungen und Praxis der Psychoanalyse. Stuttgart: Klett-Cotta.
Kernberg, O. F. (2014). Liebe und Aggression. Eine unzertrennliche Beziehung. Stuttgart: Schattauer.
Kindl-Beilfuß, C. (2014). Fragen können wie Küsse schmecken. Systemische Fragetechniken für Anfänger und Fortgeschrittene. Heidelberg: Carl-Auer.
Koschorke, M. (2013). Keine Angst vor Paaren. Wie Paarberatung und Paartherapie gelingen kann. Ein Praxishandbuch. Stuttgart: Klett-Cotta.
Lacan, J. (1991). Das Spiegelstadium als Bildner der Ichfunktion. In: Lacan, J.: Schriften Bd. I (3., korrigierte Auflage; S. 61–70), Berlin: Quadriga.
Little, A. C., Penton-Voak, I. S., Burt, D. M., Perrett, D. I. (2003). Investigating An Imprinting-Like Phenomenon in Humans. Partners and Opposite-Sex Parents Have Similar Hair and Eye Colour. Evolution and Human Behavior 24 (1): 43–51.
Luhmann, N. (1988). Wie ist Bewußtsein an Kommunikation beteiligt? In: Gumbrecht, H. U., Pfeifer, K. L. (Hrsg.): Materialität der Kommunikation. Frankfurt a. M.: Suhrkamp.
Markowitsch, H. J. (2009). Das Gedächtnis. Entwicklung, Funktionen, Störungen. München: C. H. Beck.
Mehu, M., Grammer, K., Dunbar, R. I. M. (2007). Smiles When Sharing. Evolution and Human Behavior 28: 415–422.
Mertens, W. (2013). Das Zwei-Personen-Unbewusste – unbewusste Wahrnehmungsprozesse in der analytischen Situation. Psyche – Zeitschrift für Psychoanalyse und ihre Anwendungen 67 (09–10): 817–843.
Mertens, W. (2022). Psychoanalyse: Grundlagen, Behandlungstechnik und Anwendung (7., überarbeitete Auflage). Stuttgart: Kohlhammer.
Milinski, M., Wedekind, C. (2001). Evidence for MHC-Correlated Perfume Preferences in Humans. Behavioral Ecology 12 (2): 140–149.
Morrison, I., Löken, L. S., Olausson, H. (2010). The Skin as a Social Organ. Experimental Brain Research 204: 305–314.
Neutze, J., Beier, K. M. (2006). Die Bedeutung der Stimme für die menschliche Sexualität. Sexuologie 13 (1): 38–66.
Norman, E. (2010). The Unconscious in Current Psychology. European Psychologist 15 (3): 193–201.
Northoff, R. (2023). Neuropsychoanalysis: A Contemporary Introduction. London, New York: Routledge.
Nummenmaa, L., Glerean, E., Viinikainen, M., Jääskeläinen, I. P., Hari, R., Sams, M. (2012). Emotions Promote Social Interaction by Synchronizing Brain Activity Across Individuals. Proceedings of the National Academy of Sciences 109 (24): 9599–9604.
Panksepp, J. (1998). Affective Neuroscience. The Foundations of Human and Animal Emotions. New York: Oxford University Press.

Paquette, V., Rapaport, M., St-Louis, A. C. , Vallerand, R. J. (2020). Why Are You Passionately in Love? Attachment Styles as Determinants of Romantic Passion and Conflict Resolution Strategies. Motivation and Emotion 44: 621–639.
Peichl, J. (2007). Die inneren Trauma-Landschaften. Borderline – Ego-State – Täter-Introjekt. Stuttgart: Schattauer.
Peter, B. (2009). Therapeutisches Tertium und hypnotische Rituale. In: Revenstorf, D., Peter, B. (Hrsg.): Hypnose in Psychotherapie, Psychosomatik und Medizin. Ein Manual für die Praxis (2. Auflage; S. 69–77). Heidelberg: Springer Medizin Verlag.
Pfaus, J. G. (2009). Pathways of Sexual Desire. The Journal of Sexual Medicine 6: 1506–1533.
Poeppl, T. B., Langguth, B., Laird, A. R., Eickhoff, S. B. (2014). The Functional Neuroanatomy of Male Psychosexual and Physiosexual Arousal. A Quantitative Meta-Analysis. Human Brain Mapping 35 (4): 1404–1421.
Porges, S. W. (2001). The Polyvagal Theory: Phylogenetic Substrates of a Social Nervous System. International Journal of Psychophysiology 42: 123–146.
Porges, S. W. (2003). The Polyvagal Theory: Phylogenetic Contributions to Social Behavior. Physiology & Behavior 79: 503–513.
Poustka, L., Holtmann, M., Banaschewski, T., Bölte, S. (2011). Autismus-Spektrum-Störungen. In: Schiepek, G. (Hrsg.): Neurobiologie der Psychotherapie (2., vollständig neu bearbeitete und erweiterte Auflage; S. 543–555). Stuttgart: Schattauer.
Puts, D. A. (2010). Beauty and the Beast. Mechanisms of Sexual Selection in Humans. Evolution and Human Behavior 31: 157–175.
Reichholf, J. H. (2011). Der Ursprung der Schönheit. Darwins größtes Dilemma. München: C. H. Beck.
Renninger, L. A., Wage, T. J., Grammer, K. (2004). Getting that Female Glance. Patterns and Consequence of Male Nonverbal Behavior in Courtship Contexts. Evolution and Human Behavior 25 (1): 416–431.
Resag, J. (2010). Die Entdeckung des Unteilbaren. Quanten, Quarks und der LHC. Heidelberg: Spektrum Akademischer Verlag.
Retzer, A. (2004). Systemische Paartherapie. Konzepte – Methode – Praxis. Stuttgart: Klett-Cotta.
Revenstorf, D. (2008). Die geheimen Mechanismen der Liebe. Sieben Regeln für eine glückliche Beziehung. Stuttgart: Klett-Cotta.
Revenstorf, D., Peter, B. (Hrsg.) (2009). Hypnose in Psychotherapie, Psychosomatik und Medizin. Manual für die Praxis (2. Auflage). Heidelberg: Springer Medizin Verlag.
Roisman, G. I., Madsen, S. D., Hennighausen, K. H., Sroufe, L. A., Collins, W. A. (2001). The Coherence of Dyadic Behavior across Parent-Child and Romantic Relationships as Mediated by the Internalized Representation of Experience. Attachment & Human Development 3 (2): 156–172.
Rosa, H. (2019). Resonanz: Eine Soziologie der Weltbeziehung. Frankfurt a. M.: Suhrkamp.
Rosenberg, M. B. (2016). Gewaltfreie Kommunikation: Eine Sprache des Lebens (12. Auflage). Paderborn: Junfermann.
Ross, H. E., Young, L. J. (2009). Oxytocin and the Neural Mechanisms Regulating Social Cognition and Affiliative Behavior. Frontiers in Neuroendocrinology 30 (4): 534–547.
Roth, G. (2003). Fühlen, Denken, Handeln. Wie das Gehirn unser Verhalten steuert. Frankfurt a. M.: Suhrkamp.
Rudolf, G. (2006). Strukturbezogene Psychotherapie. Leitfaden zur psychodynamischen Therapie struktureller Störungen (2. Auflage). Stuttgart: Schattauer.
Rüegg, J. C. (2007). Gehirn, Psyche und Körper. Neurobiologie von Psychosomatik und Psychotherapie (4., aktualisierte und erweiterte Auflage). Stuttgart: Schattauer.
Salonia, A., Giraldi, A., Chivers, M. L., Georgiadis, J. R., Levin, R., Maravilla, K. R., McCarthy, M. M. (2010). Physiology of Women's Sexual Function. Basic Knowledge and New Findings. The Journal of Sexual Medicine 7 (8): 2637–2660.
Sartre, J.-P. (1952/1993). Das Sein und das Nichts. Versuch einer phänomenologischen Ontologie. Reinbek: Rowohlt.

Satir, V. (2013). Selbstwert und Kommunikation. Familientherapie für Berater und zur Selbsthilfe (18. Auflage). Stuttgart: Klett-Cotta.
Schandry, R. (2003). Biologische Psychologie. Ein Lehrbuch. Weinheim: Beltz.
Schiepek, G. (Hrsg.) (2011). Neurobiologie der Psychotherapie (2., vollständig neu bearbeitete und erweiterte Auflage). Stuttgart: Schattauer.
Schiepek, G., Kowalik, Z. J. (2011). Societies of Brains. Nichtlineare Ordnungsübergänge in der psychotherapeutischen Interaktion. In: Schiepek, G. (Hrsg.): Neurobiologie der Psychotherapie (2., vollständig neu bearbeitete und erweiterte Auflage; S. 365–374). Stuttgart: Schattauer.
Schindler, L., Hahlweg, K., Revenstorf, D. (2006). Partnerschaftsprobleme. Diagnose und Therapie. Therapiemanual (2. Auflage). Heidelberg: Springer Medizin Verlag.
Schippers, M. B., Roebroeck, A., Renken, R., Nanetti, L., Keysers, C. (2010). Mapping the Information Flow from One Brain to Another During Gestural Communication. Proceedings of the National Academy of Sciences 107 (20): 9388–9393.
Schmid, G. B. (2010). Selbstheilung durch Vorstellungskraft. Wien, New York: Springer.
Schmid, W. (2010). Die Liebe neu erfinden. Von der Lebenskunst im Umgang mit Anderen. Berlin: Suhrkamp.
Schmidt, G. (2004). Liebesaffären zwischen Problem und Lösung. Hypnosystemisches Arbeiten in schwierigen Kontexten. Heidelberg: Carl-Auer.
Schmidt, G. (2005). Einführung in die hypnosystemische Therapie und Beratung. Heidelberg: Carl-Auer.
Schnarch, D. (2008). Die Psychologie sexueller Leidenschaft (6. Auflage). Stuttgart: Klett-Cotta.
Schneiderman, I., Zagoory-Sharon, O., Leckman, J. F., Feldman, R. (2012). Oxytocin During the Initial Stages of Romantic Attachment. Relations to Couples' Interactive Reciprocity. Psychoneuroendocrinology 37 (8): 1277–1285.
Schore, A. N. (2005). Attachment, Affect Regulation, and the Developing Right Brain. Linking Developmental Neuroscience to Pediatrics. Pediatrics in Review 26 (6): 204–217.
Schore, J. R., Schore, A. N. (2008). Modern Attachment Theory: The Central Role of Affect Regulation in Development and Treatment. Clinical Social Work Journal 36: 9–20.
Schubert, C. (2011). Psychoneuroimmunologie und Psychotherapie. Stuttgart: Schattauer.
Shih, H. C., Kuo, M. E., Wu, C. W., Chao, Y. P., Huang, H. W. (2022). The Neurobiological Basis of Love: A Meta-Analysis of Human Functional Neuroimaging Studies of Maternal and Passionate Love. Brain Sciences 12 (7): 830. https://doi.org/10.3390/brainsci12070830.
Siegel, D. J. (2012). Pocket Guide to Interpersonal Neurobiology: An Integrative Handbook of the Mind. New York, London: W. W. Norton & Company.
Simpson, J. A., Collins, W. A., Tran, S., Haydon, K. C. (2007). Attachment and the Experience and Expression of Emotions in Romantic Relationships: A Developmental Perspective. Journal of Personality and Social Psychology 92 (2): 355–367.
Singer, W. (2011). Das Gehirn – ein komplexes, sich selbst organisierendes System. In: Schiepek, G. (Hrsg.): Neurobiologie der Psychotherapie (2., vollständig neu bearbeitete und erweiterte Auflage; S. 133–141). Stuttgart: Schattauer.
Solms, M. (2013). Das bewusste Es. Psyche – Zeitschrift fur Psychoanalyse und ihre Anwendungen 67 (09–10): 991–1022.
Solms, M., Turnbull, O. (2004). Das Gehirn und die innere Welt. Neurowissenschaft und Psychoanalyse. Düsseldorf: Patmos.
Spiering, M., Everaerd, W. (2007). The Sexual Unconscious. In: Janssen, E. (Hrsg.): The Psychophysiology of Sex (S. 166–184). Bloomington: Indiana University Press.
Stanley, S. M., Rhoades, G. K., Whitton, S. W. (2010). Commitment. Functions, Formation, and the Securing of Romantic Attachment. Journal of Family Theory Review Journal 2 (4): 243–257.
Stein, D. J., Solms, M., van Honk, J. (2006). The Cognitive-Affective Neuroscience of the Unconscious. CNS Spectrums 11 (8): 589–602.

Stern, D. N. (1985). The Interpersonal World of the Infant. A View from Psychoanalysis and Developmental Psychology. New York: Basic Books.
Stern, D. N. (2007). Das Thema »Liebe«. In: Brisch, K. H., Hellbrügge, Th. (Hrsg.): Die Anfänge der Eltern-Kind-Bindung. Schwangerschaft, Geburt und Psychotherapie (S. 213–218). Stuttgart: Klett-Cotta.
Stewart, I. (2008). Die Macht der Symmetrie. Warum Schönheit Wahrheit ist. Heidelberg: Spektrum Akademischer Verlag.
Stierlin, H. (1974). Eltern und Kinder. Das Drama von Trennung und Versöhnung im Jugendalter. Frankfurt a. M.: Suhrkamp.
Tomasello, M. (2011). Die Ursprünge der menschlichen Kommunikation. Frankfurt a. M.: Suhrkamp.
Trevarthen, C., Aitken, K. J. (2001). Infant Intersubjectivity. Research, Theory, and Clinical Applications. Journal of Child Psychology and Psychiatry 42 (1): 2–48.
Tronick, E. (2007). The Neurobehavioral and Social-Emotional Development of Infants and Children. New York, London: W. W. Norton & Company.
Uvnäs-Moberg, K. (2011). Die Funktion von Oxytocin in der frühen Entwicklung und die mögliche Bedeutung eines Oxytocinmangels für Bindung und frühe Störungen der Entwicklung. In: Brisch, K. H. (Hrsg.): Bindung und frühe Störungen der Entwicklung (S. 13–33). Stuttgart: Klett-Cotta.
Van der Helm, E., Yao, J., Dutt, S., Rao, V., Saletin, J. M., Walker, M. P. (2011). REM Sleep Depotentiates Amygdala Activity to Previous Emotional Experiences. Current Biology 21 (12): 2029–2032.
Watkins, J. G., Watkins, H. H. (2003). Ego-States – Theorie und Therapie. Ein Handbuch. Heidelberg: Carl-Auer.
Weber, R. (2007). Wenn die Liebe Hilfe braucht. Das Partnerschaftsbuch mit Tests und Übungen. Stuttgart: Klett-Cotta.
Weber, R. (2012). Navigieren auf Sichtweite – Prozesssteuerung in der Paartherapie. Ein Handbuch für die Praxis. Stuttgart: Klett-Cotta.
Willi, J. (1975). Die Zweierbeziehung. Spannungsursachen – Störungsmuster – Klärungsprozesse – Lösungsmodelle. Analyse des unbewußten Zusammenspiels in Partnerwahl und Paarkonflikt. Das Kollusions-Konzept. Reinbek: Rowohlt.
Willi, J. (2002). Psychologie der Liebe. Persönliche Entwicklung durch Partnerbeziehungen. Stuttgart: Klett-Cotta.
Willi, J. (2005). Die Sehnsucht nach der absoluten Liebe. In: Willi, J., Limacher, B. (Hrsg.): Wenn die Liebe schwindet. Möglichkeiten und Grenzen der Paartherapie (S. 15–42). Stuttgart: Klett-Cotta.
Willi, J. (2008). Therapie der Zweierbeziehung. Einführung in die analytische Paartherapie. Anwendung des Kollusionskonzepts. Beziehungsgestaltung im therapeutischen Dreieck (vollständig überarbeitete Neuauflage). Stuttgart: Klett-Cotta.
Wiszewska, A., Pawlowski, B., Boothroyd, L. G. (2007). Father-Daughter Relationship as a Moderator of Sexual Imprinting. A Facialmetric Study. Evolution Human Behavior 28: 248–252.